普通高等学校
早期教育专业
系列教材

0～3岁
婴幼儿保健护理

主　编　曲艳杰

副主编　高　鑫　静雅杰

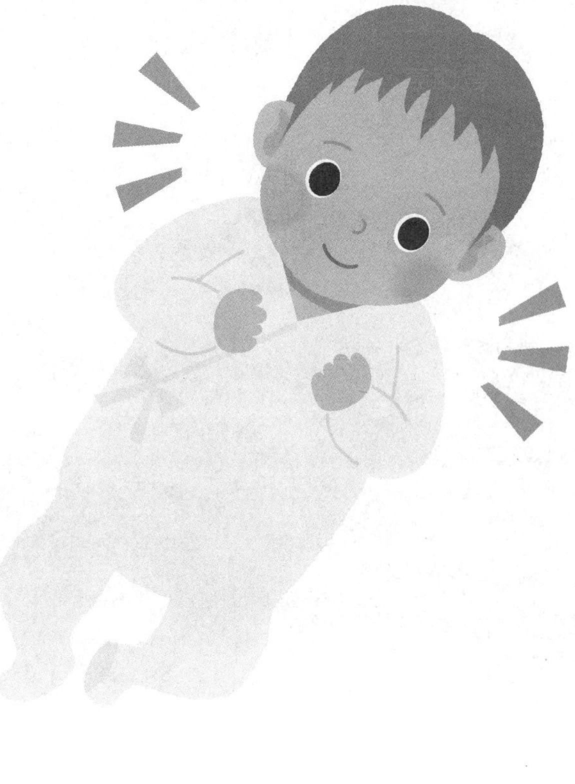

復旦大學出版社

内容提要

本书科学系统地介绍了胎儿期、新生儿期、婴儿期的生理特点、营养、护理保健的常识，同时对 0 ~ 3 岁婴幼儿的生理指标、生长发育特点、营养护理等方面也作了简介。本书内容丰富，资料翔实，通俗易懂，是一部内容全面、具体、有较强可操作性的早期教育专业教材，也可作为家长育儿的参考书。

总序 PREFACE

学前教育是国民教育体系的重要组成部分，是终身教育的开端，幼儿教师教育担负着学前教师职前培养和职后培训、促进教师专业成长的双重任务，在教育体系中具有职业性和专业性、基础性和全民性的战略地位。

自1903年湖北幼稚园附设女子速成保育科诞生始，中国幼儿教师教育走过了百年历程。可以说，20世纪上半叶中国幼儿教师教育历经了从无到有、从抄袭照搬到学习借鉴的萌芽、创建过程；新中国成立以后，幼儿教师教育在规模与规格、质量与数量、课程与教材建设等方面得到较大提升与发展。中国幼儿教师教育历经稳步发展、盲目冒进、干扰瘫痪、恢复提高和由弱到强的发展过程。

1999年3月，教育部印发《关于师范院校布局结构调整的几点意见》，幼儿教师教育的主体由中等教育向高层次、综合性的高等教育转变；由单纯的职前教育向职前职后教育一体化、人才培养多样化转变；由独立、封闭的办学形式向合作、开放的办学形式转变；由单一的教学模式向产学研相结合的、起专业引领和服务支持作用的综合模式转变。形成中专与大专、本科与研究生、统招与成招、职前与职后、师范教育与职业教育共存的，以专科和本科层次为主的，多规格、多形式、多层次幼儿教师教育结构与体系。幼儿教师教育进入由量变到质变的转型提升进程，由此引发了人才培养、课程设置、教学内容等方面的重大变革。课程资源，特别是与之相适应的教材建设成为幼儿教师教育的当务之急。

正是在这一背景下，"全国学前教育专业系列教材"编审委员会在广泛征求意见和调查研究的基础上，开始酝酿研发适应幼儿教师教育转型发展的专业教材，这一动议得到有关学校、专家的认同和教育部师范教育司有关领导的大力支持。2004年4月，复旦大学出版社组织全国30余所高校学前教育院系、幼儿师范院校的专家、学者会聚上海，正式启动"全国学前教育专业系列"教材研发项目。2005年6月，第一批教材与广大师生见面。此时，恰逢"全国幼儿教师教育研讨会"召开，研讨会上，教育部师范教育司有关领导对推进幼儿教师教育优质课程资源建设作出指示：一是直接组织编写教材，二是遴选优秀教材，三是引进国外优质教材；开发建设有较强针对性、实效性、反映学科前沿动态的、幼儿教师培养和继续教育的精品课程与教材。

结合这一指示精神，编审委员会进一步明确了教材编写指导思想和教材定位。首先，从全国有关院校遴选、组织一批政治思想觉悟高、业务能力强、教育理论和教学实践经验丰富的专家学者，组成教材研发、编撰队伍，探索建立具有中国幼儿教师教育特色、引领学前教育和专业发展的、反映课程改革新成果的教材体系；努力打造教育观念新、示范性强、实践效果好、影响面大和具有推广价值的精品教材。其次，建构以专科、本科层次为主，兼顾中等教育和职业教育，多层次、多形式、多样化的文本与光盘相结合的课程资源库，有效满足幼儿教师教育对课程资源的需求。

经过八年多的教学实践与检验，教材研发的初衷和目的初步实现。截至2013年8月，系列教材共出版140余种，其中8种教材被教育部列选为普通高等教育"十一五"、"十二五"国家级规划教材，16种教材入选教育部"十二五"职业教育国家规划教材，《手工基础教程》被教育部评选为普通高等教育"十一五"国家级精品教材，《幼儿教师舞蹈技能训练》荣获教育部教师教育国家精品资源共享课，《健美操教程》获得教育部"改革创新示范"教材；系列教材使用学校达600余所，受益师生数十万人次。

伴随国务院《关于当前发展学前教育的若干意见》和《国家中长期教育改革和发展规划纲要(2010—2020年)》的贯彻落实，幼儿教师准入制度和标准的建立、健全，幼儿教师教育面临规范化、标准化、专业化和前瞻化发展的机遇与挑战。一方面，优质学前教育资源已成为国民普遍地享受高质量、公平化、多样性学前教育的新诉求。人才培养既要满足当前学前教育快速发展对幼儿师资的需求，还要确保人才培养的高标准、严要求以及幼儿教师职后教育的可持续发展；另一方面，学前教育专业向0～3岁早期教育、婴幼儿服务、低幼儿童相关产业等领域拓展与延伸，已然成为专业发展与服务功能发挥的必然趋势。这一发展动向既是社会、国民对专业人才的要求与需求，也是高等教育服务社会、培养高层次专业人才的使命。为应对机遇与挑战，幼儿教师教育将会在三个方面产生新变化：一是专业发展广义化，专业方向多元化，人才培养多样化，教师教育终身化；二是课程设置模块化，课程方案标准化，课程发展专业化和前瞻化；三是人才培养由旧三级师范教育(中专、专科、本科)向新三级师范教育(专科、本科、研究生)稳步跨越。

为及时把握幼儿教师教育发展的新变化，特别是结合2011年10月教育部颁布的《教师教育课程标准(试行)》，编审委员会将与广大高校学前教育院系、幼儿师范院校共同合作，从三个方面入手，着力打造更为完备的幼儿教师教育课程资源与服务平台，并把这套教材归入"全国学前教育专业(新课程标准)'十二五'规划教材系列"。第一，探索研发应用型学前教育专业本、专科层次系列教材，开发与专业方向课程、拓展课程、工具性课程、实践课程和模块化课程相匹配的教材，研发起专业引领作用的幼儿教师继续教育教材；第二，努力将现代科学技术、人文精神、艺术素养与幼儿教师教育有效融合并体现在教材之中，有效提升幼儿教师综合素养；第三，教材编写力图体现幼儿教师教育发展趋势与专业特色，反映优秀中外教育思想、幼儿教师教育成果，全面提高幼儿教师教育质量；第四，建构文本、多媒体和网络技术相互交叉、相互整合、相互支持的立体化、网络化、互动化的幼儿教师教育课程资源体系，为创建具有中国特色的幼儿教师教育高品质专业教材体系贡献我们的力量。

"全国学前教育专业系列教材"编审委员会

2013年8月

前言 FOREWORD

世界进入知识经济时代，知识创新已成为推动社会发展的主导力量，未来的竞争将是人才的竞争。脑科学家研究证明：人类生命的最初三年是生长发育的重要时期，婴儿出生后的36个月是成长的关键，其脑细胞已达一生的最高峰，适时的营养和智能的培育及环境的刺激对大脑的发育能产生重要的影响，这一生理特点预示着人才竞争的前沿领域必须从3岁前的早期教育开始。早期教育是孩子生长发育规律的需要，是孩子身心发展的需要，是孩子身心发展的必不可少的外部条件。我国是个具有13多亿人口的大国，0～3岁婴幼儿约有7 000多万，是世界上无可置疑的人口大国。我们具有足够的人力，如何将第一人口大国转变成为第一人力资源大国，这是个巨大工程，是场深刻的革命，没有捷径可走，必须优化教育，提高人口素质，动员全社会各方力量致力于这项工程。重视、加强和发展早期教育是社会发展的必然，是孩子自身成长的需求，同时也是教育自身建设、发展的结果。育婴师、幼儿教师是一种专业化的职业，其专业知识和技能必须经过系统培养和严格训练才能获得。鉴于目前适合此类教育的教材还不够完善，编写科学、系统的早期教育教材刻不容缓，它是实施早教人才培养目标的重要保证。

本教材是以学前教育理论为依据，突出了婴幼儿早期教育的特点，经过了深入的研究和探索编写而成。在编写中参阅了人体解剖生理学、营养学、医学、幼儿教育学、幼儿心理学等相关资料，经过认真分析，有效融合构建和完善了婴幼儿保健护理的理论体系和内容框架。全书在体例和内容上力求做到科学、系统、实用。尽量做到内容全面、具体，有较强的可操作性。

全书共分四章，包括胎儿期的生理特点、营养、护理保健及早期培育；新生儿期的生理特点、营养、护理保健及早期培育；婴儿期的生理特点、营养、护理保健及早期培育；1～3岁幼儿的生理指标、营养护理及生长发育特点等。

全书由曲艳杰主编并负责全书的统稿工作，高鑫和静雅杰参与部分书稿的审阅工作。本书编写分工如下：第一章、第三章的第六至十一节由黑龙江幼儿师范高等专科学校静雅杰编写；第二章、

第三章的第一至五节由黑龙江幼儿师范高等专科学校高鑫编写；第四章由黑龙江幼儿师范高等专科学校曲艳杰编写。

由于本教材内容涉及面较广，编写时间较紧，加之编者水平有限，教材难免存在不足之处，恳请读者在使用中提出宝贵意见。

编　者

2011年1月

目录 CONTENTS

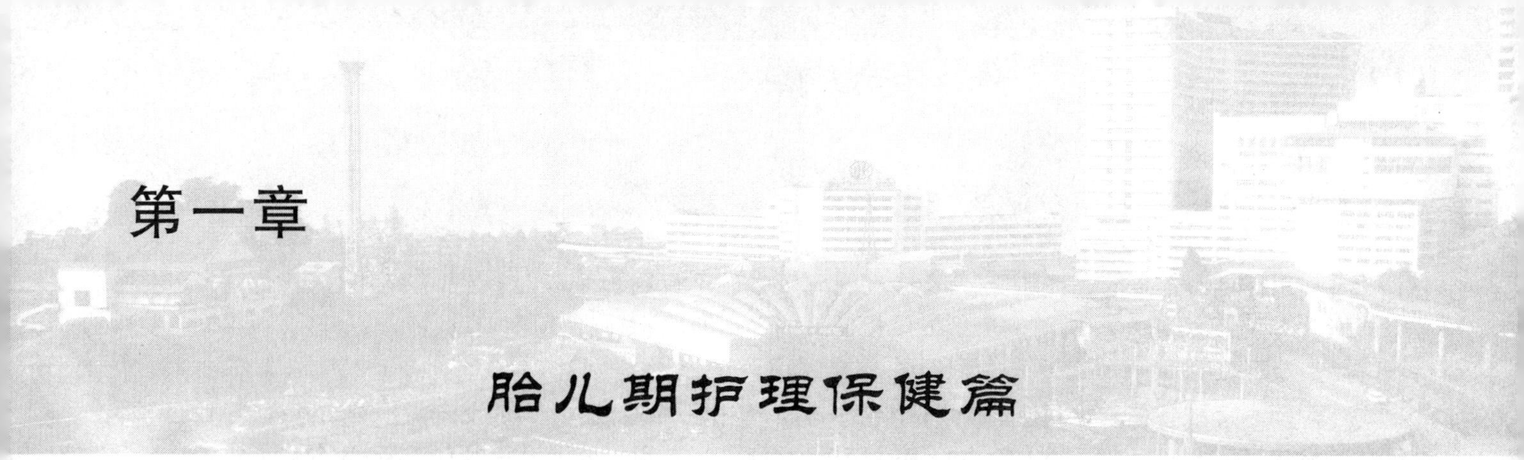

第一章

胎儿期护理保健篇

第一节　孕前准备

要想有个健康聪明的孩子，就要重视抓好遗传优生这一环节。提前做好孕前准备，对于打好遗传的基础、受孕、优生都是不可缺少的。就像栽树、种花、种庄稼之前，要翻整耕地、施基肥一样，夫妇双方在孕前也需要调整好心理、生理状态，为怀上合格优良的胎儿而努力。

一、心理准备

研究表明，孕前心理准备有时比其他准备更重要。因为无论孕期、分娩以及宝宝出生后，都会给女性的身体及家庭生活带来巨大的变化，包括社会、心理及物质方面的挑战，也会遇到很多障碍和困难，所以在准备怀孕时一定要做好充分的心理准备，但这项重要准备却往往被忽视。未来宝宝的健康与母亲孕前和孕后的精神健康有着密不可分的微妙关系。乐观的心态、健康的心理对未来宝宝的成长大有益处。所以，夫妇双方在决定要孩子之后，要努力调整自己的情绪，以一种积极乐观的心态面对未来，让希望充满生活中的每一天。

（一）孕前做好心理准备的益处

1. 避免发生不孕

女性的心理状态与受精成功率关系极为密切。不良情绪，特别是紧张、焦虑等情绪，会抑制排卵，导致卵子质量和受孕能力下降，很难受孕。总是担心分娩疼痛的女性，卵子受精的成功率比正常心理状态的女性低19%；担心怀孕会失业的女性，卵子受精的成功率比正常心理状态的女性低30%；担心分娩后身材、容貌发生变化的女性，卵子受精的成功率也低于正常女性。

2. 容易克服孕期各种不适

孕前心理准备充分的女性，会积极学习各种知识，对于孕期不同阶段出现的不适，能自我采取防护和应对措施，有助于顺利度过孕期。

3. 避免影响胎儿生长发育

孕前有心理准备的女性，在孕期能经常保持愉快、平和的情绪，有利于胎儿器官组织的分化和形成，尤其是脑组织。

4. 避免形成畸胎或流产

如果孕前有充分的心理准备，就不会在受到较强的不良精神刺激时，或者心绪不佳、忧郁、苦闷时，或者夫妻关系紧张时受孕，可避免形成质量低下的受精卵，从而避免发生畸胎、流产、早产。

5. 避免孕期并发症或难产

孕前心理准备充分的女性，一旦怀孕会非常高兴，积极做孕期保健，重视产前检查。这样，不仅可预防并发症，还能及早发现异常，并在分娩时积极配合医生，有利于分娩过程顺利进行，避免发生难产。

6. 婴儿出生后更健康成长

孕前有充分心理准备的女性，生出的宝宝无论是心理还是身体都会比心理准备较差者所生的孩子健康，如发生早产和低体重儿的概率下降，不易出现精神行为异常，也不易患消化系统疾病。而且，母子感情能够及早建立，使婴儿得到最大关爱，母乳喂养得到有力保障，使婴儿成长更健康。

7. 能较好协调夫妻关系及工作

一旦怀孕及孩子出世，会对夫妻之间的关系及工作与家庭之间造成很大的冲击。如果在孕前充分考虑到这些变化，便会从容应对并恰当地做出一些处理，避免发生冲突和不容易协调的矛盾。

（二）孕前心理准备的注意事项

1. 积极学习孕育知识

要学习和掌握一些关于妊娠、分娩和胎儿在宫内生长发育的孕育知识，了解如何才能怀孕及妊娠过程中可能出现的某些生理现象，如早期的妊娠反应，中期的胎动，晚期的妊娠水肿、腰腿痛等。若一旦有这些生理现象的出现，能够正确对待，泰然处之，避免不必要的紧张和恐慌。另外，还有部分孕妇由于缺乏医疗保健知识，对妊娠及分娩感到不安或恐惧，怕痛、怕手术、怕难产等，这些生理与心理上的变化，最终会使得不少妊娠妇女患上焦虑症，出现烦躁、易激动、失眠、食欲欠佳等症状，很不利于母体和胎儿的身心健康。因此，女性要多学习一些孕育知识，加强自我保健，调整好孕前身心状态，做好充足的孕前心理准备，积极防治焦虑症的发生。

2. 接受孕期的各种变化，做好怀孕以后出现妊娠反应的心理准备

虽然大多数的女性为要一个宝宝而做好了心理准备，但是她们没有想到的是孕后的种种不适会如此令人难受，如头晕、乏力、嗜睡、恶心、呕吐，有的甚至不能工作，不能进食。这只是孕育宝宝经历的第一步。减轻这些症状的方法是：早晨起床时，可以先吃一些饼干或点心，吃完后休息半小时再起床，无论呕吐轻重，都不要不吃东西。要选择清淡可口的蔬菜、水果，少吃油腻、太甜的食物，以少食多餐为好。呕吐发作时，可以做深呼吸来缓解症状，但嘴里有呕吐物时，不要吸气，以免吸入气管。如果呕吐严重，要及时就医。

3. 有意识地保持良好的生活方式，生活规律，饮食科学

良好的生活方式不仅能促进母体和将来怀孕后胎儿的身体健康，而且是心理健康的保障。生活和行为方式是受心理支配的，有了足够的思想准备，才能有意识地调整自己的行为方式，使之适应优生胎教的需要。妊娠期要注意适当休息，除保证晚上有充足睡眠外，白天也要有一定时间的短暂睡眠，特别午休是很重要的。妊娠期饮食要清淡而又富有营养。蛋白质、维生素及矿物质（如钙、磷、铁、锌）等营养物质的摄入量要比孕前有所增加，可根据自己喜爱的口味，适当搭配，多一些品种花样，以增加摄入量，保证膳食营养更合理。烟、酒均对孕妇和胎儿有百害而无一利，在孕前就应当戒除，丈夫在家也不能抽烟，以免污染室内空气。

4. 保持乐观稳定的情绪状态

怀孕几乎是每个妇女都要历经的人生过程，是件喜事。作为女性能体会到十月怀胎的艰辛滋味也不愧母亲这一光荣称号。不要把分娩想得那么可怕，不必为此背上思想包袱。怀孕期间，母体为了适应胎儿生长发育的需要，全身各系统都会发生程度不同的生理改变，其中神经系统的正常调节规律易失衡被破坏，由此而出现兴奋与抑制间的不协调，容貌和体型也会发生较大的变化，为此容易产生情绪波动。

在怀孕的过程中，孕妇要尽量放松自己的心态，及时调整和转移产生的不良情绪，如夫妻经常谈心，给胎儿唱唱歌、共同欣赏音乐等，必要时还可找心理医生咨询，进行心理治疗。

5. 适当参加体育锻炼和户外活动，放松身心

无论是孕前、孕后女性都要有适当的体育活动。到了妊娠中晚期，孕妇的体形变得臃肿、沉重，这时候许多孕妇懒于活动，整天待在室内，这是不科学的。可根据自身实际情况，选择适宜的运动，尽可能多做些户外活动，这样有利于血液循环和内分泌的调节，还可放松紧张、焦虑的心态。积极的体育活动能振奋精神，有利于胎儿的正常生长发育。

6. 树立生男生女都一样的新观念

对于这一点，不仅是准妈妈本人要有正确的认识，而且应成为家庭所有成员的共识，特别是老一辈人要从"重男轻女"的思想桎梏中解脱出来，给予子女更多的鼓励和关心，解除孕妇的后顾之忧。特别是在农村，面对社会强大舆论的压力，哪怕没有来自家庭直接的压力，女人也会不自觉地为孩子的性别担心。有了这样的顾虑，怀孕前的心理负担就会很重，这对优生不利。如果树立了生男生女都一样的观念，就可放松心情，不再有思想包袱，对优生大有好处。

7. 心理上要重视产前检查，接受医生指导

准妈妈对肚子里的宝宝会有许多担忧，如胎儿能否健康生长发育，会不会有畸形，尤其是怀孕期间遇到伤病，会不会影响到宝宝，将来出生的宝宝是否漂亮，是否聪明，是否健康等等。那么定期的产前检查就是保证母子平安的重要措施，它已形成了一整套程序。产前检查有利于对妊娠情况的循序掌握，发现新的问题可及时得到解决，成为优生的关键。有些妇女不懂得产前检查的重要性，心想只要怀孕期间没病没灾，查它干什么？已经怀孕了，到时只要能生下小孩就行，这是完全错误的观念。

8. 准爸爸也要做好孕前心理准备

面对怀孕这件事，有心理压力的不仅是妻子，丈夫也会有许多心理压力。比如担心妻子教育孩子的能力与经验；担心成为母亲后的妻子将情感转移到孩子身上，完全地忽略掉自己；担心因为照顾妊娠期的妻子而承担过多的家庭事务，从而影响自己的事业发展；担心妻子因为妊娠与分娩在形体和性情上都发生很大的变化等。这时候丈夫需要承担起一家之主的重任，调整好自己的心态，为备孕创造良好的心理环境。首先，丈夫要从内心渴望着妻子的怀孕，渴望着未来宝宝的来临，真诚地期待着做父亲的感觉。其次，丈夫要细心关照妻子的心理状态，注意妻子承受的压力与孕期问题。最后，也是最主要的，就是丈夫要真诚地愿意支持妻子平安度过孕期与分娩。

事实证明，有心理准备的孕妇与没有心理准备的孕妇相比，前者的孕期生活要顺利从容得多，妊娠反应也轻得多。有了这样的心理准备，孕前、孕后生活是轻松愉快的，家庭也充满幸福、安宁和温馨，胎儿会在优良的环境中健康成长。

二、身体准备

如果已经决定要一个宝宝，可能只是在心理上准备好了，而身体呢，是不是也已经为这个计划准备好了？健康小生命的孕育并非仅仅需要 10 个月，怀孕前身体越健康，怀孕的过程就越轻松，宝宝出生后也会很健康。如果想要孕育一个健康的宝宝，可以在受孕前到医生处进行一次咨询检查，讨论一下以下的话题。

(一) 年龄

孕妇年龄大于 35 岁，流产和患某些疾病的概率会增加。高龄产妇更易患一些和怀孕相关的疾病，使妊娠并发症或胎儿先天性异常的机会大增。所以年龄偏大的女性更应该与医生商讨，制定出尽量可以避免并发症的计划。

(二) 家族病史

有时候一些家族病史可能会增加胎儿受到感染的机会，特别是一些遗传病，计划生育科或妇科医生

会推荐到遗传医生处进行检查和咨询。

（三）慢性疾病

如果患有慢性疾病，例如糖尿病、哮喘和高血压，孕前应和医生沟通，医生会在你怀孕期间给予特别的指引和照顾，使这些病症能够受到控制。

（四）传染病

水痘和风疹等传染病可能使还没出生的宝宝产生严重的病症。如果对这些传染病还没有免疫，医生就会建议在准备受孕的至少一个月前进行预防接种。

（五）药物和补充剂

如果正在服用某些药物和补充剂，医生会建议在受孕前改变服药剂量或完全停止服用。这时还应开始补充一些孕前维生素和叶酸。维生素能够有助于防止孕早期胎儿出现严重的感染，在受孕前和孕期则应该每天补充1毫克叶酸。

（六）避孕

如果在服用避孕药的话，医生会建议在受孕之前至少两个月就停止服用避孕药。这样能够有助于生殖系统恢复到正常的周期，同时还能够更容易知道排卵时间，并且能够预测产期。

三、准父母孕前准备的3个阶段

（一）第1阶段：孕前10～7个月

1. 调整生活方式

准爸爸、准妈妈首先要戒烟禁酒。酒精对男性生殖系统有毒害作用，使精子不正常；女性计划怀孕时就应该戒烟，孕期内抽烟的妇女，早期流产的概率会提高，婴儿体重较轻，也会增加围生期新生儿死亡及胎盘早期剥离的概率，婴儿畸形发生率也显著提高。酒精对于中枢神经系统有抑制作用，长期饮酒的妇女，所怀的胎儿会产生酒精中毒症状，包括生长发育迟缓、智力发育不足、行为偏差以及特殊的脸部外观，且会合并心脏、脑部发育畸形及其他严重的先天性畸形。所以，妇女准备怀孕或已确定怀孕时，应尽快停止抽烟、喝酒。

喜欢喝咖啡的准妈妈，也要把量限制在一天一杯之内，最好选择无咖啡因的咖啡或饮料，或尽量减少摄入量。由于茶叶中的鞣酸会降低人体对铁质的正常吸收，易造成缺铁性贫血，准妈妈们最好一天不要饮用超过2杯以上的浓茶。至于可乐等饮料最好让它从食谱中彻底消失，取而代之的是新鲜果汁或蔬菜汁。

此外，准爸爸最好还是不要留须，哪怕嘴唇上下的胡须都不要放过，因为胡须会吸附空气中的灰尘和污染物，通过呼吸进入体内，影响“生产精子”的内环境，也可能在与妻子接吻时，使各种病原微生物轻而易举地传染给妻子。

2. 全面体检

孕前做体检，评估一下自身的健康状况，是维护女性生殖健康、培育健康宝宝的最基本行动，现在的小夫妻不需要做强制婚检，所以通过孕前检查，知道自己的身体状况就显得尤为必要。通过医学手段，可以筛查夫妻双方有无遗传性疾病、传染病。有怀孕计划的夫妻只要去医院选择孕前体检套餐按要求做检查就行。一般孕前体检的项目包括地中海贫血、蚕豆病等遗传性疾病筛检，弓形体病毒、风疹病毒等可能是导致胎儿疾病的病毒，如可造成母婴垂直传播的乙肝、艾滋病、梅毒等等。这样做的目的是防止父母的传染性疾病、遗传性疾病延续到下一代身上，降低新生儿缺陷，达到优生优育的目的。

3. 测体温、验精液

基础体温是清晨起床尚未活动时的体温，女性从月经到排卵前的这段时间，体温比较低。当开始排卵时，体温急剧升高，黏液分泌旺盛，表明是受孕的好时机。连续几个月的记录，可以检测出排卵的稳定程度。另外，让丈夫也去医院，在医生的帮助下，采集精液样本，分析精子的数量、移动性和活力，判断是否有足够的、高质量的精子。

4. 与宠物谨慎相处

带宠物去医院也做个体检，并检测一下弓形虫病抗体，如呈阳性，你依旧可以把它留在家里。只是需要注意，从此以后你将每月至少带宠物去医院检查一次，以确保百分百的安全。

5. 远离不安全环境

如果工作中经常接触化学物质、超强电磁波等，在准备受孕期间，要特别小心。尤其是准妈妈在生活中应尽量少接触染发剂；一天超过 8 小时以上的微机操作显然也是不健康的；在办公室应每隔 3 小时离开一下空调环境，去户外透透新鲜空气。

小心装修背后的隐形杀手：在备孕和怀孕期间，必须远离化学药剂，除了杀虫剂等有强烈气味的化学用品等外，更要避免出入新装修的场所，尤其是家居环境、工作场所等需要长时间待着的环境。因为涂料和油漆中的化学成分容易造成胎儿发育畸形及引发流产。医学研究表明，女性对苯、甲醛等化学物品的吸入反应特别敏感，长期吸入化学气味的女性，月经异常率明显增高。在临床上，还有些妇女反复地流产，或者在孕中后期时发现胎儿出现畸形，并且畸形类型是各种各样的疾病引起的。经过调查后发现，她们所居住的周围有化工厂，或者饮用水的水质有问题，因此导致了周边地区数量较多女性反复流产。有些环境问题造成的危害可能是长期的，有的会直接地导致胎儿在孕育期间流产；而有些疾病有一定的潜伏期，不能在近期观察出来，可能等到宝宝再大一些的时候，才能发现某些先天性疾病。所以居住环境、饮水环境对准妈妈的影响至关重要，准妈妈要从孕前开始就关注。

全方位防辐射：防辐射是女性从备孕开始就特别关心的问题，但是生活中各种各样的辐射让人防不胜防。其实，如果工作环境中电脑数量不多的话，应该没有什么大问题。但是对于从事 IT 业或是电视台等需要频繁、大量接触电子仪器的准妈妈来说，办公室内经常会有几十台，甚至上百台电脑。辐射量过大的结果，可能会对胎儿产生一定的不良影响。因此，如果女性的工作环境必须面对大量电脑，那么建议在准备怀孕期间就开始穿上防辐射服，因为等你得知自己怀孕的时候，早期的胚胎其实已经形成，所以防辐射服要及时穿。在整个孕期，尤其是怀孕期的前 3 个月，要特别注意防辐射。同时，有很多家居用品也会产生辐射，包括冰箱、微波炉、电视机等。有些白领女性在工作之余，回到家还要使用电脑，医生建议使用电脑的时间，一天不宜超过 4 小时。需要强调的是，准爸爸也要防辐射，因为只要精子和卵子任何一方质量不好，就会对宝宝产生影响，严重的会造成基因突变，导致胚胎发育不良和流产。准爸爸也要在怀孕前的 3 个月开始特别注意防辐射，因为精子的整个生成循环过程是 3 个月。

避免照 X 线：怀孕早期尽可能不要做腹部 X 线透视或摄影，因为 X 线暴露过量可能会引起胎儿畸形。预备要怀孕的准妈妈若有机会照 X 线，务必要告知医护人员有怀孕的可能，因为一般受孕两周后才验得出怀孕。

(二) 第 2 阶段：孕前 6～4 个月

1. 精算出排卵日

为了提高受孕率，要算好排卵日，也就是月经来潮当日加上 15 天，如果平时月经周期不够准确，也可以按照预计下次月经来潮之日向前推 14 天的方法计算。

2. 选择受孕时机

在 8 月份受孕、5 月份分娩是比较科学的。因为初秋时节天气比较凉爽，富含维生素的新鲜瓜果、蔬菜也很多，以及充足的肉、鱼、蛋、奶制品，为女性及时摄取并储备多种营养创造了有利条件。等到寒冬时节，准妈妈已经平安地度过了胎儿最易感染病毒的敏感期。临产时，正是气候适宜的春末夏初，宝宝出生后不易因天气炎热而生痱子，充足的阳光对宝宝预防佝偻病很有帮助，也有利于新妈妈的饮食调理和身体恢复。

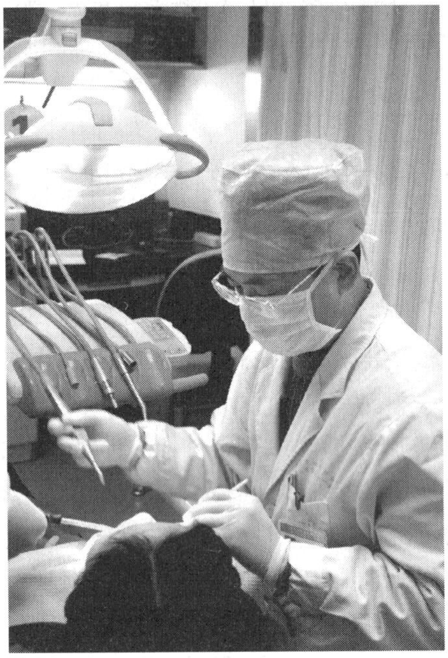

图 1-1　口腔保健

3. 牙齿保健

怀孕后，孕妇体内雌激素水平升高，血管通透性增强。这些变化会使孕妇牙龈血管增生，牙周组织对牙菌斑产生的局部刺激反应增强，原有的牙龈炎就会加重，医学上称之为妊娠期牙龈炎。其他牙周问题，如牙周炎、牙齿松动、牙周脓肿等也比非孕期容易发生。研究发现，孕妇牙周疾病越重，发生早产和新生儿低体重的概率越大。

牙齿对怀孕有着特别重要的影响，尤其是当你的牙齿原来就有龋齿等问题时，就应该及时修补。因为整个孕期，准妈妈都是不宜拜访牙科的，X线检查、麻醉药和止痛药等都会对胎儿不利。所以应在孕前做个口腔保健，洗一次牙，确保牙齿健康，以免后患(图 1-1)。

4. 开始有规律的运动

在进行至少一个月以上有规律的运动后再怀孕，可促进女性体内激素的合理调配；确保受孕时女性体内激素的平衡和受精卵的顺利着床，并促进胎儿的发育和加强宝宝身体的灵活程度，避免怀孕早期发生流产；还能明显地减轻分娩时的难度和痛苦。晨跑、瑜伽、游泳等运动形式都是不错的选择，即便是每天慢跑和散步也有利于改善体质。运动不需要大强度，但要持之以恒。

5. 养成良好的膳食习惯

不同的食物中所含的营养成分不同，含量也不等，尽量吃得杂一些，不要偏食，养成好的膳食习惯，能确保今后自己和宝宝都健康。

⊙ 不妨在食物中首选一些含有优质蛋白质的豆类、蛋类、瘦肉以及鱼等；其次是含碘食物如紫菜、海蜇；含锌、铜食物如鸡肉、牛肉、羊肉，以及有助于帮助补铁的食物如芝麻、猪肝、芹菜等也应在饮食中增加获取。此外，足量的维生素也是不可偏废的，如新鲜的瓜果和蔬菜就是天然维生素的来源；特别是能降低胎儿无脑儿、脊柱裂等神经管畸形的叶酸，准妈妈要提前补充。富含叶酸的食物包括：绿色蔬菜、五谷类、麦片、豆类、木瓜、柑橘类等，但是熟的食物会破坏叶酸，多吃水果和生菜色拉是较理想的摄取方式。也可以选择专为孕妇设计的复合维生素叶酸片，在使用的计量和用法上有更安全的保证。

⊙ 在准备怀孕的时候，必要的脂肪酸准备是一定要有的。1993 年联合国粮农组织和世界卫生组织提出的“关于人类营养中的脂肪和油脂的专家会商建议”中指出，如果孕前一味减肥，摄入低脂食物而使体内脂肪缺乏，将导致受孕失败或者即使受孕也会危及胚胎的发育。所以，脂肪的准备是必不可少的。但脂肪的准备也是很有讲究的，不是所有的脂肪都是好的，要选择那些有益宝宝大脑和体格发育的好的脂肪，例如一些海鱼、海虾的脂肪就是目前我们需要补充的，因为海鱼的肉中主要含有的是 n-3 族脂肪酸；而玉米油、大豆油、葵花子油这样的脂肪准妈妈们就要少吃了。因为这些植物油中含有的亚油酸过多，它是一种 n-6 族脂肪酸，对于计划怀孕的女性而言，摄入过多的亚油酸无论对自身还是对胎儿而言都是弊大于利。因为亚油酸在体内代谢成血栓素，会收缩血管和子宫平滑肌，甚至有时会造成流产。世界卫生组织推荐的 n-3 族脂肪酸和 n-6 族脂肪酸的比例为 4∶1～6∶1，然而事实上就 DHA 检测中心对太原、北京、广州等地孕妇的血液检测的情况来看，这一比例已严重失衡到 25∶1～30∶1 的境地。

⊙ 补钙要提早一步，最理想的补钙时机，应该从准备怀孕时开始，这样才能做到“有备无患”，如果等到怀孕后再补，说不定就是“杯水车薪”了。事实上，怀孕前营养储备充足，对胎儿的生长发育和妈妈自身的健康，都大有裨益。孕前妈妈钙量充足，小宝宝出生后，较少出现夜惊、抽筋、出牙迟、烦躁及佝偻病等缺钙症状，宝宝的牙齿和骨骼发育状况也较为良好。而孕妇也能缓解小腿抽筋、腰腿酸痛、骨关节痛、水肿等孕期不适，预防骨质疏松。

补钙需要持之以恒，才能收到明显的效果，而且补钙的方式也十分重要，有两种方式：食补和药补。

(1) 食补：多喝豆浆和牛奶，多吃蔬菜肉类等含钙量高的食物。通常，食补被认为是补钙的理想方式，但是如果按照每天的钙需求量，需要补充 6.7 千克的牛肉或者 600 毫升的牛奶才能满足需要，所以建议按照科学的方式补充钙制剂，这样既补足了钙，又省却了许多麻烦。

(2) 药补：市场上补钙产品众多，下面总结出五条钙补充剂选择的"金标准"，可作参考：① 合适的钙元素含量；② 含有适量维生素 D；③ 安全可靠，适宜人群广泛；④ 具有经循证医学验证的临床效果；⑤ 服用方便，性价比高。

⊙ 如果体重异常(偏瘦或偏胖)，那么同样会使怀孕的机会大大降低。所以，体重问题也需要从这阶段开始有计划地进行调整。有的女士大吃特吃，把老母鸡汤这类高蛋白菜肴当家常便饭，补过头没控制好体重、脂肪反而容易给日后怀孕、生产带来负担。孕妇容易产生"妊高症"问题，产营养过剩的"巨婴"造成生育困难。有打算怀孕的准妈妈要配合适量运动，绝对不要盲目减肥，尤其是禁止使用药物减肥。

⊙ 并不是所有的食物都适宜怀孕前的女性或孕妇食用，有些您平常非常喜欢吃的食物可能对胎儿不利。了解这些将有利于计划怀孕的女性与孕妇和孩子的健康。

孕前不宜过多食用的食物如下。

(1) 含咖啡因的饮料和食品：咖啡、可可、茶叶、巧克力和可乐型饮料中均含有咖啡因。计划怀孕的女性或孕妇大量饮用后，均会出现恶心、呕吐、头痛、心跳加快等症状。咖啡因还会通过胎盘进入胎儿体内，刺激胎儿兴奋，影响胎儿大脑、心脏和肝脏等器官的正常发育，使胎儿出生后体重较轻。因此，建议计划怀孕的女性与已经怀孕的孕妇尽量少吃此类食品。

(2) 辛辣食物：辣椒、胡椒、花椒等调味品刺激性较大，多食可引起正常人便秘。若计划怀孕或已经怀孕的孕妇食用大量这类食品后，同样会出现消化功能的障碍。因此，建议尽可能避免摄入此类食品。

(3) 饮酒：酒精是导致胎儿畸形和智力低下的重要因素。

(4) 糖：糖在人体内的代谢会大量消耗钙，孕期钙的缺乏，会影响胎儿牙齿、骨骼的发育。糖是基本的营养物质，但摄入过多会造成孕妇超重，故孕妇应选择低糖食物，但不宜过多，强调营养均衡。

(5) 味精：味精的成分是谷氨酸钠，进食过多可影响锌的吸收，不利于胎儿神经系统的发育。

(6) 人参、桂圆：中医认为孕妇多数阴血偏虚，食用人参会引起气盛阴耗，加重早孕反应、水肿和高血压等；桂圆辛温助阳，孕妇食用后易动血动胎。因此，建议谨慎食用。

(7) 其他：罐头食品中含有的添加剂和防腐剂，是导致畸胎和流产的危险因素；火锅在短时间内的加温并不能将存在于肉类中的致病菌或寄生虫完全消灭；油条在制作过程中使用的明矾是一种含铝的无机物。铝可通过胎盘侵入胎儿大脑，影响胎儿的智力发育。铝在体内的增多，还会抑制孕妇对铁质的吸收，可加重贫血。因此，孕妇也应尽量避免食用此类食品。

6. 改变避孕方式

虽然新型的短效避孕药对母亲和意外妊娠胎儿的损害已大大降低，有些避孕药还称停药后马上就能按计划妊娠，但女性如果有计划生育的意向，还是应该提前 6 个月左右停止使用避孕药，而改用避孕套等物理避孕方式或自然避孕法等。

(三) 第 3 阶段：孕前 3～1 个月

1. 调整性生活频率

在计划怀孕的阶段里，要适当减少性生活的频率。准爸爸应通过增加健身的次数，以保证精子的数量和质量。

2. 考虑 TORCH 筛选

这是一项针对至少 5 种可能严重危害胎儿发育的宫内感染病原体而进行的筛选。主要是检测准妈妈体内风疹病毒、巨细胞病毒、弓形虫、单纯疱疹病毒等的抗体水平。根据检测结果来估算胎儿可能发生宫内感染乃至畸形、发育异常的风险，最大限度保障生育一个健康的宝宝。

(四) 第4阶段：孕前1个月至怀孕

经过长时间的准备，夫妻双方的身体都处在孕育宝宝的状态了，现在就将进入最后的冲刺阶段。在这个月里，应尽可能地放松心情，放弃一切避孕措施。为了增加受孕率，选个最容易受孕的夜晚做爱，一个可爱而健康的“准宝宝”就可能会如愿以偿地落户于你的子宫。

第二节 孕期保健

一、怀孕1个月

妊娠期的算法是从末次月经第一天起，以满多少天，满多少孕周来计算的。月经周期28天，通常前14天是不会受孕的，所以末次月经后约14天才可能受精，故孕妇自己知道怀孕后才开始计算的妊娠期，在第一个孕月中只占最初妊娠的2周。

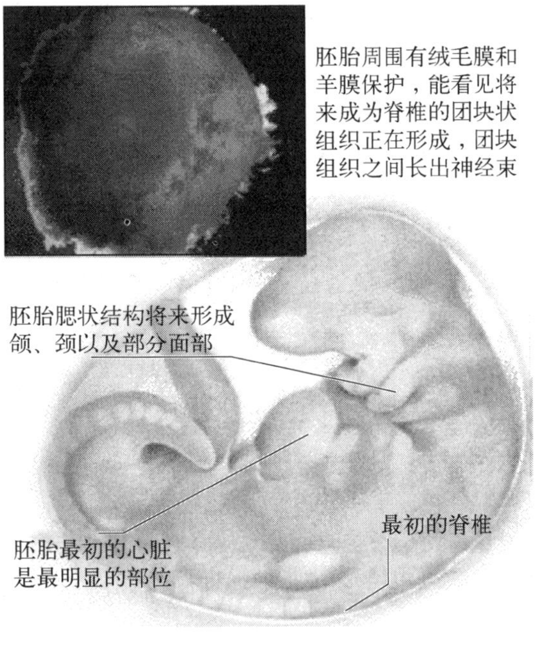

图1-2 第4周的胚胎

(一) 胎儿的成长

受精后7～10日，受精卵便在子宫内膜着床，并从母体中吸收养分，开始发育。在前8周时，应该称为胚胎，还不能称作胎儿。

胚胎的大小在怀孕第3周后期长0.5～1.0厘米，体重不到1克，但肉眼已能看出其外形。外表上，胚胎无法明显地区分头部和身体，并且长有鳃弓和尾巴，和其他动物的胚胎发育并无两样。而此时原始的胎盘开始成形，胎膜(也称绒毛膜)也在此时形成(图1-2)。

(二) 母体的变化

实际上，受精卵形成的一周之内还不能称为怀孕。孕妇开始呈现怀孕迹象，通常是在两周以后，所以这时期还没有任何症状。有的孕妇身体会有发寒、发热、慵懒困倦和难以成眠的症状，由于一时未察觉是怀孕往往还误以为是患了感冒。这时子宫的大小与未怀孕时相同，还没有增大的现象。

(三) 生活上应注意的事项

初次怀孕的女性，在身体和心理上，都会发生一系列的变化。因为是第一次，孕妇自己往往还浑然不觉，如果原本没有生育的计划，或是根本不了解身体的反应，以致误食药物或疏忽了生活上的细节，都很可能对胎儿和母体产生不良的影响。就身体反应而言，怀孕初期可能会有类似感冒的症状，如果胡乱吃药，不仅不能达到治疗的效果，还有可能生出畸形儿。所以平日在任何情况下，都不能随意服药，最安全的办法是去看医生，找出病因。感觉身体不适时，不要勉强做剧烈的运动或在此时远游，以免造成意外流产。此外，若非必要，不要随意作X线照射，应先检查身体状况，确定有无怀孕。这些生活上的细节，在身体健康、正常工作情况下，偶然误犯好像无关紧要，但若在怀孕期间，就很可能是一大致命伤害。

为了避免后悔莫及，必须谨慎从事。

在怀孕一个月时，大部分孕妇没有什么早孕反应。第一个月是神经管、四肢、眼睛开始分化的时期，此时一旦遇到有害物质，这些组织和器官的细胞就停止发育而残缺不全，出现畸形。所以，孕妇要少去剧院、舞厅、商店等人集聚的地方，避免与患流感、风疹、传染性肝炎等的患者接触；尽量不用药，病毒和药物都可能影响宝宝的发育；远离电磁污染，听音响、看电视时要保持一定的距离，尽量少用电脑、微波炉、手机等；孕妇不要睡电热毯，因为它可以产生电磁场，对孕妇和胎儿存在危害；避免饮浓茶、浓咖啡及可乐型饮料，孕妇最理想的饮料是白开水；洗衣要用肥皂，不宜用洗衣粉，洗碗要选用不含有害物质的洗洁精；在切生肉后一定要洗手，炒菜、吃涮羊肉时一定要把肉炒熟涮透，以防生肉中的弓形体原虫感染胎儿；淘米、洗菜不要将手直接浸入冷水中，寒冷刺激有诱发流产的危险，没有热水器的家庭可戴胶皮手套。

怀孕一个月，宝宝需要的营养并不多。不过从现在开始必须培养良好的饮食习惯，不挑食，不偏食，保持营养平衡。服用叶酸的孕妇，必须在医生指导下继续补充叶酸，它将最大限度地保护受精卵不发生畸形。

(四) 应该了解与准备的事

此时虽还没有特别应该准备的事，不过在怀孕约一个月时，会有孕吐的现象，应多准备一些缓和孕吐情况的食物，如酸梅、水果等。

二、怀孕 2 个月

(一) 胎儿的成长

怀孕满 7 周的时候，胚胎身长约 2.5 厘米，体重约 4 克，心、胃、肠、肝等内脏器官及脑部开始分化，手、足、眼、口、耳等器官已形成，可以说已经越来越接近人的形体，但仍是小身大头。绒毛膜更加发达，胎盘形成，脐带出现，母体与胎儿的联系非常密切(图 1－3)。

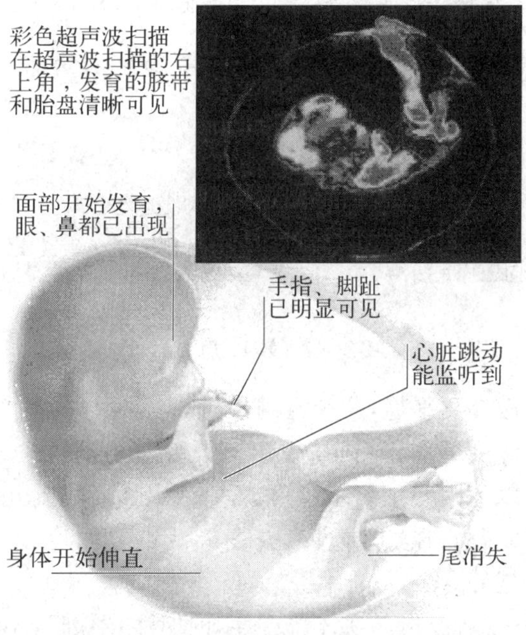

图 1－3　第 8 周的胎儿

(二) 母体的变化

基础体温呈现较高的状态，这种状态将会持续 14～19 天。子宫像鹅卵一样，比未怀孕时大一点，但孕妇腹部表面还看不出有增大的变化。身体慵懒发热，下腹部和腰部稍微凸出，乳房发胀，乳头时有阵痛、颜色变暗，排尿次数增加，心情烦躁，胃部感到不适、恶心并且出现孕吐情形，有些人甚至会出现头晕、鼻出血、心跳加速等症状。这些都是怀孕初期特有的现象，不必过于担心。

(三) 应注意的事项

孕妇在这个时期非常容易流产，必须特别注意。不要搬运重物或激烈运动，而且家务与外出次数也应该尽可能减少；不要过度劳累，多休息，睡眠要充足，并应控制性生活；在感到特别疲劳时不要洗澡，而要及早卧床休息。

妊娠期白带增多，可在小便以后，用浸泡了温水或硼酸水的脱脂棉，沿外生殖器由前往后擦洗，以保持清洁。并注意保持大便通畅。如果出现出血伴下腹胀痛、腰部乏力或酸胀疼痛，应立即就医。

这段时间是胎儿形成脑及内脏的重要时期，不可接受 X 线检查，也不要轻易服药，尤其应该避免感冒。不要吸烟和饮酒，因为烟和酒会给胎儿带来不良的影响。如果家中饲养猫、狗或小鸟等宠物，应尽量避免接触，最好把宠物送人或暂时寄养在朋友家中，以免感染血原虫病。

(四) 应该了解与准备的事

应认真地选择求诊的妇产科医院和医生，因为这关系着未来的定期检查和入院分娩。

三、怀孕3个月

(一) 胎儿的成长

到这个时期，胚胎可正式称为“胎儿”了。胎儿的身长为7.5～9.0厘米，体重约20克。尾巴完全消失，眼、鼻、口、耳等器官的形状清晰可辨，手、足、指头也一目了然，几乎与常人完全一样。内脏更加发达，肾脏、外阴部已经长成，开始制造尿道及进行排泄作用，而胎儿周围会充满羊水(图1-4)。

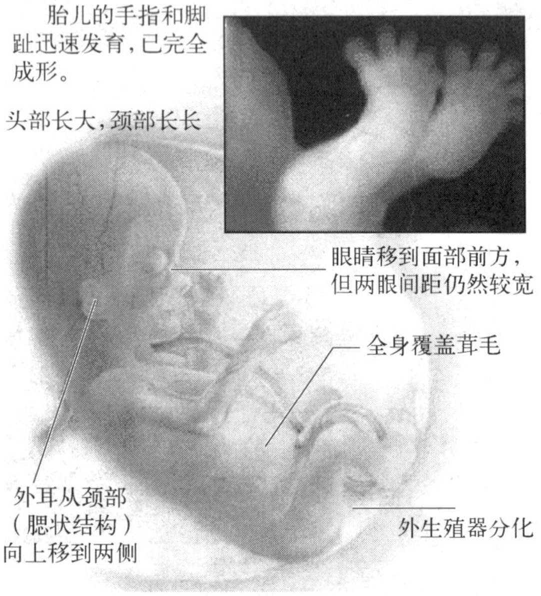

图1-4 第12周的胎儿

(二) 母体的变化

这个月是孕吐最严重的时期，除恶心外，胃部情况也不好，同时，胸部会有闷热等症状出现。腹部仍然不算太大，但由于子宫已有拳头般大小，会直接压迫膀胱，出现尿频现象，而且腰部也会感到疼痛，腿、足水肿。此外，分泌物增加，容易便秘、下痢等。但是，从3个孕月中期开始，妊娠反应缓和了很多，食欲有所增加，下降的体重也开始回升。在这段时间，大多数子宫后倾的人开始转为前倾子宫。乳房更加胀大，乳晕与乳头颜色更深。

(三) 生活上应注意的事项

和怀孕两个月时相同，此时也容易流产，生活细节上仍然要留意小心。平常如果有做运动的习惯，可继续做些轻松、不费力的运动，如舒展筋骨的柔软体操或者散步，避免做剧烈运动，也不宜搬重物，避免舟车劳顿。下楼梯要平稳，避免滑倒，尤其应随时注意腹部不要受到压迫。同一姿势不要维持过久，以免血流不顺畅、刺激子宫收缩而造成流产。家务可请丈夫分担，不要勉强。上班的职业妇女，应保持愉快的工作情绪，以免因心理负担过重、压力太大而影响胎儿的发育。此时若能取得同事和上司的谅解，继续工作应不成问题。在这个阶段，夫妻最好不要同房，至少也需要节制，并且避免压迫到腹部的体位，时间则越短越好。

此外，下腹不能受寒，时时注意保暖，不熬夜，保持规律的生活。为预防便秘，最好养成每日定时如厕的习惯，可以在清晨起床后饮用凉牛奶或凉开水。如果分泌物增多，容易滋生病菌，应该每天沐浴，至少要仔细清洗外阴部，以保持清洁。禁烟戒酒，尽量不用药物，必须用药时一定要在医生的指导下，不要暴露在辐射线或高压电波下。

如果发生下腹部疼痛或稍许出血时，可能是流产的征兆，应立刻去医院求诊。

(四) 应该了解与准备的事

至少应在本时期之前接受初次的产前诊查，然后每3～4周做一次定期检查。

四、怀孕4个月

(一) 胎儿的成长

在15周后期，胎儿的身长约为16.0厘米，体重约120克。这时的胎儿已经完全具备人的外形，由阴部的差异可辨认男女,皮肤开始长出胎毛,骨骼和肌肉日渐发达,手、足能做些轻微的活动,内脏大致已完成,心脏脉动活泼,可用超音波听诊器测出心音(图1-5)。

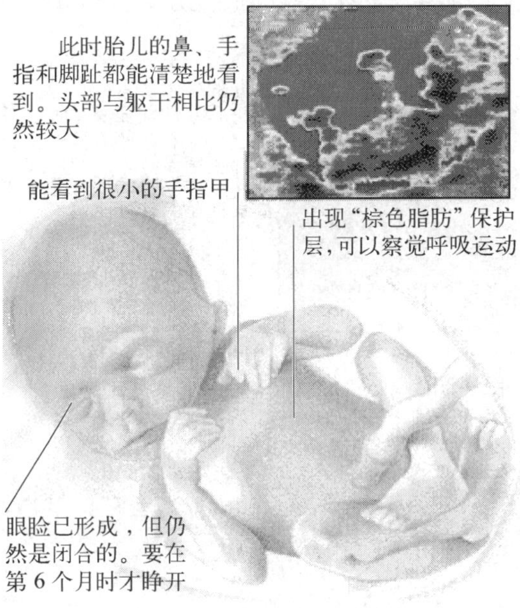

图1-5 第16周的胎儿

(二) 母体的变化

到这个阶段,痛苦的孕吐已经结束,孕妇的心情会比较舒畅,食欲也开始增加。尿频和便秘的现象逐渐减少,但分泌物仍然很多。这个阶段结束时,胎盘已经完成,流产的可能性减小了许多,可以算是进入安定期了。子宫的大小和小孩子的头部差不多,已经可以从外表略看出“大肚子”的情形。基础体温下降,持续到分娩时,都会保持低温状态。

(三) 生活上应注意的事项

这时孕吐和压迫感等不舒服的症状消失,身心安定,但还是要小心。此时是胎盘完成的重要时期,最好保持身心的平静,以免动了胎气。为了保证胎儿发育良好,必须摄取充足的营养,蛋白质、钙、铁、维生素等营养素也要均衡,不可偏食。此时有可能出现妊娠贫血症,因此对铁质的吸收尤其重要。身体容易出汗、分泌物增多、容易受病菌感染,必须每天淋浴,勤换内衣裤。

(四) 应该了解与准备的事

孕妇应充分了解有关怀孕、分娩的各项知识,不仅可消除怀孕期间的不安和恐惧,也有助于顺利分娩。目前有成套的妊娠大全丛书,以供孕妇参考阅读。

这个时期最好开始做些孕妇体操,但应以身体能够负荷的范围为限,千万不要过分勉强,孕妇体操可以使将来的生产较为轻松。

再过一个月,平时的衣服就会穿不下了,应趁着身体情况良好时先行准备,加大、宽松的内衣裤是必备的怀孕用品。剪一个易梳洗、易整理的发型,除让人看起来清爽外,自己心情也愉快。4个孕月这一时期,是能够发现较为罕见的葡萄胎的时期。怀有葡萄胎时,多数情况下胎儿已在子宫内死亡,组成胎盘的绒毛组织发育异常,孕妇尿中有大量促性激素,出现水肿及尿蛋白,妊娠初期反应严重。如果发现内裤上沾有黑色的碎血块,有时还有鲜血流出(当然也有流产的可能),应去医院检查。

五、怀孕5个月

(一) 胎儿的成长

到这个时期结束时,胎儿的身长约为25.0厘米,体重在250~300克之间。头的大小约为身长的1/3,鼻和口的外形会逐渐明显,而且开始长头发和指甲。全身被胎毛覆盖,皮下脂肪也开始形成,皮肤呈不透明的红色。心脏的脉动也增强,力量加大。如是女婴,则阴道发育成形。骨骼、肌肉进一步发育,手、足运动更活泼,母体开始感觉胎动(图1-6)。

(二) 母体的变化

此时孕妇子宫像成人头部一样大小,子宫底的高度位于耻骨上方15~18厘米处。肚子已使人从外表一看就知道是一个标准的孕妇了。而且乳房与臀围变大,皮下脂肪增厚,体重增加,全身出现水肿现象。若前一个月还有轻微的孕吐情形,此时会完全消失,食欲依然不减,身心到达安定时期。此时微微可以感觉到胎动,刚开始也许不太明显,但会发出肠蠕动的声音,出现肚子不舒服等现象。这一时期,孕妇常感到口干舌燥，耳鸣，但不发热，这些都是妊娠引起的体内变化，不是病态，分娩后均可自愈。胎动，是了解胎儿发育状态的最佳方法，孕妇应将初次胎动的日期记下，以供医生参考。

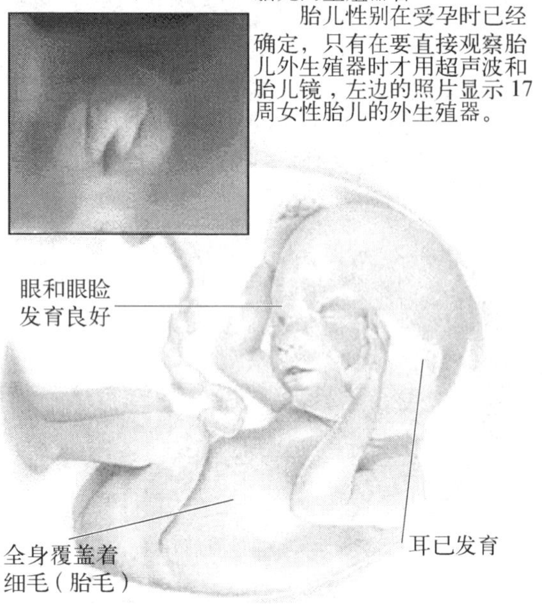

图1－6　第20周的胎儿

(三) 生活上应注意的事

到了孕期第5个月，应注意腹部的保暖，并且最好使用束腹、腹带或腹部防护套来预防腹部松弛。因为乳房胀大，最好换穿较大尺码的胸罩，有的孕妇可能已经有少量的乳汁排出。胎儿的发育日渐加速，需要更为充足的营养，尤其是铁质不足时，极易造成母体贫血，严重时还会影响到胎儿的健康。此时是怀孕期间最安定的时期，如果要旅行或者搬家可以趁此时机，但孕妇仍应避免过度劳累。

(四) 应该了解与准备的事

这个时期应该列出清单，开始准备婴儿用品和分娩时的必要用品。如果牙齿需要治疗，必须立刻着手，并且平时应多注意口腔卫生。此外，这一时期的孕妇应填写围产期保健手册（母子健康手册）等，并接受手册中的全部检查。这些检查很重要，如有遗漏的项目或错过检查机会，均应补查，并记录好检查结果。

六、怀孕6个月

(一) 胎儿的成长

胎儿身长约30.0厘米，体重600～750克。骨骼更结实，头发更长，眉毛及睫毛开始长出。脸形也更清晰，已十足是人的模样，但仍然很瘦，全身都是皱纹。皮脂腺开始具有分泌功能，并长出白色脂肪般的胎脂，覆盖在皮肤表面。而且胃肠会吸收羊水，肾脏可排泄尿液，已经完成出生的准备。万一此时流产，如果在保温箱内很好地护理，婴儿也可成活，但是患脑瘫的概率很高。此时已经可以利用听诊器听出胎儿的声音。医生可在孕妇腹壁摸到胎头及胎臀，判断出胎儿在子宫腔的位置（图1－7）。

(二) 母体的变化

孕妇的子宫更大，子宫底的高度18～20厘米。肚子会越来越胀大、凸出，体重也增长很快，腰部变得更沉重，平时的动作也较为吃力、迟缓。乳房的发育更为旺盛，不但外形饱满，而且用力挤压时会有带黄色的稀薄乳汁“初乳”流出，分泌物仍然大量增加。这个时期，几乎所有的孕妇都能清晰地感觉到胎动。

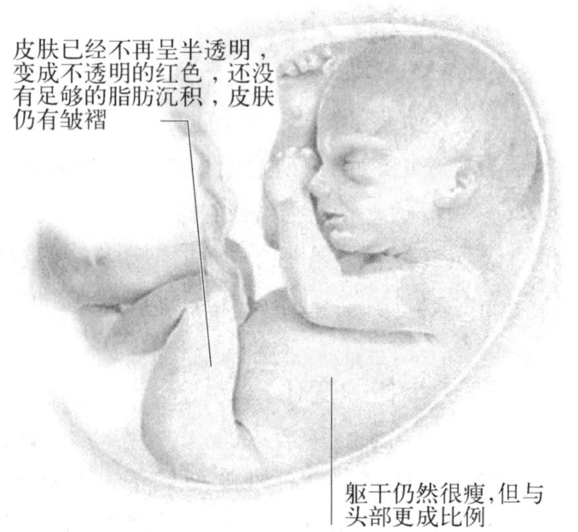

图1－7　第24周的胎儿

(三) 生活上应注意的事项

孕妇肚子变大、凸出后，身体的重心也随之改变，走路会不太平稳，并且容易疲倦。尤其弯身向前或做其他不平常的姿势时，就会感觉腰痛，上下楼梯或爬上高处时，应特别注意安全。

饮食上应均衡摄取各类养分，以维持母体和胎儿的健康，尤其是铁、钙和蛋白质的摄取量应该增加，但盐分必须特别节制。

这段时期容易便秘，所以应该常吃富含纤维素的蔬果，牛奶也是非常有利于排便的一种饮料，可以多饮用。便秘严重时，最好请教医生如何改善。

此时，孕妇的身体已能充分适应怀孕状态，身心趋于畅快。最好多散散步或做适度的体操，活动筋骨，并且要有充分的休息睡眠，不必刻意避免短程旅行和性生活，仍然按照正常的生活步调即可。

（四）应该了解与准备的事

首先要注意乳头的护理问题，这是为了产后能顺利哺乳。尤其是有平乳头和凹陷乳头的孕妇，必须先行矫正。做一次贫血检查，如患贫血，应予以治疗。血型为 Rh 阴性的孕妇，其丈夫为阳性时，应检查孕妇血液内有无抗体效价。夫妇应共同阅读、讨论有关育婴方面的知识，在心理上准备迎接婴儿的诞生。

七、怀孕 7 个月

（一）胎儿的成长

胎儿身长为 36.0～40.0 厘米，体重 1 000～1 200 克。上下眼睑已形成，鼻孔开通，容貌可辨，但皮下脂肪还不充足，皮肤呈暗红色，而且皱纹多。脸部会像老人一样。脑部开始发达，而且可以自行控制身体的动作。男胎的睾丸还未降至阴囊内，女胎的大阴唇也尚未发育成熟。胎儿还没有完全具备对体外生活的适应能力，若在此时出生，如果保育不良会因早产而发育不良或死亡(图 1-8)。

（二）母体的变化

孕妇子宫底高 23～26 厘米，上腹部也已经明显凸出、胀大。腹部向前突出成弓形，并且常会有腰酸背痛的感觉。子宫的肌肉对各种刺激开始敏感，胎动也越来越频繁，偶尔会有收缩现象，乳房更加发达。

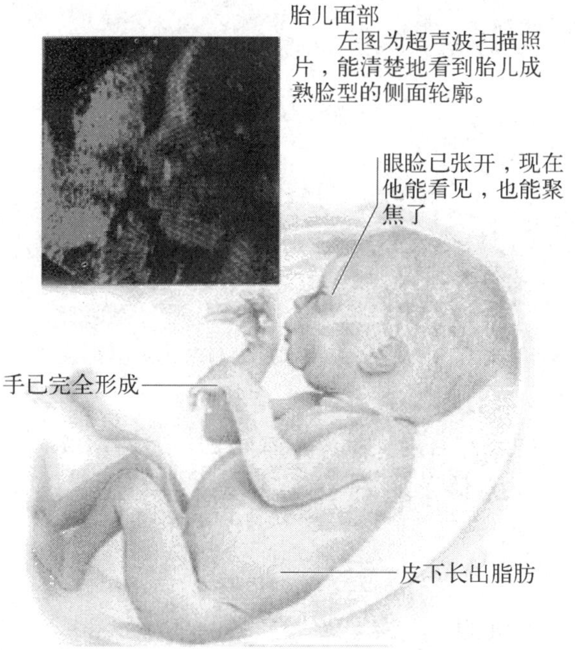

图 1-8　第 28 周的胎儿

（三）生活上应注意的事项

由于大腹便便，身体会重心不稳，眼睛无法看到脚部，特别在上下楼梯时必须十分小心。这段时间母体若受到外界过度的刺激会有早产的危险，应该避免激烈的运动，不宜做压迫腹部的姿势。如果长时间站立、压迫下半身，很容易造成静脉曲张或足部水肿，应时常把脚抬高休息，一般能避免这些毛病。如果出现静脉曲张，应穿着弹性袜来减轻症状。饮食依然要注意摄取均衡的营养，尤其是钙质、铁质含量丰富的食物更应多吃。不要摄取过量的水分和盐分，否则很可能会引起妊娠毒血症。

（四）应该了解与准备的事

在这个时期出生的胎儿几乎是发育不良的早产儿，为防万一，住院用品应及时准备齐全。

此外，婴儿床等大型用品，以及婴儿房或婴儿就寝的地方都应准备妥当。

孕妇分娩后的几星期内，往往需要调养身体，可能没有时间去整理头发，所以可趁这段身体状态不错的时候，换一款比较清爽的发型。

八、怀孕8个月

(一) 胎儿的成长

胎儿身长为41.0~44.0厘米，体重1 600~1 800克。胎儿身体发育已算完成，肌肉发达，皮肤红润，但脸部仍然布满皱纹，神经系统开始发达，对体外强烈的声音会有所反应。胎儿的动作会更活泼、力量更大，甚至有时会用力踢母亲的腹部。此时胎儿的头部应朝下，这是正常的胎位。基本上，胎儿已具备在子宫外生活的能力，但孕妇仍要特别小心(图1-9)。

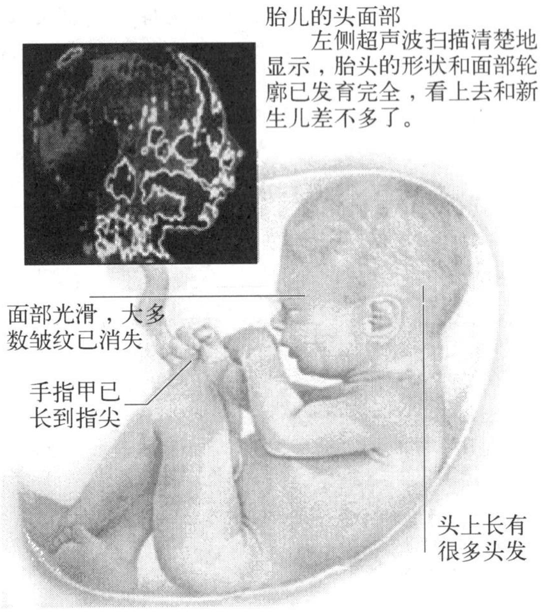

图1-9　第32周的胎儿

(二) 母体的变化

孕妇的下腹部更加凸出，子宫底高27~29厘米。内脏全部往上推挤，心、肺受到压迫，有时会感到呼吸困难，胃部也会受到挤压，因而易食欲不振，此时可谓第二度孕吐出现的痛苦时期。此外，还会出现腰部及其他各部位感到酸痛，下肢水肿，静脉曲张浮出等各种症状。腹部皮肤紧绷，皮下组织出现断裂现象，紫红色的妊娠纹处处可见。下腹部、乳头四周及外阴部等处的皮肤因黑色素沉淀而呈现出黑状，妊娠性褐斑也会非常明显。这些是孕期皮肤的生理改变，并非异常。心理方面则会再度陷入神经过敏的状态，经常出现睡眠障碍。

(三) 生活上应注意的事项

这个时期很容易患妊娠高血压综合征，如果在早晨醒来时，水肿未消，或一周内体重增加500克以上时，就应该尽快到医院作诊查。妊娠高血压综合征虽然可怕，但只要及早发现、及时治疗，应无大碍。因此从这个月起，最好两周进行一次产前检查，绝对不要忽略了。平时应多休息，不要过度劳累，并且节制水分与盐分的摄取。此外，还要严防感染流行性感冒。

(四) 应该了解与准备的事

开始准备分娩，练习分娩时的辅助动作，如呼吸法、按摩、压迫法及用力方法等。8个孕月出生的新生儿，可在保温箱内喂养，由医院特殊护理。这类早产儿的死亡率达1/3。而且，为数不少的早产儿其身体发育，就是到了入学年龄也达不到正常儿童的标准，所以孕妇还是要小心谨慎。

九、怀孕9个月

(一) 胎儿的成长

到这个时期结束时，胎儿身长为47.0~48.0厘米，体重2 400~2 700克。可见完整的皮下脂肪，身体圆滚滚的，非常可爱。脸、胸、腹、手、足的胎毛逐渐稀疏，皮肤呈光泽的粉红色，皱纹消失。此时会出现婴儿般的脸部，而指甲也长至指尖处。男婴的睾丸下降至阴囊中，女婴的大阴唇开始发达，内脏功能完全具备，肺部功能调整完成，可以适应子宫外的生活。胎儿动作激烈，胎动有时会吓母亲一跳。9个孕月出生的新生儿，个头长得很小，但体内功能已经非常完善，只要小心护理，仍然能够很快地健康成长(图1-10)。

(二) 母体的变化

孕妇的肚子越来越大,子宫底高 30～32 厘米,升至剑突与脐部的正中部位。子宫胀大,导致胃、肺与心脏备受压迫,所以会感觉心口闷热,不想进食,心跳、气喘加剧,并且呼吸困难。分泌物仍然增多,排尿次数也增多,而且尿液排出后仍然会有尿意。有时腹部会发硬、紧张,此时应采取平躺的休息方法。

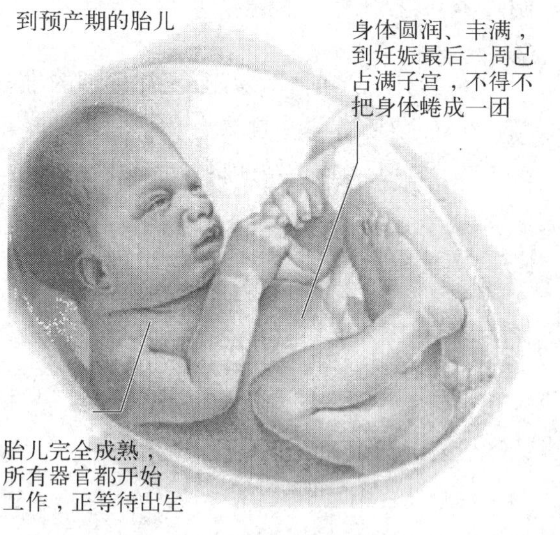

图 1-10 第 38 周的胎儿

(三) 生活上应注意的事项

孕妇的体力下降很多,非常容易疲倦。为了储备体力准备分娩,应该保证充分的睡眠和休养。做完家务之后的休息时间也应加长,但不可忘了适度的运动。为了保持平衡,最好穿后跟低而平的鞋。进食不要一次太多,要少量多餐,并应摄取易消化且营养成分高的食物。此时不可任意刺激子宫,最好能抑制性生活,以减小早产的可能性。

(四) 应该了解与准备的事

想回娘家待产的孕妇,最好此刻就动身,最迟也不宜超过 36 周,而且要选乘震动性不大的交通工具,最好是时间短且能直达的车。在此之前,最好能先回娘家一趟,找预定分娩的医院做一次检查。若无法成行,也应请家人协助找寻并事先预约,当回到娘家待产时,就立刻前往预定分娩的医院检查。当然,也不要忘了携带以往的检查记录。准备住院之前,应仔细检查分娩用品,避免遗漏任何物品。

十、怀孕 10 个月

(一) 胎儿的成长

胎儿身长 50.0～51.0 厘米,体重 2 900～3 400 克。皮下脂肪继续增厚、体型圆润、皮肤没有皱纹、且呈现光泽的淡红色。骨骼结实、头盖骨变硬,指甲越过指尖继续向外长,头发长出 2～3 厘米。内脏、肌肉、神经等非常发达,已完全具备生活在母体之外的条件。胎儿的身体约为头的 4 倍长,头部在正常状况下嵌于母体骨盆之内,活动比较受限。

(二) 母体的变化

孕妇的子宫底高 33～35 厘米。胎儿位置向下降,腹部凸出部分有稍减的感觉,同时胃及心脏的压迫感减轻,食欲也日渐恢复正常。但是胎儿下降后,膀胱及大肠的压迫感却增强,尿频、便秘的情形更加严重。此外,下肢也感觉行动不便。身体已经做好了分娩的准备,子宫和阴道趋于软化,容易伸缩,分泌物增加,以方便胎儿通过产道。子宫收缩频繁,开始出现分娩的征候。

(三) 生活上应注意的事项

因为随时都有可能破水、阵痛而分娩,所以要避免独自外出、出远门或长时间在外,没有特殊的事最好留在家中,准备分娩。仍然要做适当的运动,但不可过度,以免消耗太多精力而妨碍分娩。营养、睡眠和休养也必须充足。

(四) 应该了解与准备的事

若发生破水或出血等分娩征兆,不能再行入浴,所以在此之前最好每天淋浴,保持身体清洁,内衣裤应时常更换。

思考题

1. 为什么孕前要做好心理和生理的准备？
2. 怀孕期有哪些食物有利于胎儿神经系统的发育？
3. 怀孕后期应做好哪些待产准备？

第二章

新生儿护理保健篇

第一节 新生儿身心发育

从出生到生后28天，为新生儿期。胎儿在母体内营寄生生活，伴随着一声“啼哭”，宣告小生命的诞生。在降生的瞬间，无论生活方式还是生活环境都发生了巨大变化，这样就迫使新生儿适应新的环境。由于新生儿发育不完善，适应环境的能力比较差，尤其需要成人精心照顾才能健康成长。

一、新生儿第1天的生理状况

一般情况，刚出生的新生儿体重在2.5～4.0千克之间，身高46～52厘米，头围34厘米左右，胸围比头围小1～2厘米。

(一) 体重

新生儿出生体重在2.5～4.0千克之间为“正常体重儿”，这样的新生儿适应环境的能力较强(图2-1)。出生时体重不足2.5千克，称为“低体重儿”，低体重儿多为早产儿，需要特殊护理。出生时体重超过4.0千克为“巨大儿”。出生时体重并不是越重越好。

(二) 身高

婴儿期又称身长，指卧位时头顶到足跟的距离。足月新生儿平均身长为50厘米，男婴略长于女婴。

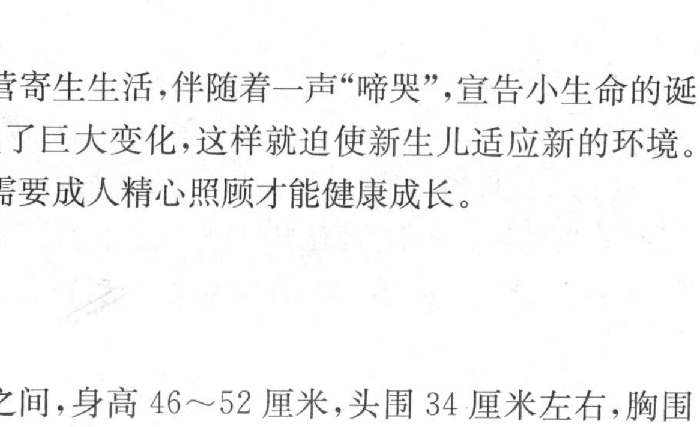
图2-1 正常新生儿

(三) 头部

健康新生儿的鲜明标志是皮肤鲜嫩，呈粉红色，出生时大声啼哭。新生儿头部比例相对较大，有时肿起呈椭圆形的一个包，称产瘤。这是由于自然分娩时胎儿的头部在产道受压迫引起的，日后可以自然地长好。新生儿出生时颅骨未完全闭合，以结缔组织膜相连，我们将此处叫“囟门”，囟门呈菱形，大小约2厘米×2厘米，较软，有跳动感，要防止被坚硬的东西碰撞。

(四) 胸部

新生儿胸部呈桶状，呼吸较浅快，有时不规则，每分钟呼吸40～50次，呼吸时胸廓变化不明显，而腹部一起一伏，因此观察婴儿呼吸应看腹部的起伏，我们称为“腹式呼吸”。

(五) 脐带

脐带在离肚脐1～2厘米处被结扎，如果拿掉纱布，会看见脐带变黑且有些气味。

(六) 感觉

出生第1天的婴儿24小时内沉睡少动，偶有啼哭，感觉不是非常灵敏，有时还不如在母腹内活跃。

二、新生儿第1周的生理状况

出生第1周的新生儿正处于朦朦胧胧时期，吃饱就睡，能睁开眼睛，但几乎什么也看不见，较大的声响能引起惊吓。

(一) 出现黄疸

多半新生儿出生后2～3天出现皮肤及巩膜发黄的现象，如果婴儿吃奶和大小便均正常，精神也很好，这属于生理性黄疸，不用治疗。一般情况下，黄疸第7天消退，第10天退净，也有在两三天内黄疸即可消退的婴儿。如果黄疸出现过早，在出生后24小时之内，或迟迟不退，或者黄疸退后又复现并加深，同时伴有精神不振、不愿吃奶等现象，则属病理性黄疸，需请医生诊治。

(二) 脐带脱落

在正常情况下，新生儿的脐带会在结扎后3～7天干燥脱落，血管闭锁变成韧带，外部的伤口向内凹陷形成肚脐。由于脐带残端血管与体内血管相连，容易发生感染，从而发生败血症而危及生命，所以要护理好脐带，要保持脐带清洁卫生。

(三) 乳房肿大

新生儿出生后4～7天，无论男婴、女婴，都可能出现乳房肿大，甚至有乳汁分泌现象，一般2～3周会自然消退，千万不可用手去挤，以免发炎。

(四) 新生儿阴道流血

有的女婴出生后2～3天会从阴道里流出少量血性分泌物，持续1～2天。这是由于胎儿受母体雌性激素的影响，生殖道细胞增殖、充血。出生后体内雌性激素的来源中断，原来增殖、充血的细胞脱落，使新生儿有“假月经”出现，1～2天后会自然消失。

(五) 体重减轻

新生儿出生后3～4天，因为吃喝少、出汗、排尿，又排除胎便，可能会出现体重暂时下降的现象，表现为体重不增加反而下降一些，这属于生理性体重下降。只要在10天内恢复就属正常现象。

（六）排大小便

新生儿在出生 24 小时内开始排泄墨绿色的黏稠大便，称为胎便。如果超过 24 小时仍无胎便排出，应找医生检查。开始喂奶后，一般 2～4 天胎便可以排干净。由于喂奶，大便逐渐转为黄色糊状，一般每日 3～5 次，也有的多达 6～7 次，有时会出现黏液或者排出绿色大便。

喂牛奶的婴儿则大便次数较少，大便较干，颜色淡黄，有时其中还夹有白色的"奶瓣"，但只要婴儿吃奶好，体温不超过 37.5℃都属于正常。

小便的次数很多，有的婴儿能间隔一定的时间、固定的次数排小便，有的则没有规律。

三、新生儿感觉发育

新生儿走出模糊而被动的世界，其感觉功能的发育比较健全，具体表现在以下几个方面。

1. 视觉

新生儿出生时对光就有反应，眼球无目的地运动。出生两周后对距离 50 厘米左右的灯光，眼球可追随运动。眼睛看东西的过程能刺激大脑的发育，人类学习的知识 85%以上是通过视觉得来的。

2. 听觉

新生儿听觉是很敏感的。新生儿喜欢听妈妈的声音，妈妈的声音会使孩子感到亲切。新生儿不喜欢听到过响的声音或噪声，听到这样的声音婴儿的头会转到相反的方向，甚至用哭声来反抗这种干扰。

3. 味觉

新生儿有良好的味觉，出生一周后能辨别出甜、苦、咸、酸等味道。如果吃惯了母乳再换牛奶他会拒绝；如果喝惯了加果汁或白糖的水，他会不喝白开水。对咸的、酸的或苦的液体有不愉快的表情，如喝酸橘子水时会皱起眉头。

4. 嗅觉

新生儿的嗅觉比较发达，刺激性强的气味会使他皱鼻。新生儿还能辨别出妈妈身上的味道。

5. 触觉

新生儿的触觉很灵敏。轻轻触动他的口唇部便会出现吮吸动作，并转动头部；触他手心，小手会立即紧紧握住（握持反射，图 2-2）。新生儿对不同的温度、湿度、物体的质地和疼痛都有触觉感受能力，就是说他们有冷热和疼痛的感觉，喜欢接触质地柔软的物体，嘴唇和手是触觉最灵敏的部位。触觉是婴儿安慰自己、认识世界和与外界交流的主要方式。

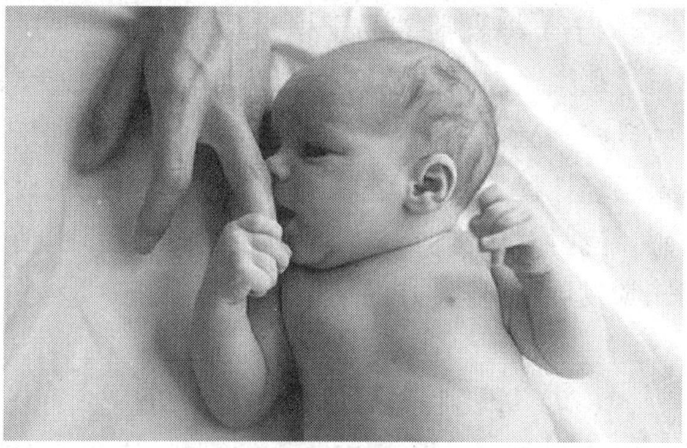

图 2-2 握持反射

第二节 新生儿喂养

刚出生的新生儿最好的营养就是母乳了。通常把新生儿第 1 次吃母乳叫做"开奶"。从生理角度而言，尽早地开始喂母乳对婴儿有益。在分娩后半个小时，如果产妇和新生儿的状态都好，就可以让新生儿吮吸母亲的乳头。早吮吸是母乳喂养成功的关键之一。如果让新生儿吃到初乳能使他获得免疫力，因为初乳中含有母亲体内现成的抗体，这种抗体在小儿体内能保存 6 个月，这对婴儿来说意义极其重大。在哺乳初期，婴儿吮吸乳头的过程可以刺激母体产生催乳激素，促进乳汁分泌。因此，我们大力提倡母乳喂养，母乳喂养有重大意义。

一、母乳喂养的优点

(一) 母乳营养丰富且容易吸收

母乳营养丰富、全面，是新生儿和4～6个月婴儿的最佳食品。母乳中有最适合婴儿需要的各种营养素，且易于消化吸收。母乳中含的是优质蛋白，遇到胃酸即凝成小块，容易消化吸收，而牛乳则凝成硬块，不易消化。母乳中的脂肪球小，易消化，其不饱和脂肪酸对婴儿脑和视力的发育都有好处。母乳中含牛磺酸量较牛乳多，对新生儿的神经系统功能、智力发育和视力保障有重要作用。所以母亲一定要摄取营养丰富的食物。

(二) 母乳含免疫物质

母乳中特别是初乳含有各种免疫物质，如免疫球蛋白、乳铁蛋白、溶菌酶、巨噬细胞等，这些物质有杀灭侵入婴儿体内的细菌病毒等作用，从而增强婴儿的抗病能力。初乳是母亲分娩后最初几天内乳房分泌的乳汁，一般认为是7天内产生的母乳。

(三) 母乳温度适宜且经济、方便、安全

母乳中几乎没有细菌，直接喂哺不易污染，温度合适，既方便经济又安全，省去了配制奶粉、洗刷奶具、加热等麻烦事，还可节省购买奶粉的钱。

(四) 母乳喂养不易引起过敏反应

母乳喂养的婴儿不易引起过敏反应，而牛乳喂养的婴儿常发生过敏反应。

(五) 母乳喂养易于增进母子感情

母亲对婴儿的照顾、抚摸、拥抱、对视、逗引以及与母亲胸部、乳房、手臂等身体的接触，都是对婴儿的良好刺激，这样婴儿会感到心情愉快，有利于婴儿身心健康，对婴儿的成长有好处。在哺乳过程中，母亲轻轻地拥抱婴儿，皮肤的密切接触、目光的对视、与婴儿交谈的声音传递等，都可使婴儿获得一种安全感，并促使母婴间精神接触和情感的交流，也使做母亲的享受到为人母的心理满足感。这对促进婴儿感知觉发展，培养良好的情绪非常重要。

(六) 母乳喂养对母亲也有好处

母乳喂养对母亲也有很多好处。在母亲分娩后，婴儿吸吮乳汁，这一刺激活跃了母亲的神经系统，刺激母体内催产素的释放，从而促进子宫收缩，减少产后出血，促使子宫快速复原，并减少妇科疾病的发生，如乳腺癌、卵巢癌等。

二、母乳喂养的正确姿势

(一) 体位舒适

给婴儿哺乳可采取不同的姿势，重要的是母亲应心情愉快、体位舒适和全身肌肉松弛，这些都有益于乳汁排出。

(二) 母婴必须紧密相贴

无论怎样抱宝宝，喂哺时宝宝的身体与母亲的身体应相贴。宝宝的头与双肩朝向乳房，让宝宝的嘴处于乳头相同水平的位置。

(三) 防止婴儿鼻部受压

哺乳全过程应保持宝宝头和颈略微伸张，以免鼻部压入乳房而影响呼吸，但也要防止宝宝头部与颈部过度伸展造成吞咽困难。

(四) 母亲手的正确姿势

应将拇指和手掌分别放在乳房上、下方，托起整个乳房喂哺，以免在奶汁流速过急时宝宝呛奶。

下面介绍两种常用的哺喂姿势。

1. 搂抱式

搂抱式是常用的姿势，这样母亲会觉得轻松省力(图 2－3)。

2. 侧卧式

侧卧式可让母亲在宝宝吃奶时休息或睡觉。适合于经过剖宫产手术的母亲，避免压迫伤口(图 2－4)。

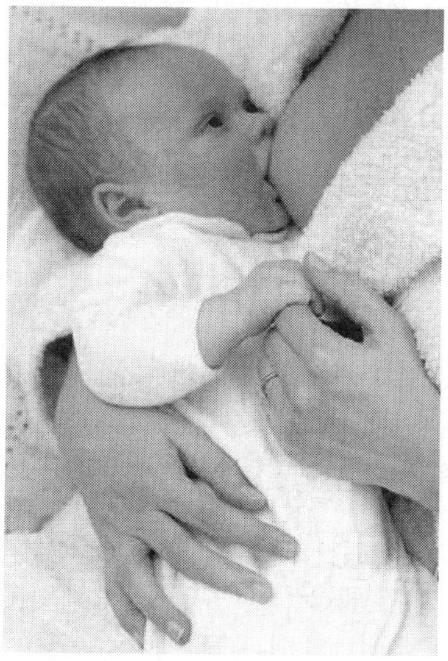

图 2－3 搂抱式哺喂

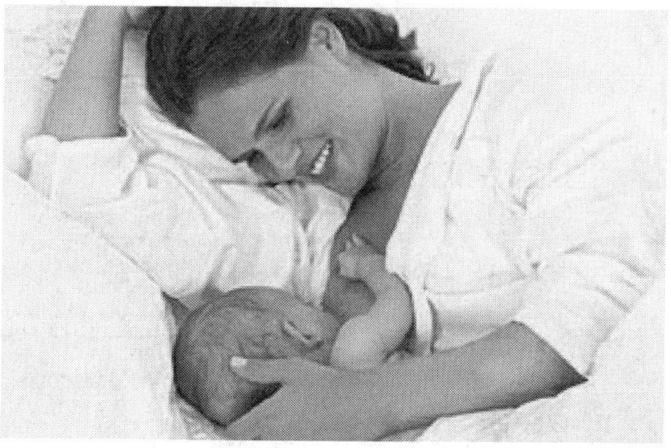

图 2－4 侧卧式哺喂

三、人工喂养

母乳喂养有很多优越性，但是由于种种原因，母亲奶水不足或无法进行母乳喂养时，就只能采取母乳与牛奶、奶粉等混合喂养或人工喂养。婴儿除吃母乳外，还添加其他主食，称为混合喂养。

(一) 怎样为婴儿挑选奶粉

奶粉的种类主要分普通奶粉、调味奶粉和配方奶粉。

普通奶粉是以新鲜牛奶为原料，经过杀菌、干燥得到的粉末状食品。例如全脂奶粉、脱脂奶粉、全脂加糖奶粉等。

调味奶粉是以新鲜牛奶为主要原料，添加各种辅料，经过杀菌干燥得到的奶粉，国家规定其中乳固体含量必须达到 70％以上。

配方奶粉又称母乳化奶粉，系将牛奶成分改变，使其接近人奶。制备中将鲜牛奶脱去部分盐分(鲜牛奶含无机盐较多，易使胃酸下降，不利消化)，加入乳清蛋白(牛奶含酪蛋白多，含乳清蛋白少)，调整酪蛋白的比例，使之接近人奶。并以植物油置换部分脂肪，使其不饱和脂肪酸增加。另外，加入各种维生素和微量元素铁、锌、铜等。给小婴儿喂配方奶粉，其效果比牛奶为佳。

(二) 混合喂养的注意事项

1. 要先喂母乳

在每次喂奶时应先吃母乳，大约10分钟后再加牛奶、羊奶或其他代乳品。母乳和其他奶类或代乳品间隔喂或交替喂。1天只需喂1～2次其他奶类或代乳品，其余喂奶时间应全喂母乳。

2. 奶具要消毒

混合喂养必须做好奶具消毒的准备。由于奶类和其他代乳品易繁殖细菌，食物容易变质，会引起消化不良，所以要做好奶具消毒的工作，平时也要把消毒的奶具保存好。

3. 配奶时要注意卫生

要先把手洗干净。消过毒的奶，要用漏斗装在瓶内，用消毒巾盖好，放在10℃以下的地方冷藏，吃时用开水温热即可。

4. 奶头孔大小要合适

在奶头上扎1～2个小孔(多数市场上购买的已有孔)，大小适当，以婴儿能在10～15分钟吃完为标准。喂奶时要注意让奶汁随时都充满奶头，以免婴儿吸进空气。

第三节　新生儿日常护理

一、新生宝宝的正确抱法

在宝宝出生后的一段时间里，头和身体比较软，还不能自己抬头，因此当妈妈抱宝宝时，一定要注意宝宝下垂的头，为此，介绍两种常用的安全抱宝宝的方法。

(一) 用手托法

用一只手托住婴儿的背、脖子、头，用另一只手托住宝宝的臀部和腰部(图2-5)。

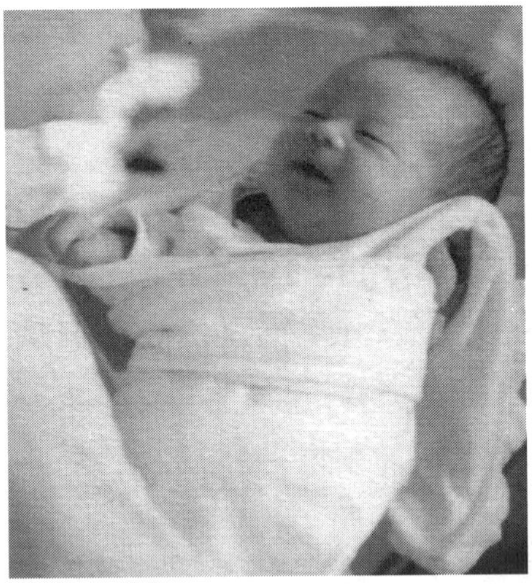

图2-5　用手托法

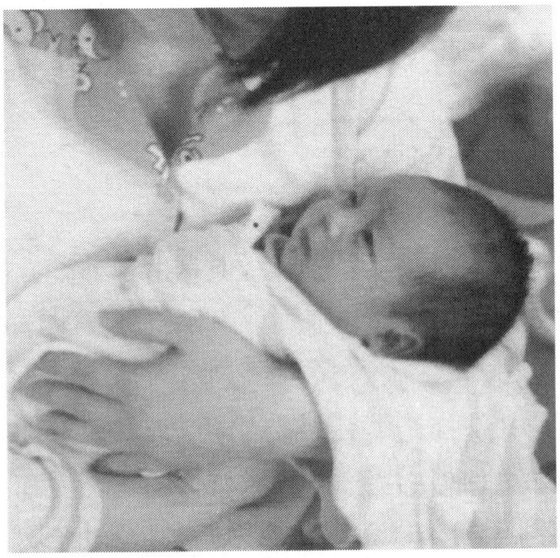

图2-6　腕部抱法

(二) 腕部抱法

轻轻地将婴儿的头部放在左胳膊弯中，左小臂护住婴儿的头，左腕和左手护住婴儿的背和腰部，右手护住婴儿的臀部和腰部。由于新生儿脖子软，挺不起来，用这种方法抱，可使手和手腕牢牢地支撑住宝宝的脑袋，使头不至于前倾后仰(图2-6)。

婴儿喜欢被抱起的时候很稳当，这会给婴儿一种安全感。如果移动婴儿，一定要尽量慢一些、轻柔一些、平衡一些。抱宝宝时要面带微笑对着宝宝的脸和眼睛，要用爱抚和温柔的口吻和宝宝说话。实验证明，宝宝也确实需要这样的生理接触。

二、新生宝宝的正确包裹

为了让新生儿保持体温，必须给宝宝进行包裹(图2-7)。

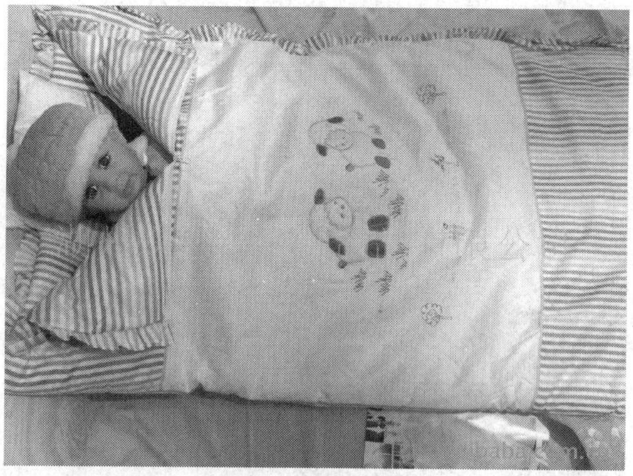

图2-7 睡袋包裹法

(一) 提倡自然放松

不能对宝宝包裹太紧，那样会妨碍宝宝四肢自由活动。提倡让婴儿尽早穿上小衣裤，让四肢处于自然放松的体位，任其自由活动与发展，让婴儿轻轻松松地自由发育。

(二) 使用睡袋包裹法

宝宝需要包裹，应以保暖、舒适、宽松、不松包为原则。用婴儿睡袋来替代包裹，这是一个很好的方法，可以避免对婴儿造成束缚，影响婴儿生长发育。这是一种科学的方法，新生儿妈妈可以放心采用。

三、新生宝宝的穿衣步骤

给新生宝宝穿衣服不是件容易的事，新生宝宝全身软软的，又不会配合穿衣服的动作，常常弄得成人手忙脚乱，所以给新生宝宝穿衣服，一定要讲究点技巧。

(一) 穿衣服

先将衣服平放在床上，让新生宝宝平躺在衣服上；再将宝宝的一只胳膊前倾地抬起来，先向上再向外侧伸入袖子中，将身子下面的衣服向对侧稍稍拉平；再抬起另一只胳膊，使肘关节稍稍弯曲，将小手伸向袖子中，并将小手拉出来，再将衣服带子结好就可以了。

(二) 穿裤子

大人的手从裤脚管中伸入，拉住小脚，将裤子向上提，即可将裤子穿上了。

穿连衣裤时，先将连衣裤解开口子，平放在床上，让新生儿躺在上面，先穿裤腿，再用穿上衣的方法将手穿入袖子中，然后扣上所有的钮扣即可。

四、新生宝宝的洗澡步骤

(一) 洗澡的准备

为便于使用，将全套沐浴用具准备好放在一起。将浴巾和替换衣服全套放在一起，在床铺上铺开，内衣和外衣通好袖，在上面铺开尿布。准备好冲身用的水。

(二) 洗澡的方法

快速脱去宝宝的衣服，将浴巾从胸部抱至后背，将宝宝的头部放在左腕上，用左腕和左手的拇指按住宝宝的耳朵。用右腕支撑后背和屁股，这样把宝宝抱起。从腿到屁股按顺序轻轻地放进去，一直到水没过肩头。把屁股放在浴盆底部，过一两分钟身体全暖和以后，再开始洗。

首先从脸部开始洗。用另外一个准备好的洗脸盆，用一块拧干水的纱布，按眼睛、额头、脸蛋、下颌的顺序擦。眼睛要从内眼角向外眼角方向擦，不使用肥皂，不能擦嘴里面。

接着洗头。紧紧地按住宝宝的耳朵，防止进水。用纱布打湿头发，用手掌搓出肥皂泡，像画圈那样洗，冲掉肥皂后，用拧干的纱布擦去水分(图2－8)。

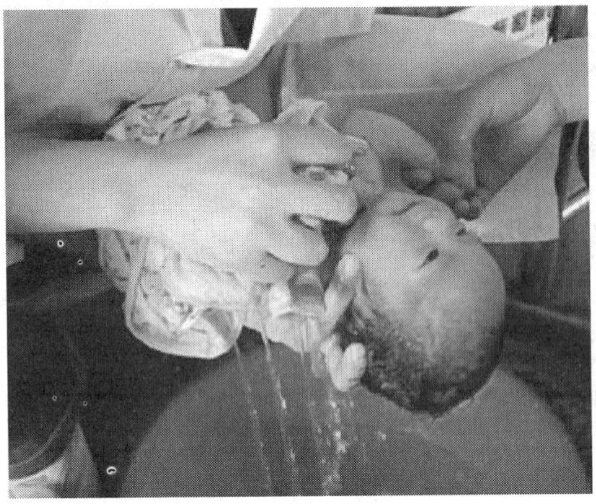

图2－8　洗澡

洗身体。用手掌搓出肥皂沫后，一边掀开浴巾，一边按颈部、胸部、手、腋下、腹部、屁股顺序洗下去。特别是脖子有褶的地方和腋下、大腿根部、屁股等处要认真地清洗。在洗后背和屁股时，用左手拉着宝宝的双手腕向后转，用手腕按住耳朵，不要让水进去。

洗澡水如果不热了，要加些热水。先把宝宝挪向浴盆的边，轻轻地倒入热水，不要溅起水花，并搅和一下。洗完后要仔细地冲洗肥皂，让宝宝充分暖和后，再用热水冲身子。把宝宝立即放在浴巾上，并用浴巾裹着吸去宝宝身上的水分，不要搓，要轻轻地擦，擦后可涂爽身粉。给宝宝涂爽身粉时，先用手轻轻地遮住口鼻，再轻轻地按着涂，如果用粉扑涂的话，宝宝会吸进体内，所以使用粉扑时更要轻轻地涂。

穿衣服前，要用手指轻轻地扒开肚脐，用棉签和纱布擦去水分。也可用棉签和消毒棉沾酒精擦。垫上尿布，快速给宝宝穿上衣服。洗完澡嗓子发干，喂些温白开水。

(三) 其他清洁方法

宝宝生病或因其他原因几天不能沐浴时，可用海绵浴保持清洁。

海绵浴方法：让室内温度适宜，脱去宝宝的衣服，用浴巾包裹起来，擦脖子、腋下、屁股、大腿根部和有褶皱的地方等。擦到哪个部位就将哪个部位从浴巾下漏出，一点点地擦。最后用热毛巾擦两三次，不要残留肥皂。注意热毛巾不要太热。

第四节　新生儿保健护理

一、新生宝宝的预防接种

预防接种是指把疫苗通过注射、口服等方式接种到人体内，使机体产生特异性的免疫力，从而达到预防相应传染病的目的。在胎儿期，胎儿可以通过胎盘从母体中获得一些具有抵抗传染病能力的免疫物质。因此，婴儿出生后的一段时间里(大约为6个月)，这些免疫物质可以在一定程度上保护婴儿不患某些传染病。但是随着婴儿的长大，这些免疫物质就会逐渐减弱和消失，而婴儿自身的免疫能力尚未健全，所以容易患某些传染病。因此就需要通过有计划地预防接种，达到预防某些传染病发生的目的，从而保护婴儿的身体健康。

(一) 注射卡介苗

婴儿在出生后24小时内即可接种卡介苗。接种后，可获得对结核杆菌的免疫能力。接种卡介苗后2～3周内局部会逐渐出现红肿、脓疮、以致溃疡。此时应注意保持溃疡周围皮肤清洁卫生，让小儿穿干净、松软衣服，防止抓挠，必要时可用纱布包扎。3～4周后即可结痂，最后形成小瘢痕，若反应严重形成脓肿，切忌开口排脓，否则会使伤口难以愈合。

(二) 注射乙肝疫苗

在世界各国,乙型肝炎的发病率高得惊人。我国的乙肝发病率也一直是居高不下,注射乙肝疫苗是预防乙型肝炎的首选方法。整个免疫注射需要注射3针,第1针于婴儿出生后24小时之内在上臂三角肌处注射,剂量为10微克;第2针在出生后1个月注射,剂量为15微克;第3针在出生后6个月注射、剂量为5微克。全部免疫疗程结束后,有效率可达90%～95%。婴儿接种疫苗后,可获得免疫力达3～5年之久。

二、预防宝宝患化脓性脑膜炎

新生儿化脓性脑膜炎与败血症密切相关,多由同类致病菌引起,也可以说是败血症的一个合并症。由于新生儿血脑屏障功能不健全,在败血症血行感染的情况下,病菌很容易通过血-脑屏障,发生化脓性脑膜炎。此病如耽误治疗,死亡率高,后遗症多。所以新生宝宝一定要预防病菌感染,若感染应立即治疗。

三、宝宝出现窒息的防治

胎儿娩出后,若1分钟无呼吸或仅有不规则、间歇性、浅表呼吸者,则可诊断为新生儿窒息。预防新生儿窒息,要做到孕妇定期接受产前检查,及时发现异常并进行适当的治疗。胎心异常提示胎儿缺氧,应及时给产妇吸氧,并选择恰当的分娩方式。发现宝宝窒息后一定要及时采取措施:为了保持呼吸道畅通,可以做人工呼吸、提供氧等。宝宝经处理后一般情况能迅速好转,呼吸转为正常,但仍应仔细观察其呼吸和身体其他状况,并注意保暖,一般情况下宝宝以后的发育不会受影响,但如果窒息程度严重,经抢救后仍面色苍白,并迟迟不能出现正常呼吸,而且四肢松弛,那么,宝宝就会留下不同程度的后遗症。

四、新生儿护理关键点

(一) 注意居住环境

新生儿卧室应安静清洁,布置优雅,阳光充足。有条件的话,室内温度可控制在21～24℃之间。

(二) 注意保温

新生儿出生后应立即将其全身轻轻擦干,用洁净温暖的棉毯包裹。室温不能低于23℃。新生儿体温应保持在36～37℃。生后第1天每4小时测一次体温,体温稳定在36.5℃左右时,可改为每6～12小时测一次。若体温低于36℃或高于38℃时,应查找原因并及时处理。

因为新生儿体温调节功能差,因此,冬天要保暖,夏天要防暑降温,平时要根据气温的变化及时增减衣服。

(三) 注意皮肤护理

新生儿皮肤娇嫩,容易损伤,因而接触动作要轻柔,衣着要宽松,质地要柔软,不宜钉扣子或用别针。要用温水擦洗皮肤皱褶处,每次大小便后清洗,并用毛巾擦干。

(四) 注意脐带护理

在新生儿脐带未脱落时,每天用75%的乙醇(酒精)擦洗脐部一次,然后用消毒纱布盖上,不要放盆内洗澡(图2-9)。脐带脱落后,可以不用纱布,但必须保持脐部干燥清洁。发现脐部有红或有脓性分泌物,则应进行消炎处理。

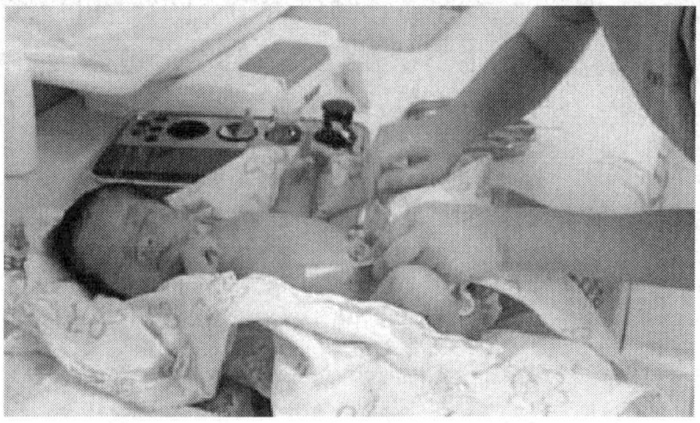

图2-9 脐带护理

(五) 要保证充足睡眠

新生儿一天大部分时间都在睡眠，每天要睡 20～24 小时才能休息好。应该经常变换新生儿的睡姿，以防止头颅变形。

(六) 正确处理好特殊生理现象

如所谓的新生儿"马牙"、女婴出生后数天内阴道有黏液或血性分泌物，红尿、乳房肿大、红斑、色素斑以及生理性黄疸(出生后 2～3 天出现)等，这些过几天后就会自然消失，不必特殊处理。如果时间较长或有其他不良反应，则应去医院检查。

第五节 新生儿早期培育

一、新生儿感官能力训练

(一) 视觉能力训练

1. 目光对视法

父母的眼睛和婴儿相对视是表达爱的重要方式。新生儿出生以后，大多数时间都在睡觉，一般每2～4小时会醒来一会儿。当宝宝睁开眼睛时，妈妈可以让宝宝看自己的脸，新生儿最喜欢看妈妈的脸。当妈妈和他对视时，宝宝眼睛变得特别明亮，显得异常兴奋，有时还会手舞足蹈，非常专注地看着妈妈，有的宝宝甚至会暂停吮吸，全神贯注地凝视妈妈，这是人类最完美的感情交流，也是最基本的视觉能力训练(图 2－10)。

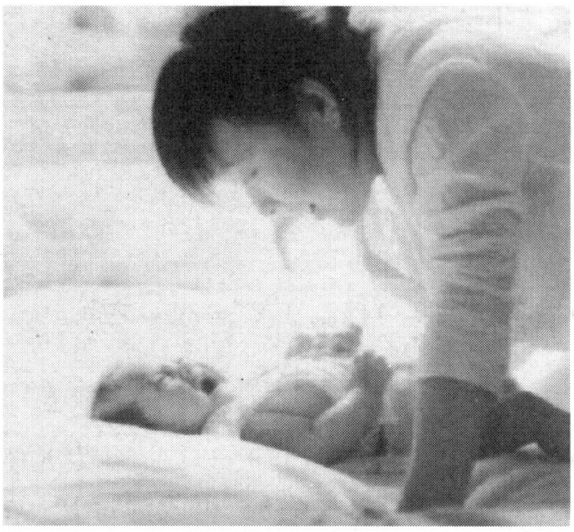

图 2－10 目光对视法

2. 使用图片法

当新生儿睡醒时，会睁开眼睛到处看，这时可以为宝宝准备几幅图片或玩具，最好是各种颜色的，还可以移动玩具使其上下左右摆动，这样宝宝会慢慢移动头及眼睛追随玩具。图片、玩具要放在距离宝宝眼睛 20 厘米处。

(二) 听觉能力训练

1. 温和聊天法

当宝宝睡醒后，可以用温柔的声音和宝宝讲话。比如"宝宝睡醒了?""宝宝喝水了。""宝宝穿衣服。"新生儿一出生就会发音，如哭，这样宝宝逐渐就会用不同音调的哭声表示不同的需要。所以从生下来开始就应对宝宝进行语言刺激，使其早一点学会说话，促进语言的发展，从而促进其智力的发展。

2. 音响玩具法

在宝宝醒时，可在宝宝耳边轻轻摇动带响玩具，发出响声，引导宝宝寻找声源。如各种音乐盒、拨浪鼓、摇铃、各种形状的吹塑捏响玩具，以及手风琴等。进行听觉训练时，注意声音要柔和、动听，声音不要连续很长，不然宝宝会失去兴趣而不配合(图 2－11)。

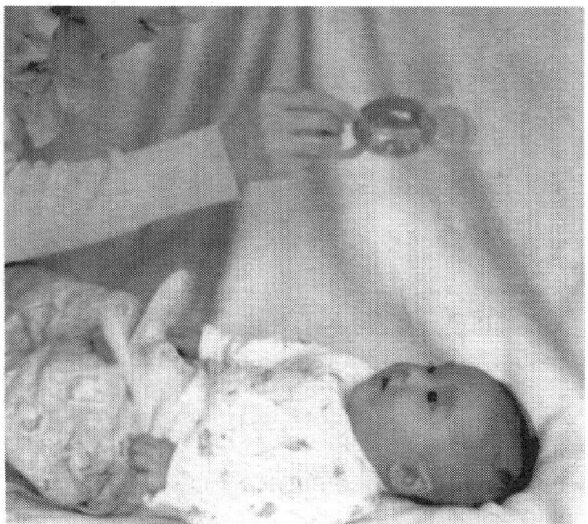

图 2－11 音响玩具法

3. 音乐欣赏法

美妙的音乐能为宝宝右脑的发育增加特殊的“营养”。许多中外古典音乐、现代轻音乐和儿童音乐，都是训练宝宝听觉能力的好教材。最好每天固定一个时间，播放一首乐曲，一次 5～10 分钟为宜。播放时先将音量调到最小，然后逐渐增大，直到比正常说话的音量稍大点即可。

（三）触觉能力训练

1. 适当地刺激新生儿皮肤

宝宝都喜欢肌肤接触时的亲切感。当宝宝啼哭时，只要将他抱在怀中，他就会安静下来，所以每天要适当抱抱宝宝。

2. 适当地刺激新生儿手掌

妈妈伸出大拇指或食指，放在宝宝的手心里，让宝宝抓握。等宝宝会抓以后，再把手指从小儿的手心移到手掌的边缘，看小儿是否也能去抓。

（四）嗅觉能力训练

1. 母亲的气味

新生儿对来自母亲身上的气味特别敏感，把带有母亲体香的衣服轻轻盖在宝宝的身上，会给他们带来一种安全感，不仅可以安定情绪，还可以训练嗅觉。

2. 清新的花香

出生 5～6 天的宝宝就表现出对清香的喜爱和关注了，悄悄地把芬芳的鲜花放在宝宝的一侧，他很快就会转过头去找气味的来源。经常用不同的清香气味这样做，不但可以训练宝宝的嗅觉，而且还能锻炼小宝宝颈部的肌肉。

（五）味觉能力训练

1. 利用煮熟的菜水

味觉刺激应选择温和的天然食物，可以在宝宝两顿奶之间喂一些煮熟的菜水，让宝宝品尝丰富的味道，刺激味觉。应经常变换不同味道的菜水给宝宝喝。也可以经常喂不同味道的果汁给宝宝喝。既训练了味觉，又补充了营养。

2. 利用糖水

在两顿奶之间要喂宝宝水喝，一是生理的需要，二可以清洁口腔。但宝宝不喜欢喝纯白开水，这个时候给宝宝加点糖，宝宝就很喜欢喝了。因此要给宝宝适当加点糖，这样还能刺激味觉的发育。

二、新生儿的抚触

抚触有时也称按摩，给宝宝做抚触既能满足宝宝的“皮肤饥饿”，又能促进触觉的发育，还能促进小儿神经系统的发育，提高智能，增强体质，预防疾病（图 2－12）。

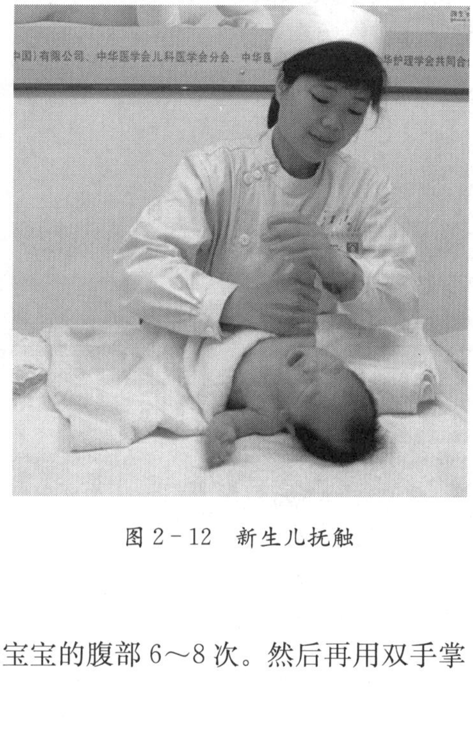

图 2－12　新生儿抚触

1. 手指按摩法

将新生儿仰卧，双臂放于体侧。用双手指面从肩到手按摩宝宝胳膊 4～6 次。

2. 手掌按摩法

新生儿仰卧，双臂放于体侧。用双手掌面按顺时针方向按摩宝宝的腹部 6～8 次。然后再用双手掌面从宝宝腹部中心向两肋腰间方向抚摸 6～8 次。

这两种抚触法可以从宝宝出生 1 周后开始做。抚触最好在两次喂奶中间进行，室温在 22～26℃，室内最好阳光充足。注意要在宝宝不饿不饱、精神愉快的时候进行。

思考题

1. 如何发展宝宝的视觉？
2. 如何训练宝宝的听力？
3. 为什么要给宝宝按时注射疫苗？

实训实践

1. 怎样给新生儿穿衣服？
2. 怎样给新生儿宝宝洗澡？

第三章

婴儿护理保健篇

第一节　第2个月婴儿护理保健

一、第2个月婴儿身心发育

(一) 身体发育

1. 体重

足月成熟新生儿的体重应在2.5千克以上，一般在3.0千克左右。出生后的最初几天，由于新生儿大小便排泄相对较多等影响，会出现生理性体重下降，大多在出生3～4天达到低点，到7～10天可以恢复到出生时的体重。随后，体重便开始稳步增长，至第1个月末体重平均可增加1.5千克。

2. 身长

足月成熟新生儿出生时的身长大约为50厘米。随着月龄的增长，到第1个月末身长可增6厘米左右。出生时男婴身长46.8～53.6厘米，平均50.2厘米；女婴身长46.4～52.8厘米，平均49.6厘米。满月时男婴身长51.9～61.1厘米，平均56.5厘米；女婴身长51.2～60.9厘米，平均55.8厘米。

3. 头围

出生婴儿的头部相对较大，头部约占全身的1/4。随着年龄的增长，到成人时头部仅占全身的1/8左右。头部发展最快的时期也是在出生后的前半年。出生时男婴头围31.8～36.3厘米，平均33.9厘米；女婴30.9～36.1厘米，平均33.5厘米。满月时男婴35.4～40.2厘米，平均37.8厘米；女婴34.7～39.5厘米，平均37.1厘米。

4. 胸围

出生时胸围比头围小1～2厘米。随着年龄的增长，胸围的增长速度缓慢地超过头围的增长，至3～4个月时头围和胸围相等，其后，胸围逐渐较头围为大。出生时男婴29.3～35.3厘米，平均32.3厘米；女婴29.4～35.0厘米，平均32.2厘米。满月时男婴33.7～40.9厘米，平均37.3厘米；女婴32.9～40.1厘米，平均36.5厘米。

(二) 感觉发育

1. 视觉

婴儿出生时对光就有反应，眼球无目的地运动。出生两周后对距离50厘米左右的灯光，眼球可追随运动。满1个月时婴儿能注视片刻离他20～30厘米处的物体和母亲的脸。1个多月的婴儿，将物体靠近他眼前，他会眨眼，这叫做"眨眼反射"。这种反射一般出现在1个半月到2个月(图3-1)。

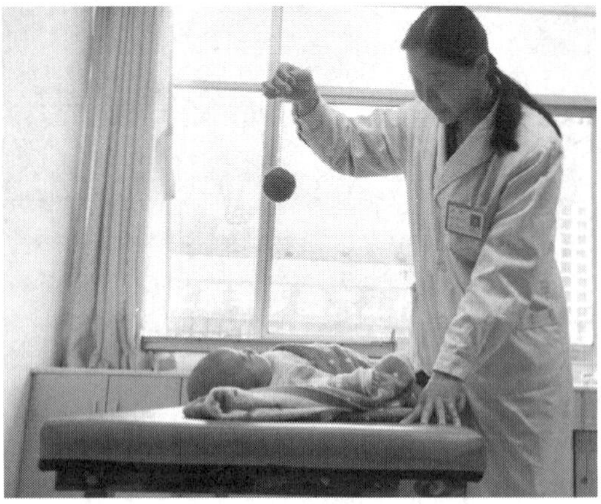

图3-1　视觉检查

2. 听觉

婴儿经过1个多月的生长，听力有了很大发展，对日常生活中的很多声音也有了反应。婴儿满月后，在哭闹中听到母亲的声音或者听到柔和的轻音乐会立即安静下来。第2个月的婴儿能听到10～15厘米处的响声，他的头会转向声源。婴儿能区别人的声音和非语言响声以及不同的语音。母亲和婴儿说话，他能注视母亲脸片刻，出现反射性微笑，会发出"咿咿""啊啊"的声音。这一时期，婴儿很喜欢周围的人和他说话，没人陪他的时候会哭闹，但对突如其来的响声能表现出惊恐。到两个月时，婴儿能把头转向声源，此时父母可以在不同方向摇带响声的玩具或呼叫婴儿，训练婴儿辨别声源的能力。

3. 触觉

第2个月的婴儿有物体碰触他的手心时他会抓住(称之为握持反射)。第2个月的婴儿，皮肤感觉能力比成人敏感得多，对过冷、过热都非常敏感，他会用哭闹向大人表达自己的感觉。母亲的爱抚会让他感到安全，宝宝的皮肤感觉很灵敏。

4. 嗅觉

第2个月的婴儿 能区别母乳香味，对刺激性气味表示厌恶。

5. 味觉

婴儿味觉发育成熟较早，偏爱甜味。

二、第2个月婴儿喂养

(一) 母乳喂养的特殊情况

1. 母乳喂养不足

一般满1个月的婴儿1天要喂6～7次奶。如果婴儿在吃母乳时，常常是吃奶时间超过20分钟或更长一些还不肯放开乳头，或是用力吸住乳头不让妈妈抽出，也有时吸一阵吐出奶头哭一阵、再吸，而且体重增加很少，应考虑母乳不足。母乳不足时，婴儿常常不到吃奶的时间就感到饥饿，因而哭闹，夜间也不好好睡觉。另外，从婴儿生长的情况也能判断母乳是否充足，假如婴儿体重增加得缓慢，长得瘦弱，但又无其他疾病，这多半是母乳不足所致。母乳不足时，除喂母乳外，还要添加其他乳类或代乳品，采取人工喂养的方法，来补充营养的需要，进行混合喂养。但应该尽量让宝宝每天早、中、晚三次能吃到母乳。无论母乳喂养或人工喂养，生后15天补充维生素D制剂，第2个月继续添加维生素D制剂，每日服维生素D 400 IU。第2个月起可以在两次喂奶间加喂鲜果汁和菜水，以补充维生素及矿物质。添加辅食时，应遵循由少到多，由稀到稠，由一种到多种的原则。

2. 母亲生病期间喂养

在哺乳期间，如果母亲生病了，应该视病情决定是否哺乳。如果是平常小病，可以给婴儿喂奶，但吃药时要谨慎。如果母亲使用了麻醉剂，就不能进行母乳喂养了，因为麻醉剂会吸收到乳汁中去，但可以在用药前先把乳汁挤出来冷藏。母亲患了消耗体力的病，如因妊娠中毒严重而引起的肾功能障碍或心脏病以及结核病等，这些情况一般不能用母乳喂养婴儿。而麻药中毒、酒精中毒、精神病患者，以及性病治疗期间，则更不能用母乳喂养婴儿。

(二) 混合喂养的基本方法

母乳不足时，除母乳外，还要添加其他乳类或代乳品，采取人工喂养的方法，来补充营养的需要，称混合喂养。对小月龄的婴儿，可以先喂约 10 分钟的母乳，然后再补授一定量的奶粉。如果婴儿吃完母乳后，不肯再吃其他乳类食品。而母乳在间隔 1 次不喂哺后，奶量还够吃 1 次时，就可以采取一顿纯吃母乳，下顿完全喂牛奶或其他代乳食品的间隔喂法。还可以根据母亲的工作情况或其他原因，安排婴儿早、晚吃母乳，中间喂 1～2 次乳类或其他代乳品。婴儿如吃母乳后不肯吃其他乳类或代乳品，而母乳又不够吃 1 顿时，就只能采取先吃乳类后吃母乳的办法。补充奶类或代乳品的用量，要根据母乳缺少的情况来定，可以先试喂一定的量，如果婴儿能全部吃掉，可以再试加一些。

如果母亲没有奶或者因母亲生病不能喂奶时，那么就只有采用人工喂养了(图 3－2)。

1. 每次喂奶的量

让宝宝吃饱，一次喂 150～180 毫升。但当第 1 次给的奶吃光了的话，第 2 次就多冲 20～30 毫升，以此类推。但原则是，即使 2 个月的宝宝能吃 200 毫升以上的奶，最多也只能给 200 毫升。

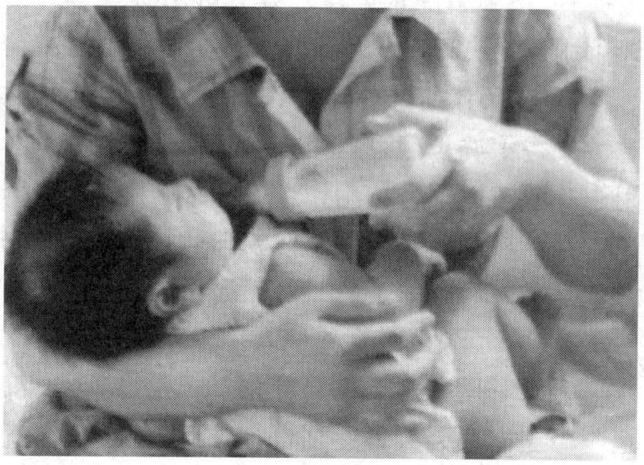

图 3－2　人工喂养

2. 喂奶的次数

一般情况下，奶粉罐上都标有宝宝的月龄、喂奶次数及喂奶量表。但在实际喂养时可以灵活掌握，因为由于个体差异，有的宝宝吃得多，有的宝宝吃得少，而有的宝宝每次都吃得非常多。第 2 个月的宝宝大致每天吃 6～7 次。到满 2 个月时，1 天只吃 5 次就可以了。如果宝宝不想吃了，就不要勉强。

3. 喂奶的程序

(1) 奶瓶、奶嘴的消毒

一般至少给婴儿准备 2～3 套奶具。每天可以一次消毒完毕，这样用起来方便省事。

物品的准备有奶瓶和奶嘴、消毒用锅。消毒的方法及顺序如下。

1) 开水消毒

这种消毒方法方便安全。先将手洗净，再用清洁剂将奶瓶用刷子刷干净，然后以同样方法洗刷奶嘴，特别要洗净内侧，洗后用清水冲干净。用家用蒸锅将水煮开，将奶嘴放入小篮内置于开水中，消毒 1～3分钟后取出。将奶瓶放入锅中煮 10 分钟后，用筷子将奶瓶夹出来，倒立于铺好的干净纱布上，上面用另一块纱布盖好，以防止污染。

2) 药品消毒

将洗净的奶瓶、奶嘴放入稀释成 300 倍的次氯酸苏打消毒液中浸泡 30 分钟，然后取出倒立于纱布上。次氯酸苏打用于自来水的消毒，其氯酸随时间增长而消失，因此无危险。

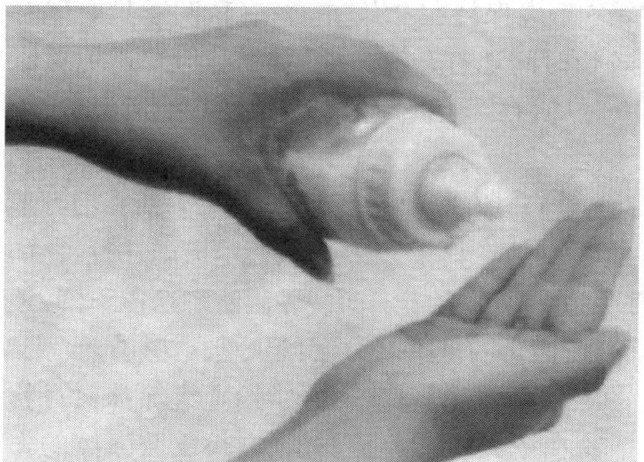

图 3－3　试流速

(2) 冲奶粉的顺序

将手洗净后取出一个奶瓶，往瓶中倒入 50 毫升左右的温开水，50～60℃，打开奶粉罐，按罐上说明选定用量，用罐内匙子约定量放入奶瓶内，然后摇动奶瓶，使奶粉充分溶解。往奶瓶里再冲入煮开后凉到 50～60℃ 的温开水，使总容量达到宝宝该吃的量即可。

(3) 喂奶的方法

让奶汁稍凉一凉，用手摸或脸贴上去不感到烫，与体位一样热即可；将奶瓶倒过来看看奶汁流出的速度(图 3－3)，像雨滴那样往下掉为好；将宝宝斜着抱好，要使母亲或喂奶人看得见宝宝的脸部表情。

（三）人工喂养的营养补充

对正常足月、人工喂养的宝宝，要依牛奶品种而定。未强化维生素D的鲜奶，要添加维生素D，强化的则根据季节适当加维生素D。还可以适当喂一些菜水、果汁，用来补充维生素C。维生素C还可以软化大便，使之易于排出。

果汁和菜水是给婴儿增加维生素C的主要食品。由于各种乳品中维生素C的含量都不多，即使是鲜牛奶，在煮沸过程中，所含的维生素C损耗也很大，所剩不多，奶粉里含量就更少了。所以果汁和菜水就成了给婴儿补充体内所需维生素C的最好食品。

果汁和菜水的制作及喂法：适合两个月宝宝的果汁有很多，每个季节最盛产的水果，就是最好吃、最便宜、最新鲜的水果汁。春天可用橘子、苹果、草莓，夏天可用西红柿、西瓜、桃，秋天可用葡萄、梨，冬天可用苹果、橘子、柠檬，四季皆有。

1．鲜果汁的制作方法

先将手洗干净，再将盘、勺、切菜板等用开水消毒，然后用流动水将水果冲洗干净。可直接用榨汁机制作。或按以下方法制作：苹果、梨、桃等用擦板擦碎，葡萄、草莓等就原样加工，西红柿、西瓜则切成小块，然后放进漏勺里用勺子边挤、边捣、边滤，滤出来的果汁可以直接喂给宝宝吃。柑橘类可切成片状挤压，或用柠檬器榨之。柑橘、草莓、西红柿等水果中含有大量维生素C。

2．果汁的喂法

开始时用凉开水将果汁稀释1倍，第1天每次喂1汤匙，第2天每次喂2汤匙，第3天每次喂3汤匙……这样一天天地逐渐增加，满10汤匙时，就可以用奶瓶喂。等宝宝习惯以后就可以不用凉开水稀释。一天可以喂2次，每次可喂3～50毫升。喂奶前后不要喂，最好在洗澡、日光浴以后再喂。

3．菜水的制作方法

将新鲜蔬菜(如小白菜、菠菜、油菜等)洗净切碎，先在锅内放适量水烧开，加入洗净切碎的蔬菜并煮开，再用文火煮3～5分钟。豆芽、胡萝卜则需煮烂放凉后，用汤匙挤压取汤即可，也可以用果汁挤压器挤出汤汁，放少许盐即可。这种菜汤中含有丰富的维生素C、维生素B、胡萝卜素及矿物质(如钙、磷、铁、锌等)，能给婴儿补充很多营养物质。

4．菜水的喂法

菜水的喂法同果汁的喂法。

三、第2个月婴儿日常护理

1．环境和温度、湿度

宝宝对环境的温度和湿度有严格要求，第2个月的宝宝对环境的要求仍然比较严格，其中最重要的就是温度和湿度。

第一，室内温度应保持恒定，夏季应保持在27℃左右；冬季应保持在21℃左右；春秋两季只要保持自然温度就能基本符合要求。春、夏、秋三季每天都应该较长时间地打开窗户通风换气，但要避免对流风。冬季也应该短时间地开窗通风，一般每次通风大约10分钟，在开窗时应把宝宝抱到其他房间，通风完毕之后，等室温升上来以后再把宝宝抱回卧室。

第二，室内的湿度对宝宝的呼吸道健康非常重要，湿度应保持在45%～55%。宝宝如果生活在南方地区，室内的湿度标准一般都可以达到。但对于生活在北方地区的宝宝来讲，就要采取一定措施才行，比如采用加湿器、湿托、湿扫、洒水等。如果湿度太低，宝宝的呼吸道黏膜就会干燥而使黏膜防御功能下降，还会使呼吸道的纤毛功能受到损害，这样会降低宝宝对细菌以及病毒的抵抗能力，引起呼吸道感染。

夏季天气炎热，宝宝很容易出汗，为了避免宝宝身上的皱褶处发生糜烂，而经常给宝宝涂抹爽身粉或痱子粉，这种做法是不科学的。因为虽然爽身粉或痱子粉在干燥时能起到润滑、减小皮肤摩擦的作用，但爽身粉或痱子粉被汗液浸湿后，反而会增大摩擦，而且还会沾在皮肤上刺激宝宝稚嫩的皮肤，导致皮肤红肿甚至加速糜烂。另外，有的宝宝还可能对爽身粉中的某些成分过敏，这样会加重对宝宝皮肤的刺激。所以,要慎用或少用爽身粉或痱子粉,最好的办法是经常用清水洗,然后用柔软的布或毛巾擦干,这才是预防皮肤皱褶处糜烂的最有效、副作用最小的办法。

2. 衣物和尿布

婴儿要穿纯棉、质地柔软的衣服,使宝宝的身体感到宽松,脚脖和手腕部位都不能过紧。因为这个月龄的宝宝脖子短,衣领最好是和尚服式的(图 3-4),不能太紧,要充分露出宝宝的脖子,这样不但有利于宝宝的呼吸通畅,还可以预防脖子部位发生湿疹或皮肤感染。

宝宝对鞋帽的要求比较简单。在冬、春、秋季,可戴棉布或毛绒线制成的帽子,其中以棉布材质的为好,特别是对于患有湿疹的宝宝,戴棉布制成的帽子更为适宜。

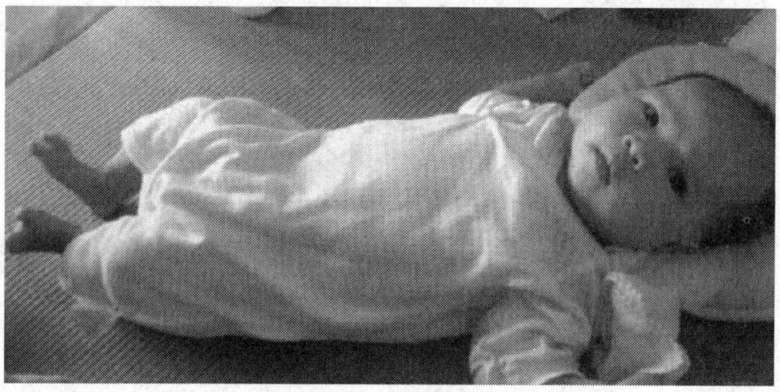

图 3-4 和尚服

尿布是宝宝的必需品,在两三岁之前,都需要日夜包上尿布,直到宝宝受到训练自己能上厕所为止。尿布可以选用自制的,也可以选用市场销售的纸尿布。自制的尿布最好采用洗干净的旧棉布、旧床单或旧衣裤,但一定要质地柔软、吸水、透气、便于洗涤和晾晒。棉布尿布以无色为佳,浅色为好,不要做得太大,剪成约 36 厘米×36 厘米的正方形,或约 36 厘米×12 厘米的长方形就可以了。

3. 宝宝的睡眠

应从小培养宝宝有规律的生活习惯。宝宝的生活有了规律,才能食欲旺盛按时吃奶,满足生长发育的需要,才能按时睡眠,睡得安稳、香甜,醒来后情绪饱满,玩得愉快。有规律的生活习惯不仅有利于宝宝的体格发育,而且还有利于宝宝的心理发育。

(1) 宝宝的睡眠时间及规律

第 2 个月宝宝每天的睡眠,已经没有新生儿期睡眠时间那么长了,但宝宝每天的主要任务仍然是睡眠。在这个时期,宝宝每天睡眠 18～20 个小时。一般来讲。宝宝的睡眠有以下规律:白天喂奶后醒一段时间,玩一会儿,再睡,要睡 4～5 次,每次 1.5～2 小时。夜间睡眠时间会相对长一些,大约要睡 10 小时。

(2) 宝宝睡眠不好要迅速查找原因

要保证宝宝的睡眠质量,除了要保持宝宝的卧室安静、空气新鲜和温湿度适宜、光线充足但不刺眼外,还要解决随时出现的问题。有的宝宝白天睡眠还好,一到晚上就哭闹着不好好睡觉。宝宝睡眠不好,会影响宝宝的健康发育和成长。宝宝睡眠不好的主要原因:① 白天睡得太多,到了晚上反倒清醒或活跃。② 奶不够吃或者口渴。③ 衣被太厚压得宝宝不舒服。④ 尿布潮湿该换了。再就是患了感冒、出现消化不良或腹胀等异常状况。遇到这些异常状况,要仔细观察,并尽快想办法解除这些可能导致宝宝睡眠不好的因素。有些大人遇到上述情况时,所采取的方法不是寻找宝宝哭闹的原因,而是将宝宝抱起来又哄又摇,这种做法虽然暂时奏效,但时间长了会养成宝宝只有在大人怀抱里摇晃才能入睡的坏习惯。这种做法不仅影响孩子的睡眠质量,还会使大人疲惫不堪。

由于刚过满月的宝宝神经系统发育还不健全,兴奋与抑制的功能也不协调,而且大脑比较容易疲劳,所以宝宝需要足够的睡眠。在睡眠时,宝宝身体活动减弱,肌肉放松,呼吸心率减慢,大脑得到休息,能量便可得到积累和利用。

4. 宝宝的清洁卫生

为宝宝洗脸、洗手的注意事项。随着月份的增加,宝宝的手开始喜欢到处乱抓,又由于宝宝新陈代谢旺盛,容易出汗,有时还把手放到嘴里,因此这个月的宝宝需要经常洗脸、洗手。

(1) 给宝宝洗手时动作要轻柔

因为第 2 个月的宝宝皮下血管丰富,而且皮肤细嫩,所以妈妈给宝宝洗脸、洗手时,动作一定要轻柔,不然容易使宝宝的皮肤受到损伤甚至发炎。

（2）要准备专用洁具

为宝宝洗脸、洗手，一定要准备专用的小毛巾，专用的脸盆在使用前一定要用开水烫一下。洗脸、洗手的水温不能太热，只要和宝宝的体温相近就行了。

（3）要注意清洁顺序和方法

给宝宝洗脸、洗手时，一般顺序是先洗脸，后洗手。妈妈或爸爸可用左臂把宝宝抱在怀里，或直接让宝宝平卧在床上，右手用洗脸毛巾蘸水轻轻擦洗，也可两人协助，一个人抱住宝宝，另一个人给宝宝洗。洗脸时注意不要把水弄到宝宝的耳朵里，洗完后要用洗脸毛巾轻轻蘸去宝宝脸上的水，不能用力擦。平时宝宝喜欢握紧拳头，洗手时妈妈或爸爸要先把宝宝的手轻轻扒开，手心手背都要洗到，洗干净后再用毛巾擦干。一般情况下，第2个月的宝宝洗脸不用肥皂，洗手时可以用一点婴儿香皂。洗脸毛巾最好放到太阳下晒干，可以借太阳光来消毒。

（4）给宝宝洗头的注意事项

经常给宝宝洗头，不仅可以清洁头部，预防生疮、长痱子，同时也有利于宝宝的头发生长。如果宝宝有每天洗澡的习惯，在洗澡的时候可以先洗头。如果不是每天都给宝宝洗澡，可以根据季节每隔2～3天洗1次头。如果夏天天气炎热，宝宝出汗比较多，也可以每天洗2～3次澡，并同时洗头。

给宝宝洗头时，可用左手托住宝宝的头部，同时要用左手拇指及中指捂住宝宝的耳朵，以免洗头水流进耳朵里去，然后右手用小毛巾蘸水轻轻洗。洗头时一般不用肥皂，洗完后用专用毛巾轻轻擦干头上的水就可以了。如果不小心水流进宝宝的耳朵，可用干净的棉签蘸干耳朵里的水。如果宝宝的头皮上有黄痂，这主要是皮脂溢出所致，洗头时不可硬擦，只需先用熬过的菜子油轻轻涂擦使之软化，然后再用清水洗去就可以了，如果黄痂比较厚，需要多次清洗才能洗净。

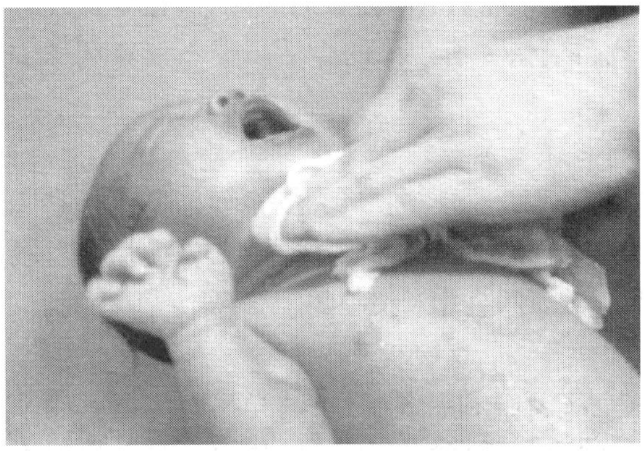

图3-5　洗澡

（5）给宝宝洗澡的注意事项

如果有条件，最好每天都洗澡，夏季可以每天洗2～3次。上午认真洗一次，下午或晚上睡觉前再洗一下。每次洗澡的时间不要太长，一般可以洗5～10分钟。

第2个月的宝宝比新生儿期壮实了很多，可以不用像新生儿那样一部分一部分洗，可以把宝宝放到浴盆中，只是注意洗澡水不要超过宝宝的腹部就可以了。洗澡水的温度要保持在37℃左右，在洗澡前妈妈可以用手背试一下，以感到热但不烫为好。洗澡时不要使用香皂，如果使用婴儿浴液，每周只能使用一次，而且一定要用清水把浴液冲洗干净。还要注意不要把浴液弄到宝宝的眼睛里去（图3-5）。

第2个月的宝宝，大部分肚脐已经长好，不必担心感染。如果有的宝宝脐窝过深，一定要把脐窝里的水用毛巾沾干或用棉签蘸干。洗完后要用干爽的浴巾把宝宝包裹起来，等身上的水完全干了以后再穿衣服，以免宝宝受凉。洗澡后可以给宝宝喝一点白开水，等20分钟后再喂奶，否则会影响消化功能。

（6）给宝宝剪指甲（趾甲）的注意事项

第2个月的宝宝生命力旺盛，不仅新陈代谢加快，而且手也非常喜欢到处乱抓，如果指甲很长，容易将自己的小脸抓破。另外，宝宝也常常把手放到嘴里，如果指甲里藏有污垢，就会把细菌带进嘴里影响健康。宝宝的指甲长得特别快，每周剪指甲1次。宝宝的指甲（趾甲）细小薄嫩，应使用钝头的、前部呈弧形的小剪刀或指甲剪。选择修剪指甲的时间最好在宝宝不乱动的时候剪，可选择在喂奶过程中或是等宝宝熟睡时（图3-6）。

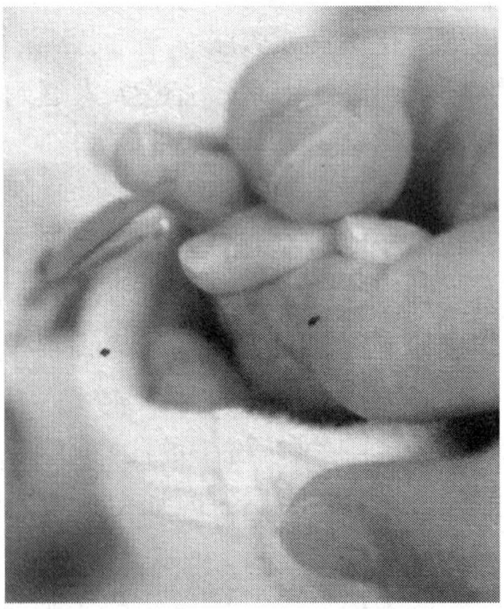

图3-6　剪指甲

四、第2个月婴儿保健护理

(一) 宝宝患呆小症的防治

患呆小症的主要病因有两种：一种是某些地区缺乏微量元素碘，妇女怀孕后，摄取的碘不足，供给胎儿的碘就不足，导致胎儿期缺乏甲状腺素；另一种是宝宝先天甲状腺功能发育不良。

小儿缺乏这种激素，就会影响小儿脑细胞和骨骼的发育。若在出生后到1岁以内不能早期发现与治疗，则会造成宝宝终身智能低下和身材矮小。因此，在新生儿期，如果宝宝黄疸持续不退，吃奶不好，反应迟钝，爱睡觉，很少哭闹，经常便秘，哭声与正常宝宝不一样，应请医生检查。如果延误诊断，到2～3个月时会出现更多的症状，例如舌大且常伸出口外，鼻梁塌平，脖子短，头发干而黄，且稀疏，皮肤干燥粗糙，肚子相对较大，这时一定要尽早请医生诊治。呆小症在出生3个月内及时治疗，可恢复体内甲状腺激素的含量，孩子的智力有可能恢复正常。

为预防小儿患呆小症，孕妇在妊娠期间应多摄取含碘丰富的食物，如海带、紫菜等。

(二) 宝宝腹泻的防治

腹泻是小儿一种比较常见的消化系统疾病。腹泻表现为大便稀薄，水分多，呈蛋花样或绿色稀便。严重者为水样便，粪质很少。同时排便次数明显增多，每日5～6次甚至多达10余次。当腹泻严重时，小儿容易发生脱水、酸中毒，甚至有生命危险。

腹泻的原因很多，但主要有两种：一种是感染性腹泻，另一种是非感染性腹泻。感染性腹泻是被病毒和细菌感染所致。非感染性腹泻主要是喂养不当造成的，比如刚出生几个月的小婴儿，吃多了，吃的食物凉了，突然吃某种食物或一次吃几种食物都可能使小儿腹泻。所以一定要把住病从口入关，注意饮食卫生，多学习喂养方法，加强对宝宝的护理，使宝宝能健康地生长。

五、第2个月婴儿早期培育

(一) 促进各种感官的发育，是早期培育的一个重要内容

从新生儿开始训练一直到幼年时期都要注重感官的开发，那么，第2个月宝宝怎样开发感官呢？首先，要锻炼宝宝用眼睛注视。宝宝只要被妈妈抱起，就会目不转睛地注视着妈妈，妈妈说话，就一直看着妈妈，这实际上是母子之间无声的交流，会使宝宝更加亲近妈妈。为了锻炼宝宝眼睛的灵活性，妈妈可以拿着玩具沿水平或上下方向慢慢移动，也可以前后转动。多给他看各种东西，如各种颜色的图片、玩具等，这样会使宝宝更加欢快，从而促进宝宝大脑的发育。多用声音和宝宝交流，宝宝高兴时，会发出咿呀之声，妈妈这时也应该用啊、呀等声来回应宝宝。虽然这还不是说话，但这是今后说话的第一步。宝宝用这种方式和母亲开始交流，慢慢地就会说出一个音的单字。这个时期的宝宝会用心注意声音和语言，妈妈可以用有声响的玩具在宝宝身旁摇动，宝宝会随着声音寻找，这时如果再用一些语言逗他会很开心。也可以放一些轻音乐给宝宝听，每天在他轻松愉快时，反复给他听，这样能增添他的欢乐情绪。这些都会使婴儿的大脑活动增强，促进智能发育。

(二) 促进动作发展，是早期培育的一个基本方法

1. 宝宝手指的活动可以促进大脑发育

宝宝满月以后，清醒的时间长了，四肢的活动，特别是手的活动也明显地多了起来，有时会凝视自己紧紧握着的手。当注意到其他东西时，又会把手指松开。宝宝的手指不但能自己展开合拢，而且还能把手拿到胸前来玩或者吸吮手指。所以这个时期的衣服袖子要做得短一些，避免妨碍宝宝手部的活动，手部的活动是下一步练习抓东西的基础，等到宝宝的手能自由张开和握住的时候，就可以给他一些容易抓握的玩具玩，通过手握东西，促使手和眼的协调能力。因此，一定要让手指充

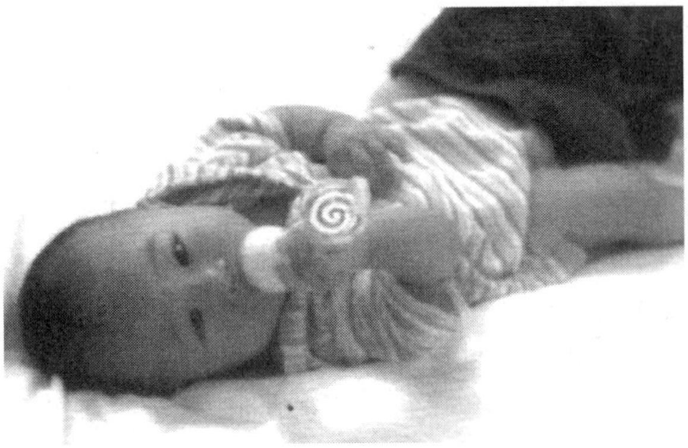

图 3-7 练习抓握

分地活动(图 3-7)。

2. 要为宝宝动作发展创造机会

宝宝活动能力的发展是神经系统发育的标志。第 2 个月的宝宝不会用语言来表达自己的情感和欲望,他们的心理,主要是通过本能的动作表现出来的,所以对于幼小的宝宝来讲,动作的训练和培养是最基本的,只有以动作发展为基础的体能发展逐渐成熟了,才能为其他方面的发展打下基础。

宝宝的体能发展和心理、智能的发展是密切联系在一起的,这一点在一两个月大的宝宝身上表现得十分充分。比如当妈妈或爸爸走近时,宝宝作出的反应是全身活动,手足不停地挥舞,嘴一张一合的,只有等到月龄增大以后,这种全身性的乱动才能逐渐表现出有目的的活动。

良好的体能发展不仅要有充足的营养作保障,而且还要为宝宝创造运动的机会。第 2 个月的宝宝手脚动作逐渐多了起来,这时就应使宝宝的手脚能够随时自由活动。比如,如果总让宝宝躺着而不给他俯卧的机会,宝宝就很难尽早学会抬头和翻身,所以在日常护理中要尽可能地改变宝宝的姿势,为宝宝提供运动身体每一部分的机会。

竖着抱宝宝可以锻炼宝宝颈部的支撑力,被抱起来的宝宝因为要看周围的东西,就必须努力支起脑袋和脖子,同时上身也总想挺直,这就使宝宝背部、胸部和腹部的肌肉得到了锻炼(图 3-8)。但对于那些不爱哭闹的宝宝,由于抱的机会不多,他们的背部、胸部和腹部的肌肉自然锻炼得少,所以自己抬头或坐立的时间就可能比抱得多的宝宝晚。因此,在宝宝长到两个月的时候,每天应累计抱宝宝 2 个小时左右,抱的姿势最好是竖抱。

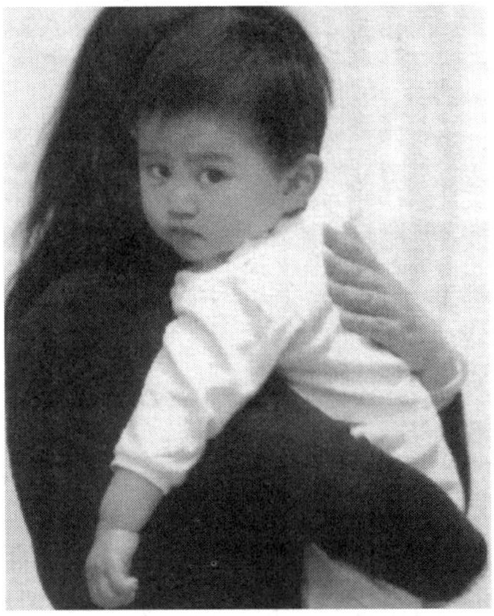

图 3-8 竖抱

竖抱时,可用两只手分别托住宝宝的背部和小屁股,把宝宝竖抱起来,让宝宝看看室内或室外的事物。这种锻炼不仅可以帮助宝宝练习抬头的动作和颈部的支撑力,而且可以引起宝宝对各种事物的关注和兴趣。由于第 2 个月的宝宝骨骼发育还不完善,因此竖抱的持续时间不宜过长。每次锻炼完后要让宝宝仰卧在床上休息一会儿,还要用手轻轻抚摸宝宝的背部,放松宝宝背部的肌肉。经过这样的锻炼之后,到了两个月末的时候,竖抱时发育较好的宝宝就可以自己支撑一会儿。

3. 适当的户外活动可以增强宝宝的体能

第 2 个月的宝宝颈部有了一定的支撑力,并且喜欢看新鲜的东西,可以适当地抱到户外呼吸新鲜空气,让室外的空气刺激和锻炼宝宝的肌肤,以增强宝宝的体能。

户外活动的时间,要以宝宝头部的直立情况而定。开始时每次 2～3 分钟,逐渐增加到 0.5～1 小时,每天可以安排 1～2 次。夏天可以安排在上午 10 点之前和下午 4 点以后进行,冬季可以安排在上午 9 点以后到下午 5 点以前,最好时间相对固定以养成习惯。

(三) 活力运动婴儿体操

第 2 个月的宝宝每天大部分时间都是躺在床上,如果运动不足就会导致发育不良。为了防止出现这种情况,帮宝宝做婴儿体操是个比较好的办法。但是,做婴儿体操必须满足以下几点要求。

第一,做婴儿体操的房间要有良好的通风条件,室内温度不得低于 20℃。时间可以安排在上午喂完奶 30 分钟以后,如果宝宝的情绪不好,可以推迟到下午再做。

第二，由于做操时要求宝宝全裸，所以在做婴儿体操的时候，妈妈或其他操作者指甲要剪短，手表、胸针、戒指等饰物要暂时摘掉，以免发生意外。并要在做操时不断和宝宝说话，即便宝宝听不懂，也要用愉快的情绪感染宝宝，从而激发宝宝的积极情绪，以使体操顺利完成。

第三，要掌握体操的锻炼强度。因为婴儿操会使宝宝的呼吸和脉搏加快，在一般情况下做完体操恢复常态的时间大约需要 2 分钟，如果不能恢复就说明运动量过大，每节体操的次数就应减半，以后再根据宝宝的体能状况逐渐增加次数。

婴儿体操适合宝宝在两个月进行，具体做法如下。

1. 屈腿运动

妈妈或其他操作者两手分别握住宝宝的两个脚腕，使宝宝两腿伸直，然后再两腿同时屈曲，使膝关节尽量靠近腹部。连续重复 3 次。

2. 俯卧运动

俯卧不仅能锻炼颈肌、胸背部肌肉，还可增大肺活量，促进血液循环，有利于预防呼吸道疾病，并能扩大宝宝视野范围，从不同的角度观察到新的事物，有利于智力的发育。操作时，宝宝呈俯卧姿态，两手臂朝前，不要压在身下，妈妈或其他操作者站在宝宝前面，用玩具逗引宝宝使其自然抬头（图 3－9）。为避免宝宝过分劳累，开始时一次只练半分钟，然后逐渐延长，一天做一次即可。

3. 扩胸运动

首先让宝宝仰卧，妈妈或其他操作者握住宝宝的手腕，大拇指放在宝宝手心里，让宝宝握住，使宝宝的两臂左右分开，手心向上，然后两臂在胸前交叉，最后还原到开始姿势，连续做 3 次（图 3－10）。

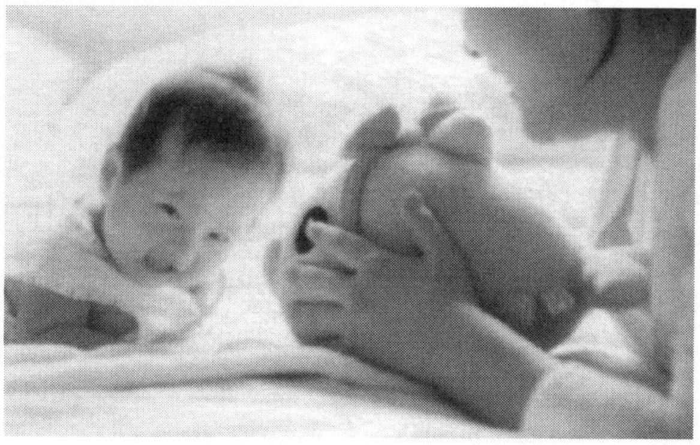

图 3－9 俯卧运动

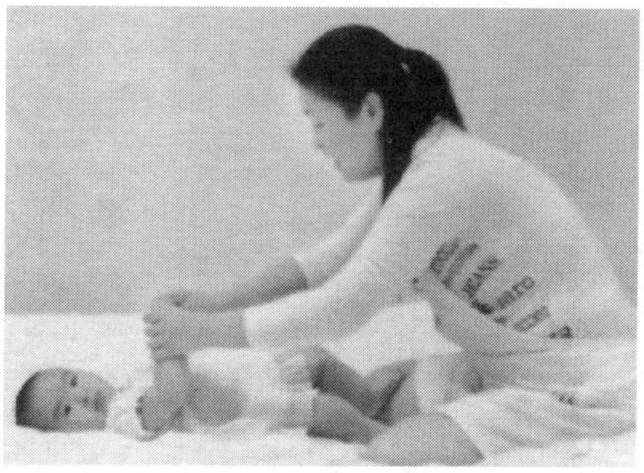

图 3－10 扩胸运动

4. 婴儿按摩操的做法

婴儿体操的种类有很多种，在第 2 个月的初期，可以做婴儿按摩操。婴儿按摩操应按以下顺序操作。

（1）手臂按摩

左右臂各做 4～5 次。

（2）腹部按摩

用两手按顺时针方向围绕肚脐做 6～8 次。

（3）背部按摩

上下方向各做 4～5 次。

（4）腿部按摩

左右腿各做 4～5 次。

（5）脚底按摩

左右脚各做 4～5 次。

（6）脚心按摩

左右脚各做 4～5 次。

(7) 双腿屈伸运动
做6～7次。
以上动作共做5～6分钟。

六、第2个月婴儿养育关键

(1) 逐步建立起吃、玩、睡的规律生活。
(2) 让宝宝每天俯卧片刻。
(3) 悬吊鲜艳、能动的玩具，给宝宝看、触摸、抓握。
(4) 给宝宝做婴儿操，帮助增加宝宝的腹肌收缩力。
(5) 天气好时带宝宝到户外活动，呼吸新鲜空气，进行适当的日光浴和空气浴，增强宝宝的体质。

第二节　第3个月婴儿护理保健

一、第3个月婴儿身心发育

(一) 体格发育

1. 体重
男婴4.6～7.5千克，平均6.0千克；女婴4.2～6.9千克，平均5.5千克。
2. 身高
男婴55.3～64.9厘米，平均60.1厘米；女婴54.2～63.4厘米，平均58.8厘米。
3. 头围
男婴37.0～42.2厘米，平均39.0厘米；女婴36.2～41.0厘米，平均38.6厘米。

(二) 感觉知觉发育

第3个月的婴儿能看4～7米远，注视、追视、移视都已经比较完善地发展起来。能辨别声音方向，听到音乐能微笑。这个时期可注意引导婴儿的视觉发育，如母亲在喂奶和抱婴儿时，进行面对面的引逗，让婴儿看玩具等，但挂在婴儿前方的玩具不要偏向一侧，以免使婴儿长时间斜眼观看，造成永久性斜视病。

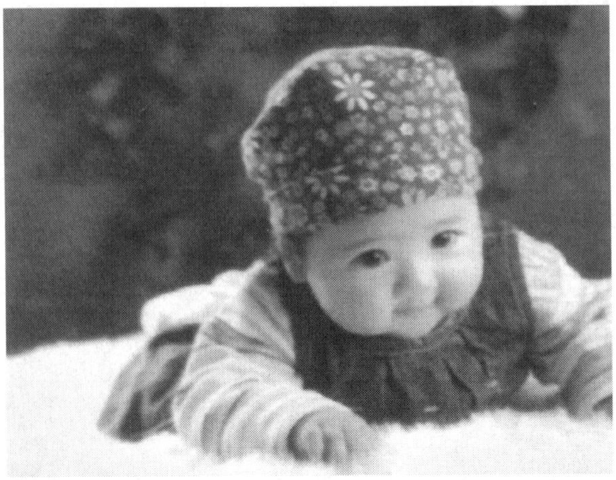

图3-11　抬头

(三) 动作发展

第3个月婴儿爬着可以抬起头(图3-11)，能支起前身，听到声音会把头转过去。俯卧位可以用肘支起前身，会把身体翻向侧面。家长可适当训练运动的功能。

第3个月的婴儿不再紧紧握拳，而是经常半张半握着手，当手碰到东西时就会紧紧抓住，并常在胸前玩手或摆弄玩具，看到东西时会全身乱动，并努力抓桌子上或悬挂着的物体。家长应经常训练婴儿手的抓握能力。

第3个月的婴儿能抬头、转头、听声音、会微笑，这说明外界的许多事情已被婴儿所感知。所以婴儿的早期教育应从眼、耳、手对事物的感觉入手。

(四) 语言发展

第 3 个月的婴儿在成人逗他时开始发音,如啊、唉等。这时应采取措施,积极引导婴儿发音,锻炼发音。家长应该在孩子吃饱、睡足、精神好的时候,经常逗引他,以便促使他不断发出语音,锻炼发音器官。

(五) 情绪发展

第 3 个月婴儿会笑,有开心或不开心的表现,手脚能轻轻晃动表示舒畅情绪。

二、第 3 个月婴儿喂养

(一) 母乳喂养

第 3 个月的婴儿仍应母乳喂养。由于婴儿前两个月生长发育比较好,并且体重增加迅速,因此奶的需要量也增加迅速。第 3 个月婴儿生长发育很快,需要充足的营养,如供应不足,容易发生营养缺乏性疾病。因此乳母一定要多摄取营养丰富的食物,多吃一些含铁丰富的食物,如:蛋类、肉类、鱼类、豆类、猪肝、蔬菜、水果等,预防贫血。尤其是早产儿体内铁储备少,生长发育迅速,需要的铁量多,第 3 个月的早产儿容易出现缺铁性贫血,所以更应该预防贫血。第 3 个月以后,随着奶水增多,喂奶要形成规律,喂奶的时间间隔,保持在 3～3.5 个小时喂一次即可。夜间喂奶比白天间隔时间长一些,尽管这样,夜间也必须起来 1～2 次。要有意识地把间隔时间拉长,使婴儿慢慢养成夜间不吃奶的习惯,以解除母亲睡眠不足之苦。

(二) 混合喂养

对于母乳少,实在不能满足婴儿需要的,可在设法增加母乳量的同时,给婴儿添加鲜奶或奶粉。千万不要放弃母乳喂养,可先喂母乳,不够婴儿需要时,可增加适量牛奶或奶粉,也可以一次母乳和一次牛奶或奶粉交替喂养。

(三) 人工喂养

对于实在没母乳的,就采取人工喂养,喂牛奶或奶粉。人工喂养每天 6 次,每次喂养鲜牛奶 100～120 毫升,或喂奶粉按重量 1∶4 冲喂。

继续喂维生素 D 和新鲜水果汁、菜水,在两次喂乳之间。

三、第 3 个月婴儿日常护理

(一) 婴儿养成定时排尿、排便的习惯

婴儿养成定时排尿、排便的习惯,有利于婴儿的消化、排泄功能规律化。婴儿良好的习惯,需要通过培养和训练养成。生后最初几个月的婴儿,大小便完全是非条件反射,训练孩子控制大小便就是要建立相应的条件反射(图 3-12)。

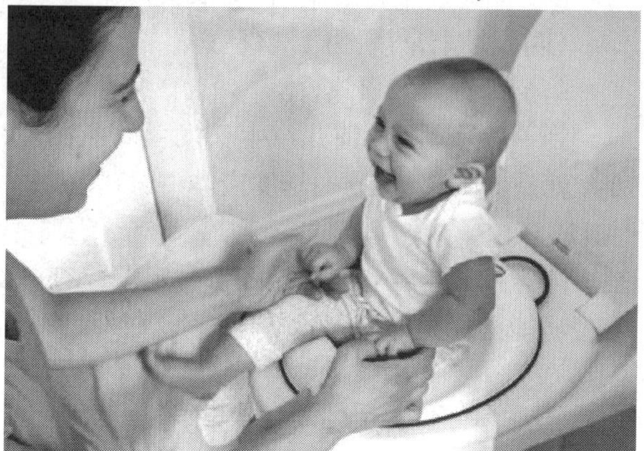

图 3-12 训练排便

婴儿出生后第 3 个月开始训练有规律解小便习惯,可把睡前、醒后、哺乳前后、外出前和回家后,作为进行小便训练的固定时间。培养小便的习惯时,成人要细心观察婴儿排尿的表现、间隔时间,估计婴儿有尿意时再把,把尿时可发出一种信号“嘘、嘘”声,并采取一定姿势。白天,在睡前或吃奶后让小儿排尿,使时间、声音、姿势这些信号联系起来,经过多次重复,形成排尿的条件反射。这样即使婴儿膀胱内尿不多,只要一解开尿布,摆出这种姿势并听到嘘嘘声，小便也会自然解起来。这样，便可在临睡前、起床后、吃奶前有目的地把尿。如果把了1～2分钟不尿，就过一会再把。把的时间过长，婴儿感到不舒服，就会拒绝，习惯就不易养成，一般把3～5分钟为宜。

婴儿大便习惯的培养，家长可注意观察婴儿排便的表情，掌握规律，然后逐渐培养固定时间排便。平时家长要注意观察小儿的表情，一旦看到孩子突然停止活动，开始用力屏气，出现面红、使劲、发呆等表情，那可能是解大便的信号。这时要立即解开孩子的尿布，握住双腿，嘴里还要发出“嗯、嗯”的声音来帮助他用力。这样的动作、姿势和声音可以促使孩子大便。由于进餐后可使肠蠕动加快，因此吃奶后“把”大便，往往比较容易。

（二）宝宝出现疾病时要停止添加辅食

在添加辅食过程中，如发现宝宝发热、腹泻、呕吐，就要暂停添加辅食，待发热、腹泻、呕吐完全消失再增加辅食，只要家长细心培养，3个月的婴儿也会有良好的生活习惯。

第3个月的婴儿每天饮食6次，每次间隔4小时，活动持续时间1.5～2小时。

（三）帮助宝宝养成良好的睡眠习惯

在第2个月的基础上继续帮助宝宝养成良好的睡眠习惯。睡眠时间共16～18小时，白天睡眠时间每天3次，每次2～2.5小时，夜间睡眠10小时。

四、第3个月婴儿保健护理

（一）预防小儿麻痹症

第3个月的婴儿开始服第一丸脊髓灰质炎糖丸。脊髓灰质炎俗称小儿麻痹症，脊髓灰质炎糖丸又称小儿麻痹糖丸。一共要服3次，每次一粒，3次服全了才有良好的预防效果。出生后第3个月服第一次，以后在第4个月和第5个月还要各服一次。

（二）预防缺钙惊厥

婴儿缺钙引起的惊厥日益增多。这种惊厥一般不发热，抽搐过后精神如常，不影响吃奶。病儿要及时送到医院诊治。一般应补充维生素D。

（三）婴儿易发生缺铁性贫血

胎儿铁储备都在孕期后3个月。早产儿、双胎儿由于先天铁储备不足，再加上出生后生长发育较快，铁不能满足需要，因此在第3个月容易出现缺铁性贫血。此时要母亲多吃含铁丰富食物，如：猪肝、瘦肉、芝麻酱、豆腐等，增加母乳中铁的含量，预防婴儿出现缺铁性贫血。

（四）月末常规健康检查

坚持进行“4.2.1”查体。

为了做好对入学前儿童生长发育的监测，及时进行卫生指导，促进健康，国家制定了“4.2.1”查体制度。就是1岁以内儿童每季度查体1次，共4次；1～2岁儿童每半年查体一次，共2次；3～6岁儿童每年查一次。

注意：出生后前半年最好每月定期检查一次。形态指标主要测量身高、体重、胸围、头围及坐高等，生理功能指标主要检测脉搏、心率、呼吸频率等，以此来判断婴儿生长发育是否正常。

五、第3个月婴儿早期培育

第3个月的婴儿可以做一些益智游戏了，这些益智游戏既可以促进小儿的动作发育，又可以训练小儿各种感官的发育，还可以促进小儿早期智力发育，同时游戏还能使小儿有愉悦的心理，所以深受小儿喜爱。

（一）挺胸抬头大力士

1. 目的

锻炼颈部肌肉、用臂支撑的力量。

2. 方法

让宝宝趴在床上，在宝宝抬头时，将不倒翁放在他的前方，让不倒翁摇来摇去，吸引他用胳臂支撑，抬起胸脯去观看。此时可教宝宝用肘部将上身撑起，个别强壮的宝宝会用手去支撑，整个胸部会完全离床。

（二）认一认爸爸、妈妈

1. 目的

早日辨认父母，促进社会性发展。

2. 方法

母亲短暂离开后突然出现在宝宝面前，并对宝宝微笑、拍手、并呼叫宝宝的姓名，宝宝将欢笑、呼叫、挥手、蹬腿、扭身马上投入母亲怀中等反应。

第三节　第4个月婴儿护理保健

一、第4个月婴儿身心发育

（一）体格发育

1. 体重

男婴5.2～8.3千克，平均6.7千克；女婴4.8～7.6千克，平均6.2千克。

2. 身高

男婴57.6～67.2厘米，平均62.4厘米；女婴56.9～65.2厘米，平均61.2厘米。

3. 头围

男婴37.4～45.7厘米，平均41.2厘米；女婴36.5～42.7厘米，平均40.1厘米。

（二）感觉知觉发育

1. 视觉

第4个月的婴儿开始能分辨颜色，尤其对红色感兴趣。

2. 听觉

第4个月的婴儿已能分辨不同人的声音。第4个月的婴儿对声音有定向反应。这时，成人可在不同方向摇动带响的玩具，或呼叫婴儿，训练婴儿辨别声音来源的能力。婴儿还能倾听音乐的声音，对轻快、柔和的旋律表现出微笑和手脚轻轻晃动等愉快情绪。人们总结婴儿精神发育的规律是"一哭、二笑、三认母"，这句话就是说婴儿出生第1个月会哭，第2个月会微笑，第3个月已认识母亲，见到母亲脸面会露出笑容。

（三）动作发育

第4个月俯卧能抬起头，能支起前身，会侧身，听到声音能转头。

第4个月的婴儿能由大人扶腋下坐片刻。婴儿动作的随意性开始出现。婴儿动作的发育和智力发育密切相关。成人要为婴儿创造丰富多彩的环境，对婴儿视、听等感官进行良好的刺激，能促进婴儿智力的发育。

小儿运动做各种动作，既能增强身体的生长发育，又能刺激神经系统的发育，从而促进大脑发育，促进智力开发。所以，要十分重视婴儿的动作训练。

1. 翻身

由躺着到侧着，再由侧着到趴着，训练婴儿翻身。父母可以先把婴儿的两脚交叉，然后用手轻推背部，帮助婴儿锻炼翻身能力，使婴儿自由改变身体的姿势，从不同角度、不同距离看到周围的人和物。

2. 抓握

训练婴儿手的动作。让婴儿躺着，在他头上悬挂些色彩鲜艳的玩具，使他够得着、抓得住，但一定要保证没有危险，不受到伤害，可以训练手的抓握能力(图 3－13)。

3. 触摸

让婴儿触摸光滑柔软的玩具，可以训练婴儿的触觉发育。

4. 扶坐

第 4 个月的婴儿可以由大人扶腋下坐 2～3 分钟了(图 3－14)。一般婴儿 6～8 个月就会独坐，第 4 个月可以开始逐渐训练坐的能力。

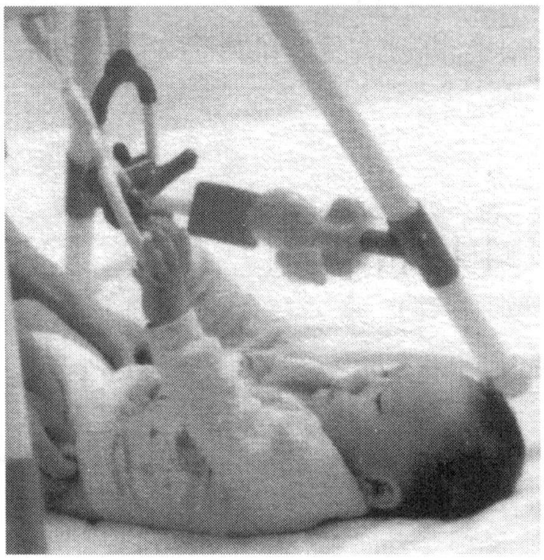

图 3－13　抓握

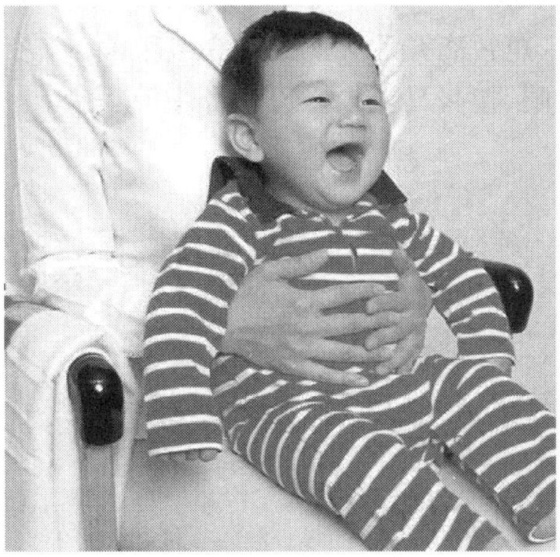

图 3－14　扶坐

5. 蹬跳

从第 4 个月开始，可以训练婴儿脚的支持力。扶着婴儿的腋下，让其蹬跳，起先可能蹬跳无力，以后逐渐蹬跳有力，而且能挺立一段时间。

注意事项：动作训练一天不可较多、较长，应该在喂奶和大小便换包前后进行，应循序渐进，一点一点地训练，一定不能累着婴儿。另外，让婴儿触摸抓握的东西，不能有锋利的边、角或过硬，以防伤害婴儿。悬挂的东西，不要有坠下来的危险，以免给婴儿造成伤害。

(四) 语言发育

这个时期的宝宝在语言发育和感情交流上进步非常快。当有人和他说话时，他会很高兴地回应，发出啊、呀等声音，就好像在与人对话，高兴时还会咯咯大笑。父母要养成和宝宝说话的习惯，经常和他交流，促使他不断发出声音，还可以适当地为宝宝播放音乐，从而促进婴儿语言和智能的发育。

(五) 情绪发展

第 4 个月婴儿会笑，有高兴或不高兴的表现，手脚能轻轻晃动表示愉快情绪。

二、饮食喂养

1. 母乳喂养

第 4 个月的婴儿依然应该完全母乳喂养。这个时期由于婴儿生长发育比较迅猛，需要奶量迅速增加，母亲必须注意营养，多摄取富含优质蛋白质、多种维生素和矿物质的食物，以保证母乳的质与量。

2. 人工喂养

如果没有母乳，就采用人工喂养鲜牛奶或奶粉。第 4 个月婴儿每天喂奶 6 次，每次喂鲜牛奶 120～140 毫升或同量奶粉。

3. 辅食添加

第 4 个月的婴儿开始添加蛋黄、水果泥、菜泥等辅食。添加蛋黄应从 1/4 个蛋黄开始加，逐步加到 1 个，添加米粉刚开始可以稍稀一点，即用勺子舀起后，可以顺利流下为宜。菜泥、鱼泥、米糊、水果泥等可以补充热能及多种营养物质，弥充乳类的不足。给婴儿添加辅食一定要遵循添加辅食的原则，锻炼小儿从流质过渡到半流质食物。每日添加维生素 D 400～800 IU。

必须注意第 4 个月以内的婴儿尽量不要添加淀粉类食物，如大米或小米稀粥。

三、第 4 个月婴儿日常护理

1. 居室温度、湿度

夏季温度在 25℃以上，冬季温度保持在 20℃以上为宜。相对湿度保持在 55%～60%。

2. 养成良好的生活习惯

每天按时吃奶，在两次吃奶之间添加辅食。勤洗澡，勤换衣服，勤剪指(趾)甲。

3. 继续培养婴儿定时大小便习惯

勤换尿布，讲究卫生，培养婴儿养成定时大小便的习惯。

4. 月末到医院体格检查一次

分析判断婴儿生长发育是否正常。

四、第 4 个月婴儿保健护理

1. 预防接种(图 3-15)

婴儿第 4 个月初第二次服脊髓灰质炎疫苗糖丸。

儿童防疫当中，有一种“百白破”三联疫苗是由百日咳菌苗、白喉类毒素、破伤风类毒素三种生物制品制成，是用来预防百日咳、白喉和破伤风的。

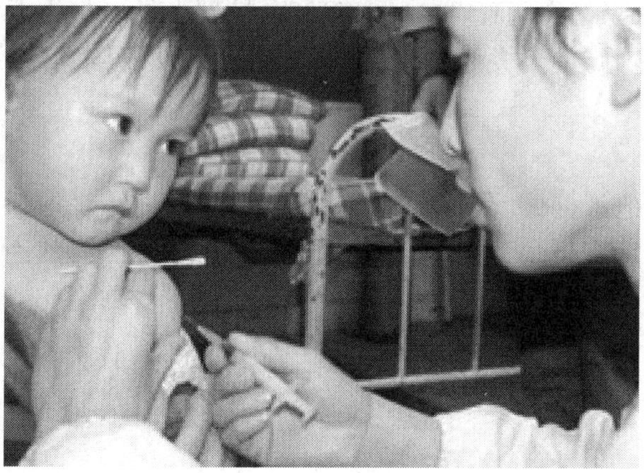

图 3-15 预防接种

婴儿出生后第 4 个月开始皮下注射“百白破”三联疫苗。“百白破”疫苗要注射 3 次，每次 0.5 毫升，第 4 个月开始注射第一次，以后每隔一个月一次。“百白破”疫苗对白喉、破伤风预防效果好，注射满 3 次后，一般不再得白喉、破伤风。对百日咳虽不能完全预防，但注射后得百日咳的机会少了，并且即使得了百日咳，咳嗽也比较轻，一般一个月即可痊愈。

2. 手足抽搐症

发热、惊厥、咳嗽等症状同第 3 个月内的婴儿一样，营养性缺铁性贫血和手足抽搐症(低钙惊厥)日益增多。所以要给婴儿添加含铁及维生素 C 丰富的食物，如蛋黄、菜泥、水果泥等预防缺铁性贫血。并为婴儿补充钙、维生素 D 预防手足抽搐症。

第四节　第5个月婴儿护理保健

一、第5个月婴儿身心发育

(一) 体格发育

1. 体重

男婴6.8～9千克，平均7.4千克；女婴5.3～8.3千克，平均6.8千克。

2. 身高

男婴59.7～69.3厘米，平均64.5厘米；女婴58.5～67.7厘米，平均63.1厘米。

3. 头围

男婴39.6～44.4厘米，平均42.3厘米；女婴38.5～43.3厘米，平均41.2厘米。

(二) 感觉知觉发育

1. 视觉发育

第5个月的婴儿已经能分辨颜色了。随着视野的扩大，分辨颜色的能力也在加强，特别对红色感兴趣。看到的东西，手能按照视线的方向去抓。因此，护理人员应该加强对这些方面的引导和刺激，促进视觉进一步的发展。如为婴儿准备一些色彩鲜艳的玩具，或吊着，或挂着，让婴儿随时能看到、摸到或抓到。还可以抱着婴儿看看各种家具摆设等周围丰富多彩的环境，刺激婴儿视、听、触觉的良好发展，促进智力发展。

2. 听觉发育

第5个月的婴儿视觉和听觉已建立联系，视觉与手的动作也协调起来。例如，听到声音会用眼睛去寻找声源。5个月的婴儿已能分辨不同人的声音。

(三) 动作发育

第5个月婴儿可以用肘部的力量使头越抬越高，一直到可以用双臂撑直挺胸，婴儿可以自己由仰卧到侧卧，然后到俯卧，自由翻转。第5个月的婴儿可以由大人扶腋下坐一段时间。婴儿动作的随意性增大，婴儿动作的发育和智力发育密切相关。护理人员要为婴儿创造丰富多彩的环境，对婴儿进行视、听、触、味、嗅觉的良好刺激，从而促进婴儿智力发展。婴儿运动做各种动作，既能促进身体的生长发育，又能促进大脑发育，从而促进智力开发。训练婴儿翻身，由躺着到侧着，再由侧着到爬，护理人员可先把婴儿的两脚交叉，然后用手轻推背部，帮助婴儿锻炼翻身能力，使婴儿自由改变身体的姿势，从不同角度，看到周围的人和物。

1. 抓握

训练婴儿手的动作。让婴儿躺着，在他周围放些彩色鲜艳的玩具，让他伸手就能够着，训练手的抓握能力，从而训练婴儿手的灵活性。婴儿手的小肌肉群发育越早、越灵活越能促进其智能的发展，从而促进婴儿神经系统的发育。

2. 触摸

让婴儿触摸多种光滑柔软的玩具，训练婴儿的触觉，促进触觉的发育。

3. 扶坐

第5个月的婴儿可以由大人扶腋下坐3～5分钟了。一般婴儿6～8个月就会独坐，第5个月可以继续训练婴儿坐的能力。

4. 蹬跳

第5个月，可以继续训练婴儿的脚的支持力。扶着婴儿的腋下，让其蹬跳，可以比第4个月的婴儿增多训练次数，这样既能促进婴儿骨骼和肌肉的发育，又能促进其全身动作的协调发展，使其蹬跳更加有力，动作越来越灵活，力量也越来越大。

二、第5个月婴儿饮食喂养

从第5个月开始宝宝要逐渐熟悉各种食物的多种味道和感觉，适应从流质到半流质食物的过渡。

1. 母乳喂养

婴儿第5个月仍应完全以母乳喂养为主。由于婴儿生长发育快，需要奶量迅速增加，母亲一定要多摄取富含优质蛋白质、铁质及多种维生素的食物，以保证母乳的质量。

2. 混合喂养

母乳实在不能满足婴儿营养需要时可加服鲜牛奶(或奶粉)。在尽量想办法增加母乳量的同时，给婴儿添加鲜奶或奶粉。一定不要放弃母乳喂养，可先喂母乳，母乳不够婴儿需要时，再增加适量牛奶或奶粉，也可以一次母乳和一次牛奶或奶粉交替喂养。奶是宝宝的主要食品，每日饮奶量为600～800毫升，不要超过1 000毫升。一般以每日哺乳5次，间隔4小时为宜。缺铁、缺钙会使婴儿发生营养性疾病。母亲要多吃含铁、含钙的食品，使乳汁营养丰富，同时给宝宝服维生素D。

3. 人工喂养

如果没有母乳，继续采用人工喂养，喂牛奶或奶粉。第5个月婴儿每天喂奶6次，每次喂牛奶(或奶粉)130～150毫升。但有的宝宝很能吃，吃的比这个量多，也不必绝对限制，主要根据宝宝饥饱的表现、大便的质量和生长情况而定。

4. 辅助喂养

由于婴儿迅速长大，营养需要增多，第4个月以后的婴儿完全吃乳类已不能满足婴儿生长发育的需要。随着月龄的增长，婴儿对乳类以外食物的消化吸收能力也已增强，必须及时添加乳类以外的辅助食品。但一直到1周岁以内，乳类仍是婴儿营养的主要来源。辅食添加应遵循由少到多、由稀到稠、由细到粗、由一种到多种的原则，而且婴儿生病时暂时不能添加辅食。给这个月龄的婴儿添加的辅助食物要做成细细的、碎碎的、烂烂的即泥糊状，不要加任何调味剂，如盐、味精、鸡精、酱油、香油、糖等。

使用小勺喂食(图3-16)。选择大小合适、质地较软的勺子。开始时，只在小勺前面放上少许食物，轻轻地平伸小勺，放在宝宝的舌尖部位上，然后撤出小勺。要避免小勺进入口腔过深或用勺压宝宝的舌头，这会引起宝宝的反感。头两天以1～2勺开始，若宝宝消化、吸收得好，再慢慢增加一些。

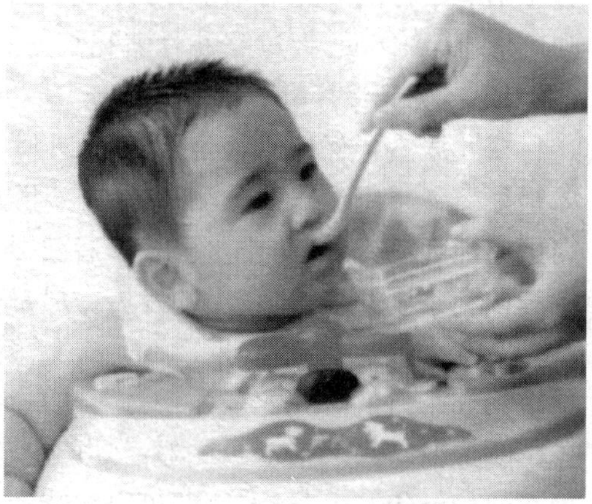

图3-16 用勺喂食

每添加一种新的食物，要在前一种食物食用3～5天，宝宝没有出现任何异常之后进行。可以从添加最不容易引起过敏的婴儿米粉开始，观察添加后宝宝的精神、大便的情况，如果宝宝活泼、爱吃、没有腹泻，3～5天后就可以添加第二种食物了。

第5个月，每天加一次辅食即可；有食欲的宝宝，到6个月可加到一日两餐。可分别安排在上午、下午各一次，一般可放在宝宝小睡起床之后。开始时，对于不太爱吃泥糊状食物的宝宝，可先添加泥糊状食物后加奶；而对于特别爱吃泥糊状食物的宝宝，可先哺乳后再喂泥糊状食物。

⊙ 第5个月的婴儿可增加的辅助食品如下。

(1) 米糊

可以增加适当的米糊，可选择用奶或骨头汤调和成糊状(图3-17)。

(2) 苹果泥

将苹果洗净去皮，然后用研磨器磨成泥状，或者用勺子刮成泥状。

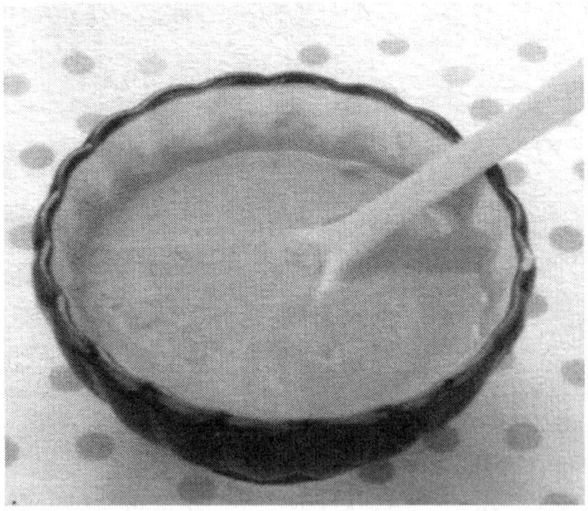

图 3-17　米糊

(3) 香蕉泥

香蕉去皮切片后放在碗中用勺子压成泥。

第 4 个月能添加的辅食第 5 个月可继续添加。

⊙ 怎样调配奶粉?

全脂奶粉是用鲜牛奶经喷雾干燥制成的干粉，便于保存和携带。奶粉中的酪蛋白在加工过程中颗粒变细，故较鲜牛奶易于消化。奶粉要在喂奶之前调配。奶粉很容易繁殖细菌，开瓶后一定要注意盖好盖，放在通气处，不要放在冰箱内。打开盖的奶粉，最好在一个月内用完。

5 个月的婴儿全脂奶粉调配方法如下：鲜奶的用量可按新生儿体重计算，一般以每日每千克体重 100～120 毫升为宜。奶粉以重量计算为 1∶8(即 1 克奶粉加 8 克水)或以体积计算 1∶4(即 1 匙奶粉加 4 匙水)。但有的宝宝食欲好，则每日每千克大于 120 毫升，甚至大于 150 毫升也是可以的。以宝宝吃饱、吃奶后不哭而能安静入睡为原则，以上奶量只作为参考用。

糖的用量。鲜牛奶每 100 毫升加糖 1 茶匙。奶粉有的含糖，有的不含糖。不含糖的需加糖量同鲜牛奶。

水的用量。婴儿每日每千克体重所需水量为 150 毫升，牛奶或羊奶本身供给 100～120 毫升水分，其不足的量可以在二次喂奶之间喂哺。

调制方法。新鲜牛奶或羊奶喂前必须煮开，在夏天更须注意，因为天气炎热，煮不开很容易变质。如果牛奶或羊奶只加温而没煮开，则婴儿吃了很容易腹泻。奶粉也必须在喂奶前用开水冲调。

喂奶方法。基本同母乳喂养，但每次喂奶前须先把奶滴在手背上试温，感到与自己体温差不多才能喂宝宝，不可过冷或过热。

三、第 5 个月婴儿日常护理

第 5 个月的婴儿可增加户外活动的时间，多晒晒太阳，可促进婴儿钙的吸收。婴儿适当在日光下活动，可以增加体质，促进婴儿骨骼和肌肉的发育，从而促进婴儿的生长发育。

1. 环境和温度、湿度

婴儿居室要保持空气清新，使婴儿呼吸更多的新鲜空气。要经常开窗通风换气，但不要将婴儿放在风口处。冬季室温以 20～24℃为宜。北方用暖气的家庭，应经常用湿布擦地以保持室内一定湿度，室内可先擦地后扫地，防止尘土飞扬后被婴儿吸入体内。婴儿床的附近可以贴挂一些色彩鲜艳的图片和玩具以利于婴儿视力、智力的发展。尽量创造优美良好的环境，保证婴儿健康生长。

2. 衣物

第 5 个月的婴儿比前 4 个月活动量大了，这一时期生长发育非常迅速，所以衣服要做得宽大些，避免影响他的呼吸和活动。一般活动后出汗较多，因此，内衣要柔软、透气，要经常换洗。婴儿衣服要选用棉布或棉针织品。夏季，婴儿可只穿背心或短衣、短裤；春秋可穿棉布单衣裤，上衣可以做成带小领子或娃娃领的；冬季穿棉衣，里面要穿衬衣，这样方便勤换洗。冬季婴儿主要穿连脚裤，也可穿毛绒袜，以免脚心受凉。

3. 宝宝的清洁卫生

保持婴儿身体的清洁，有利于婴儿皮肤的呼吸及健康。

早晨用温水给婴儿先洗脸，再洗手，用柔软的毛巾擦干。婴儿皮肤娇嫩，不必涂擦护肤品，以免刺激皮肤。如果眼睛有分泌物，可用药棉浸湿后从眼内眦向外侧轻轻擦洗，不要来回擦，一块药棉只擦洗一只眼睛。鼻腔如有鼻痂，可用药棉签蘸一点熟的植物油使鼻痂软化，软化后随着呼吸会自行排除。

每天给婴儿洗澡，如果条件允许最好一天能洗两次，如果不能每天洗澡，每隔 2～3 天也要洗一次。不洗澡时，需每天用清水给婴儿清洗臀部（女婴包括外阴，每日可清洗 1～2 次）及腹股沟部位。勤换洗尿布，用心培养训练婴儿良好的生活习惯。每天要给婴儿洗脚，要经常给婴儿洗头，经常给婴儿修剪指、趾甲，指、趾修剪成半圆形。在哺乳或进食后可喂少量温开水清洁口腔，不要用纱布擦抹口腔以免损伤口腔黏膜。

4. 口水增多戴围嘴

3～6 个月的婴儿分泌唾液开始增多，婴儿出牙时也会刺激唾液腺分泌唾液。这个月龄的婴儿，由于口腔吞咽功能发育尚未完善，口腔较浅，闭唇和吞咽动作还不协调，不能把分泌的唾液及时地咽下去，唾液就会从口腔中流出来。所以，这个时期的婴儿口水较多，常沾湿了胸前的衣服。随着月龄的增长，婴儿逐渐学会随时咽下唾液，牙齿长齐以后，一般流口水的现象会逐渐消失。婴儿流口水不是病，而属于“生理性流涎”，不需要治疗，可以给婴儿戴上布制的围嘴，并要勤换洗（图 3－18）。应该随时擦拭婴儿流出的口水，流口水较多婴儿可在口腔周围擦些油脂，以防皮肤被擦破。

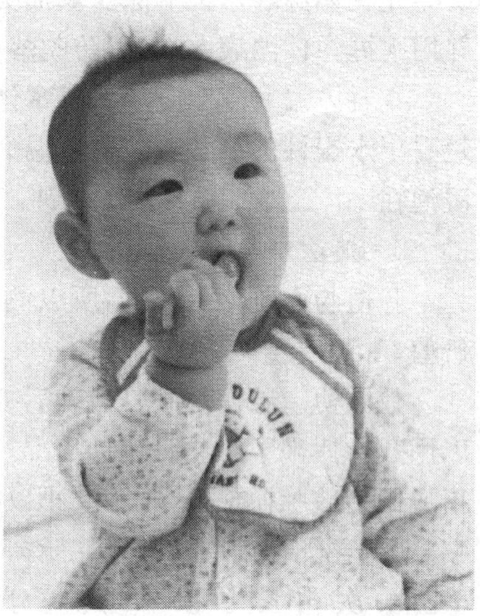

图 3－18　带围嘴

四、第 5 个月婴儿保健护理

1. 注射“百白破”三联疫苗

第 4 个月的婴儿注射第一针“百白破”三联疫苗。第 5 个月的婴儿继续第二次注射“百白破”三联疫苗。

2. 第三次给婴儿服脊髓灰质炎疫苗糖丸

前两个月婴儿已经连续服了两次脊髓灰质炎糖丸，第 5 个月服第 3 粒脊髓灰质炎疫苗糖丸，完成基础免疫。一定不能漏服。

3. 添加辅食注意的问题

在添加辅食过程中，如婴儿发生腹泻、呕吐等现象或患其他疾病时，应暂停添加辅食，等腹泻、呕吐停止了几天或疾病痊愈后再添加。在这段时间要多给婴儿喝水。

4. 测量婴儿体温

测量体温可知道婴儿是否发热，所以家里要备有体温表。当婴儿吃奶不好，精神不好时，应立即给婴儿测体温。人体的正常体温因所测部位、一天内的不同时间测量而有些差异。在同一天内清晨 4～6 点之间体温最低，起床后逐渐升高，晚间 6～8 点之间体温最高，早晚变动不超过 1℃。测体温时应用拇、食二指紧握体温表不带水银柱的一端（图 3－19），手腕急速向下、向外甩动，将水银柱甩到 35℃以下再测量。测量体温有 3 个部位。

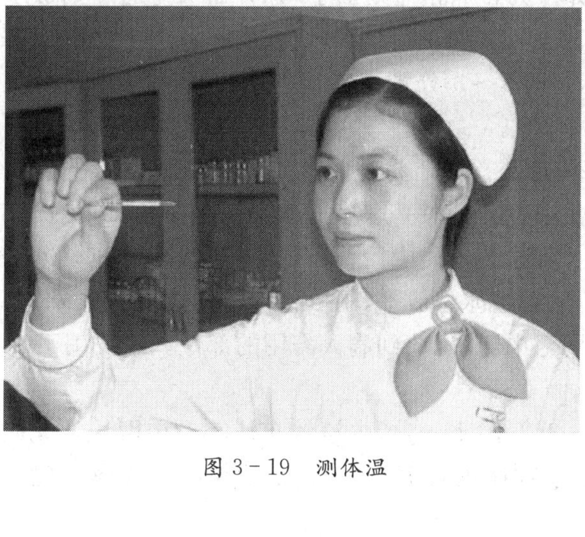

图 3－19　测体温

（1）测腋温

为最常用的测量方法。先擦去腋下汗水，将体温表置腋下，水银端不能超出腋窝外。体温表与皮肤之间不能隔有内衣，屈臂夹紧体度表 5 分钟，即可测得体温。腋温超过 37℃，在 1 日内体温波动超过 1.2℃即为发热。

（2）测口腔温度

近些年来已经较少使用这种方法。将体温表放于舌下闭紧口唇，牙齿不要咬合，3 分钟后取出即可。

口腔温度超过 37.3℃为发热。婴幼儿禁止使用此方法。

(3) 测肛温

先在体温表水银端涂少量油类,慢慢将体温表的水银端插入肛门 3～5 厘米,婴儿为 1.5～2 厘米,并用手握住体温表上端,以防脱落折断,3 分钟后取出,用软纸将表擦净。肛温超过 37.5℃为发热。

查看体温表度数应一手横拿体温表上端,最好背光站立,使表与眼平行,轻轻来回转动体温表,可清楚看出水银柱的度数。测完体温后,用冷水、肥皂清洗体温表,擦干插入套中放好备用。传染病人用后浸泡在 70%乙醇中消毒 30 分钟,千万不可用热水洗烫。

5. 测量心率

脉搏与心跳是一致的,所以测脉搏即是测心率。测量心率的快慢,对了解婴儿病情有一定的参考价值。

数脉搏。脉搏是心脏搏动后搏出的血液流到动脉的搏动。脉搏数基本与心脏跳动数一样,因此可以用数脉搏来了解心脏跳动情况。一般数脉搏用腕部靠近拇指一方的桡动脉,即中医摸脉的地方,用食指或中指数脉搏最好,压力大小以能摸清动脉跳动为好。当发现婴儿面色不好,精神不好,呼吸微弱或喘息等情况时,都应该数婴儿脉搏。数脉搏时应数 1 分钟。正常人脉搏跳动有力、均匀,成人每分钟跳 60～80 次,年长儿(7～12 岁)每分钟跳 70～90 次,1～2 岁儿童每分钟跳 80～100 次,婴儿(1 岁以下)每分钟跳 90～110 次,脉搏可因人运动、情绪激动而加快。脉搏过快或过慢,无力微弱或摸不清都是不正常的表现,应及时查找原因,并对症治疗。

6. 观察呼吸次数

正常婴儿的呼吸有规律而且均匀。如发现婴儿出现呼吸次数增多、呼吸浅快、节律不均匀等不正常呼吸时,应尽早送医院诊治。

呼吸是生命的最基本特征。呼吸是指人体不断地从外界吸进氧气,排出体内二氧化碳的过程。如果呼吸停止 10 分钟就可造成脑部严重病变,甚至死亡。看呼吸是否正常主要观察呼吸次数、呼吸节律、呼吸是否困难等。呼吸过快或过慢、过浅或过深、时快或时慢、呼吸困难等,都是不正常的现象,可能是重症表现。

呼吸次数。正常成人每分钟 14～20 次,年长儿(7～12 岁)18～24 次,幼儿(1～7 岁)22～30 次,婴儿 30～40 次。具体测量方法可通过观察胸壁一起一伏的次数,或在鼻孔处放一棉线,观察棉线被吹动的次数。

7. 4 种医疗护理方法

(1) 物理降温

物理降温是利用较低温度治疗疾病的一种方法。对局部有止痛、止血等作用,对全身有降温、镇静作用。常用的冷敷法有冷湿敷、冰袋冷敷、温水擦浴等。分别介绍如下。

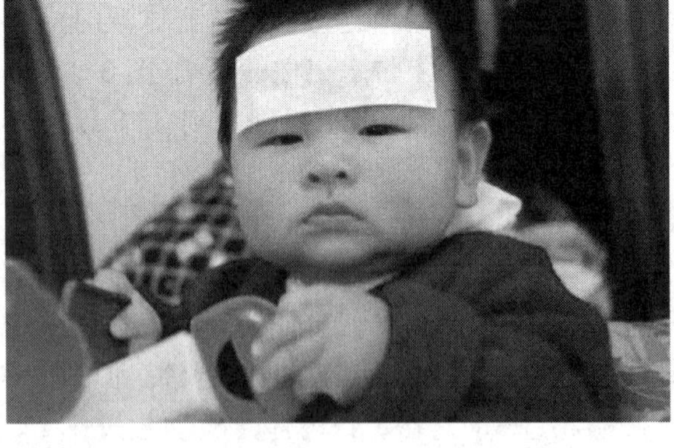

图 3-20 退热贴冷敷

1) 冷湿敷法。将小毛巾或干净旧布折叠数层,放在冰水或普通冷水中浸湿,拧成半干,以不滴水为度。如果为止痛止血则敷于局部,如果为退热则敷于额部、枕部、腋窝、腹股沟等处。最好两块小毛巾交替使用,每隔 1～3 分钟更换一次。也可用退热贴冷敷(图 3-20)。

2) 冰袋冷敷。将适量冰块砸成核桃大小的碎块放入盆中,用水冲一下,溶掉冰块锐利棱角,避免损伤冰袋。将冰装入袋中约一半,加入适量冷水充填冰袋间隙,然后把冰袋放平,用手将气体压出并拧紧塞盖,外面用毛巾包裹,放到病人需用的部位。主要用于 24 小时之内的外伤。

3) 温水擦浴。主要用于高热(39℃)婴儿退热。34～36℃温水一盆,内浸纱布或小毛巾两块。先脱去患儿衣服,然后用床单把患儿盖好。用浸湿的小毛巾按顺序进行擦拭,边擦拭边按摩。先露一侧上肢，自颈部上臂外侧至手背，接着擦胸部、腋窝内侧至手心。同样方法擦另一侧上肢。然后使患儿侧卧，露出背部和胸部，自颈部向下擦拭全背部和胸部，擦干后穿好上衣。接下来擦下肢。先自髋部沿腿外侧擦至足背，自腹股沟的内侧擦至踝部。自股下经腋窝擦至足跟。同样擦另一侧下肢，最后擦干，穿好裤子。

(2) 热敷

热敷可使病人温暖舒服，肌肉松弛，血管扩张，减轻疼痛，促进血液循环，加速炎症消散的作用。热敷有干热敷和湿热敷两种。热敷主要用于初起的疖肿、麦粒肿、局部外伤24小时后、疼痛等。

1) 热水袋法

加热水、凉水各一半，水温50～60℃，将水倒入热水袋中至2/3处，慢慢放平热水袋，让水流到热水袋口将气排出，拧紧热水袋盖，检查一下是否漏水，用布或毛巾把热水袋包好，放在需要热敷的部位即可。放置热水袋以后，要检查皮肤有无发红等异常改变，要防止烫伤。

2) 湿热敷法

先在需要热敷的局部皮肤上涂油(凡士林或食用油)，盖上一层纱布，将小毛巾放在热水中浸湿拧干敷在其上，上面再放一块干毛巾以保持热度。其热度以能承受不感觉烫为好，3～5分钟更换一次，连续敷20～30分钟。也可在温热布上放一热水袋保持温度。

(3) 简易通便法

小儿容易发生大便干燥，有时需要人工通便，可使用开塞露塞入肛门进行排便。此外，家中简便常用的方法有以下两种。

1) 咸萝卜条通便法

将萝卜切成长3～5厘米，直径1厘米的圆锥形细条，浸泡在40～50%盐水中4～6天；也可用咸萝卜干制作。先用凉开水冲洗，蘸少许食用油或液体石蜡，然后慢慢塞入肛门内5～6厘米，外边垫一块手纸，用手轻拉按摩3～5分钟，直肠里便感觉发热，即可排便。

2) 肥皂条通便法

将普通肥皂削成同上述萝卜条形状，蘸少量水，慢慢塞入肛门中，就可自动排便。

(4) 喂药法

要使小儿能够较容易服药，大人一定在日常生活中不要用吃药、打针去吓唬小儿；大人自己吃药时，在小儿面前也要表现安然自若，让小儿形成一个吃药并不痛苦的概念。喂药时要耐心，争取小儿合作。给小儿喂药时应注意以下几点：

第一，要看清楚标签，了解药物剂量，避免吃错药和药量过多，或不足。不要吃过期和失效的药物。

第二，喂药片、药粉时应将药与糖水和匀后再喂。喂水剂药物时，应先把药液摇匀后再喂。可使用筒式喂药器(图3-21)。

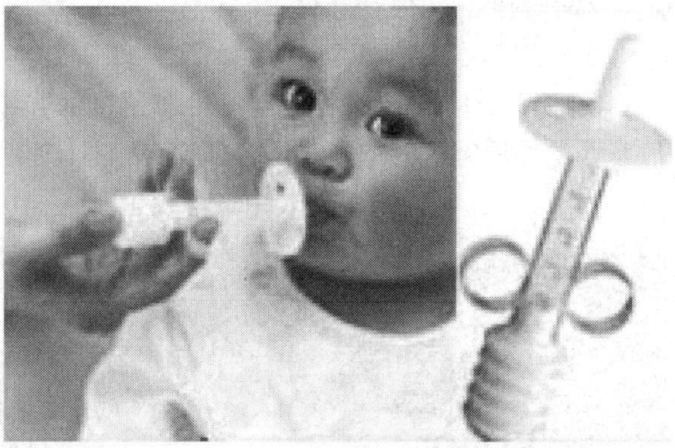

图3-21 筒式喂药器

第三，喂药时要防止药物呛入气管，应把小儿抱起，采取半卧位。对拒绝服药的小儿，由1个家长用两手按住小儿颊部，使小儿不能闭嘴，另1个家长再将事先调好的药液用小勺紧贴着小儿的口角送入口腔，压住小儿的舌根部轻轻地灌入药液，等小儿咽下后再把小勺取出来。注意：如果小儿哭闹不配合时，不宜强行喂药。

第五节 第6个月婴儿护理保健

第6个月的婴儿，会有一些毫无定性的意识，白天醒来后会自己玩来玩去，也有一些比较丰富的表情。

一、第6个月婴儿身心发育

(一) 身体发育

1. 体重

男婴6.1～9.5千克，平均7.8千克；女婴5.6～8.8千克，平均7.2千克。

2. 身高

男婴59.7～69.3厘米，平均66.3厘米；女婴60.4～69.2厘米，平均64.8厘米。

3. 头围

男婴40.4～45.2厘米，平均42.8厘米；女婴39.4～44.2厘米，平均41.8厘米。

(二) 感觉知觉发育

1. 表情丰富

第6个月后，婴儿表情就非常丰富，一逗就笑，有时高兴得全身都在动，非常可爱。

2. 强烈的好奇心

这个时期，婴儿对周围事物的关心和兴趣急剧增长。只要一见到什么东西，眼睛跟着转，头也跟着动，能很顺利地伸出手去将它抓住。

3. 开始认识周围环境

从婴儿的眼光里，已流露出见到爸爸妈妈时的亲密神情。跟他讲话、逗他，他不但会高兴地笑，还会等待下一个动作或者发出“ba ba”的声音。“ba ba”与“爸爸”这个词的词音相似，开始虽然无意识，但当父母亲听到婴儿会“叫人”了，表现出喜悦的表情时，将对婴儿是极大的鼓舞，加上父母积极引导其发音，婴儿会积极地做出各种发音。

4. 喜欢轻快的音乐

这个时期的婴儿听觉已经很发达，对悦耳的声音和嘈杂的刺激已能作出不同反应。悦耳动听的音乐，无疑对孩子是很有好处的。

5. 触摸认识事物

到了6个月，婴儿往往会对一件东西左玩右弄，甚至用嘴咬咬，想通过皮肤和黏膜的感触来体会、认识这件东西的性质。这时的婴儿还会抓摸自己身体，特别喜欢拉拉、摸摸自己的手脚，有时甚至还会用嘴去啃。

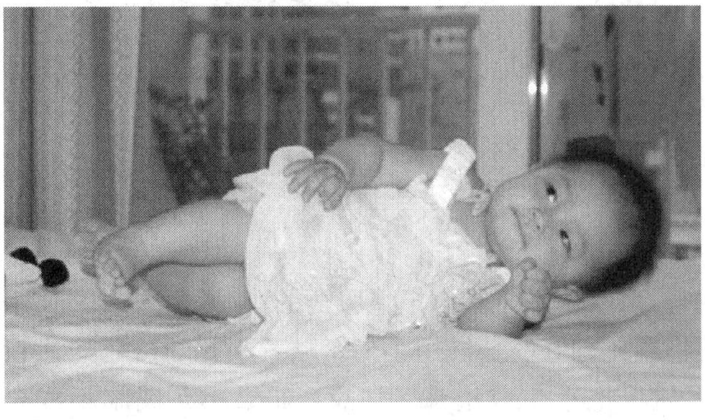

图3-22 翻身

(三) 动作发育

1. 抓东西

第6个月的婴儿喜欢抓东西玩。例如，会伸出手去抓离得较近的台布，抓开盖在脸上的手帕，一旦抓到小玩具就不肯放手，有的孩子还能双手同时抓住两样东西盯着看、玩耍。

2. 翻身

发育早的婴儿在4个月时就会翻身了，但更多的婴儿到第6个月才能自己自如翻身，这表明婴儿的运动功能已很发达，骨骼、肌肉长得很结实了(图3-22)。如果小儿衣服穿得太多太厚、褥子太软，小儿就会稍迟一些才能学会自己翻身。

二、第6个月婴儿喂养

(一) 母乳喂养

母乳仍是第6个月婴儿的主要食品。应该逐渐养成较固定喂母乳时间并适当延长两次喂奶之间的时间，尤其减少晚间喂母乳次数。

（二）混合喂养

当母乳不能满足婴儿需要时，可根据需要增加鲜牛奶或奶粉。

（三）人工喂养

如果母亲完全没奶，只能用鲜牛奶或奶粉，每天喂6次，每次喂鲜牛奶或奶粉130～150毫升。

（四）添加辅食

科学育儿才能达到优育的目的，配制辅食，更要讲科学、讲卫生、讲质量。

由于婴儿生长迅速，营养物质需要增多，所以第6个月的婴儿要继续添加辅助食品，并可适当增加辅助食品的种类和数量。

辅食增加要品种多样。添加辅食时一定要让婴儿逐步适应多吃各种食物，不要从小养成偏食、挑食及吃零食的不良习惯。

绝大多数第6个月婴儿还没有出牙，因此添加的辅食一定是很稀软的。一般先开始增加小米粥、大米粥，把小米或大米熬得烂一些，先喂上面的稀米汤，几天以后再逐步喂下面的米粒。婴儿在适应小米粥、大米粥以后，可增加肝泥、肉泥、鱼泥等。

下面介绍几种婴儿常用辅食制作方法：

1. 西红柿泥

鲜西红柿洗净，用开水烫后剥去皮，用消毒纱布挤出汁，也可以用榨汁机或石制器皿捣成泥。

2. 蛋黄泥

煮熟的鸡蛋，去蛋白后，将适量的蛋黄用开水、米汤或牛奶调成糊状。

3. 水果泥

将水果（如苹果）用小匙刮成泥状。

4. 蔬菜泥

将青菜或菠菜嫩叶切细后再捣烂为菜泥（图3-23）。放小锅内煮沸几分钟即可。

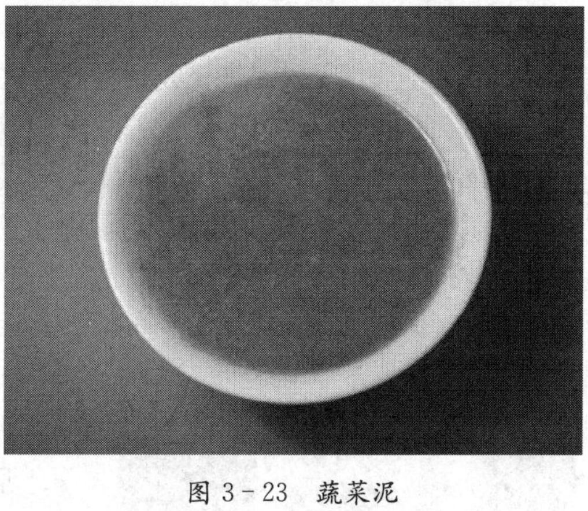

图3-23 蔬菜泥

5. 鱼泥

将新鲜的鱼加少量姜丝隔水蒸6～7分钟后，用手把鱼刺摘出，把鱼肉弄细。

由于婴儿的各器官发育不完善，婴儿食品最好不放盐或加微盐。

（五）婴儿生长发育需要的营养素

维持婴儿生长发育和生命活动所需要的营养素包括6种：蛋白质、脂肪、碳水化合物、维生素、矿物质、水。其中前三种在体内能产生热能，称为三大产热营养素。人体对这6种营养素的需要量随年龄不同而不同。如果任何一种营养素缺少、过多或者供应的比例与机体的生理需要不平衡，都会影响小儿的生长发育，甚至产生某些疾病。

1. 平衡膳食

为了保证处于生长发育旺盛的小儿对各种营养素的需求，必须提倡平衡膳食。所谓平衡膳食，就是根据小儿不同年龄的生理需要，对各类食物进行合理的调配，使各种营养素的供给能满足机体的生长发育的需要，并且比例适当，避免发生某些营养素过多或过少的情况，也就是指膳食的搭配要满足和适合人体对各种营养素的需要。

2. 平衡膳食的标准

膳食中热能的摄入量应达到我国营养学会所制定的各种年龄组营养素供给量标准的90%以上。

蛋白质、脂肪、碳水化合物三大营养素的重量比应接近1∶1∶4.5，所产生的热量应分别占总热量的12％～15％，20％～30％，50％～60％。并且来源于动物性食物及豆类食物的优质蛋白质应占蛋白质总量的50％，不饱和脂肪酸应占脂肪总量的1/3。

一日三餐加点心的热能供应比例应达到：早餐占20％～25％，午餐占30％～35％，晚餐占20％～25％，午后点心占10％～20％。

要有足够量的新鲜水果和蔬菜以保证维生素和矿物质的供给。

3. 合理搭配

要达到平衡膳食，为婴儿提供充足的营养，满足生长发育的需要，必须会合理搭配膳食。搭配膳食要做到荤素搭配，米面搭配，每天吃些豆制品等，这样才能达到平衡膳食的目的。荤菜中含有较多优质蛋白质，其所含氨基酸的种类和比例接近人体需要，并容易被人体吸收和利用；豆类所含优质蛋白质的量也较高，可作为优质蛋白质的补充来源；蔬菜及水果所含蛋白质量较少，但却含有人体所需要的维生素A、维生素C以及钙、镁、锌、钠等矿物质。因此荤素搭配能取长补短，使营养更为均衡全面。面粉、大米、玉米中缺乏赖氨酸，而豆类中含有较多的赖氨酸。若谷类、玉米搭配大豆一起食用，则可补充赖氨酸的不足。面粉、大米、玉米中的蛋白质含人体需要的必需氨基酸较少，而荤菜中含人体必需氨酸较多，二者搭配就能使食物里的氨基酸种类齐全。

三、第6个月婴儿日常护理

1. 居室小环境

婴儿居室要保持空气清新，保证婴儿呼吸新鲜空气。室内要经常开窗通风，但应避免对流风。冬季室温保持在20～24℃比较合适。经常保持室内一定的湿度。婴儿床的周围可以贴挂一些色彩鲜艳的图片，隔一段时间应更新，以促进婴儿视力、智力的发展。想方设法创造优美良好的环境，保证婴儿健康的成长。

2. 婴儿衣着

第6个月的婴儿较前几个月婴儿活动量大了，这个阶段婴儿的生长发育也较迅速，所以衣服要做得宽松适度，不能过松或过紧，避免影响他的活动。一般活动后容易出汗，所以，内衣要穿棉线缝制的，这样的内衣比较柔软、透气性好。

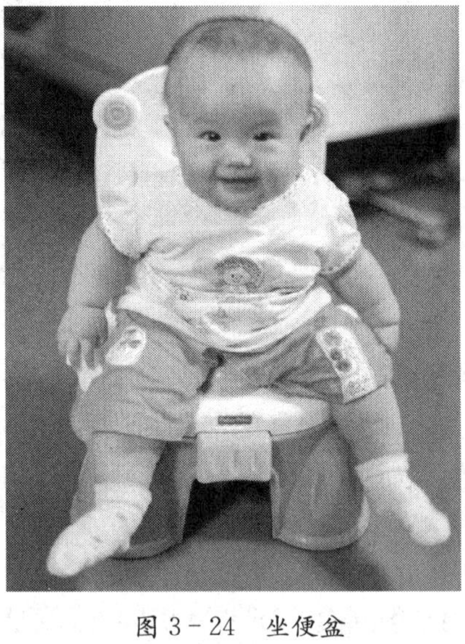

图3-24 坐便盆

3. 保持婴儿身体的清洁

保持婴儿身体的清洁，有利于婴儿皮肤的呼吸并提高皮肤的杀菌能力，因为清洁的皮肤具有杀菌能力。

早晨可用温水给婴儿洗脸、洗手，并用柔软的毛巾擦干。婴儿皮肤娇嫩，洗手、洗脸时要轻洗轻擦。一般夏天每天给婴儿洗2～3次澡，冬天也要每天洗1次，以保持婴儿皮肤的清洁。

4. 训练排大小便

继续培养婴儿养成定时排便、排尿的习惯，有利于婴儿的消化、排泄功能规律化。第6个月的婴儿可以用便盆“把大便”，无论坐便盆还是“把大便”，成人都可以发出“嗯……”的声音，同时叫他的名字说“使劲……”。经过几次训练，成人的语言和声音作为排便的信号，可以形成一种条件反射。同样，大人可用“嘘……”声训练婴儿小便。一般早晨起后排大便，喂水或喂奶后15～20分钟排小便，睡醒后起来排小便。

四、第6个月婴儿保健护理

1. 第三次注射“百白破”三联疫苗

婴儿注射完第三针“百白破”三联疫苗，就完成一次完整的基础免疫。

2. 乙型肝炎疫苗的第三针

应在婴儿满6个月时接种。

3. 夏秋季接种乙型脑炎疫苗

乙型脑炎疫苗接种后可预防流行性乙型脑炎，这种传染病多发生在蚊子较多的夏秋季，患这种传染病后大多留有后遗症，如肢体瘫痪、脑性瘫痪或智力低下等。因此，进行乙型脑炎疫苗的接种非常重要，一般在每年4～5月份接种。从婴儿满6个月开始接种。因为乙型脑炎疫苗是灭活疫苗，故基础免疫接种时需要连续注射2针，2针之间应间隔7～10天。一般接种后没有严重反应，有的婴儿局部出现红肿、疼痛以及低热，均属正常反应，1～2天后可自愈。

第六节 第7个月婴儿护理保健

一、第7个月婴儿身心发育

(一) 体格发育

1. 体重

从总体发育速度来讲，宝宝的身体发育与刚出生时相比已经趋于平缓，现在男孩的平均体重为8.69千克，女孩的平均体重为8.07千克。如果男孩的体重在6.77千克以下，女孩的体重在6.25千克以下时，需要去做体检，检查一下瘦的原因是由于生病还是喂养不合理。

2. 身长

男孩平均为69.9厘米，女孩为68.3厘米。

3. 头围

婴儿头围第7个月增长0.5～1厘米，到第7个月末，头围达41.5～43.5厘米。

4. 出牙

多数孩子在这个时期出牙，先出下门牙，如果此前宝宝下面中间的两个门牙还没有长出，这个月就会长出来了。如果已经长出来，上面中间的两个门牙也就快长出来了。婴儿出牙时会出现流口水、烦躁不安，喜欢乱咬东西，甚至会有低热。这时不论是否已出牙，都应该开始让婴儿咬饼干或吃半固体食物，使孩子牙齿得到刺激和锻炼，使以后能顺利出牙。

(二) 感知觉发育

第7个月的宝宝已经能感知颜色的深浅、物体的大小和形状，并能注视远距离的物体，如街上的车辆、天上的飞鸟等，能主动地关注周围环境中的事物。这时父母应经常抱孩子去户外活动，多接触外界环境，观看花草树木，边玩边学。

宝宝喜欢照镜子，和镜子里的“人”玩，用手去摸镜子，用嘴去亲吻，完全没有意识到那就是自己的形象(图3-25)。这时，你如果突然出现在他的身后，宝宝很可能会转过身来找你，而不会认为你就在镜子里。

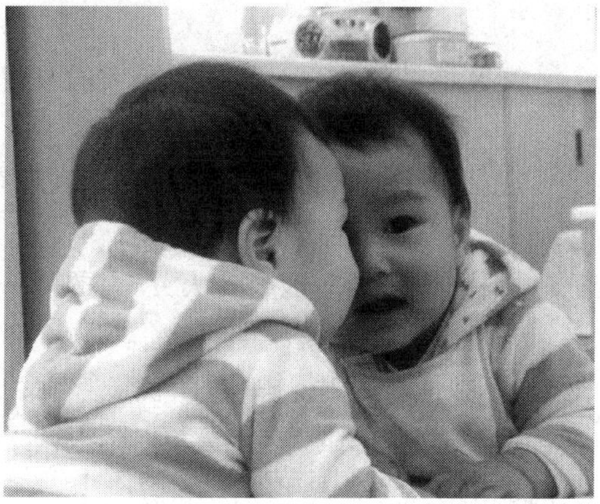

图3-25 照镜子

宝宝正在开始了解三维空间里的各种事物之间是怎样互相关联的。他可能可以给玩具归类了，比如把一些较小的东西堆放在一起，还会把一块积木搭到另一块积木上。

宝宝在与成人交往中还能够分辨成人的声音和态度，对亲切和蔼的声音表示欢迎，愿意亲近并以微笑来回答。对严肃愤怒的声音会出现惶惶不安的表情，不愿亲近并立即避开，并以哭声来表现。听觉和视觉也已联系起来，如玩“躲猫猫”游戏，当他听到妈妈躲起来呼唤他的名字时，会用双眼去寻找。

（三）动作发育

第7个月的婴儿运动肌迅速发育，动作发展很快，表现有以下几个方面。

1. 独坐

宝宝这时能不依靠别的东西自己坐着，但时间不太长。

2. 翻滚

已经会翻身、会坐的婴儿，要让他（她）在硬板床、地毯上或草地上练习各种翻身动作。

3. 爬行

爬在脑发育过程中有重要意义。爬行能促进眼、手、脚的协调，加强运动、视觉和听觉功能。当家长一边用玩具在前面逗引，一边用手抵住脚掌帮助婴儿向前时，婴儿可以向前移动。直到婴儿学会腿屈曲用膝盖跪着，并用手掌的力量将身体撑起向前移动，才算会爬行。爬是很艰巨的训练，它可以锻炼婴儿的意志。宝宝现在爬得很有章法了，两只小手在前面撑着，小腿在后面使劲蹬，而且还能用胳膊做支点转圈或后退。当你拉他站起来时，他会自己用力，平衡能力也越来越强。现在宝宝逐渐能独自坐稳了，他可以从趴着的姿势转变成坐姿。有时，他会趴着转圈，找自己的脚。

4. 抓握

这时宝宝还是用手掌拿东西，但也开始会用手指的前半部分和拇指去捡起较小的东西了，并集中所有的精力去关注手里拿着的东西。宝宝基本上掌握了简单玩具的功能，并能按要求去做。他可以用双手握取东西，并将手中的物体对敲。

（四）语言发育

宝宝可能会把物体或动作的形象与词音联系起来了，对自己熟悉的词音，可能会引起相应的反应，如听见问：“灯呢？”婴儿会用眼找寻，伸手指灯。听见说“妈妈抱”就会立即张开双臂朝向妈妈。问他：“帽帽呢？”他可能用手指玩具“猫猫”。但他还不会理解词义，还缺乏概括意义，如“灯”就是他屋里挂着的那盏灯，一旦换了个地方，婴儿就不知道了。

（五）情绪发展

婴幼儿情绪变化有以下特点。

1. 短暂

婴儿出现情绪变化的时间较短。

2. 强烈

很小的刺激就可以引起婴儿强烈的反应，如打针后大哭一声。

3. 易变

婴儿的情绪在短时间内有很大的改变，如哭后即笑。

4. 真实和外显

婴儿毫不掩饰自己的情绪，完全表现在外面，哭表示痛苦和不满，笑则表示愉快和高兴。

5. 有个体差异

同样是打针，有的婴儿大哭，有的哭一会儿就停止。

从6～7个月开始，宝宝开始表现出依恋性，对母亲的存在表示深切的关心。当母亲在他身边时会很开心，不在他身边就忧虑，而且宝宝会“认生”，害怕陌生人。家长要培养婴儿的信任感，要及时满足婴儿的各种生理需要，如饿了要喂奶，尿布湿了要换等，使孩子对家长有信任感。相反，如果婴儿的需要得不到及时的满足，会对人和周围事物产生一种不信任感及不安全感，这种失去保护的心理，会影响小儿的性格。

在这个时期，宝宝非常喜欢人或玩具一会儿出现一会儿消失的游戏。这时，你可以和他一起玩“躲猫猫”游戏，可能会让你的宝宝格外着迷。

(六) 生活习惯

宝宝现在已经可以安稳地睡一整夜觉，并对餐桌上的食物表现出明显的兴趣，特别喜欢自己用手抓着饭菜吃。这个时期宝宝的身体长得很快，因此要随时注意给他补充钙质，以免由于缺钙形成肋外翻及鸡胸等症，也可避免缺钙引起的夜啼。

吸吮手指、脚趾。3～4 个月婴儿吸吮手指、脚趾是很普遍的，属于正常的生理现象。婴儿饥饿时常常把拇指或其他几个手指塞进口腔吸吮以示宽慰(图 3-26)。7 个月以后的婴儿吸吮拇指时，家长要阻止，但不必用强制手段。阻止的方法是给婴儿哺乳后，母亲要让宝宝的注意力转移到其他方面，例如用温和的笑脸与婴儿对视一下，或者与婴儿说说话，或者用手指抚摸婴儿的躯干，或者与婴儿逗笑。婴儿在玩耍、情绪愉快的时候会忘记吸吮手指的动作。如果一岁以后仍有吸吮拇指的习惯，家长应研究其原因。

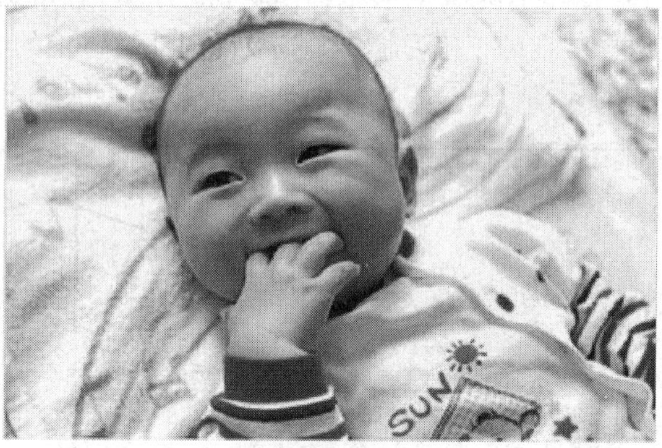

图 3-26　吸吮手指

二、第 7 个月婴儿喂养

(一) 乳类

第 7 个月婴儿生长发育迅速，营养物质需要多，仍应以母乳喂养为主，但单纯靠母乳喂养已不能满足婴儿营养，必须正确及时添加辅食。

(二) 添加辅食

第 7 个月婴儿有的已出门牙，辅食中需加固体、半固体食物，有助于训练小儿咀嚼，使宝宝的牙齿得到刺激和锻炼，以利于牙齿及牙槽的发育。增加的辅食，如粥、煮软面、全蛋、肝泥、碎肉末、豆腐、煮红薯、煮芋头、鱼肉、虾肉、切碎的豆腐干、动物血、饼干、烤馒头片等。

由于第 7 个月婴儿生长发育迅速，需要营养物质多，这些营养物必须及时补充，否则将引起营养缺乏性疾病，如营养性缺铁性贫血、佝偻病、手足抽搐症(低钙惊厥)等。婴儿期是学习食用各种食品和养成进食良好习惯的关键时期。要专门制作适合婴儿各年龄的食谱，不能随便把成人的饭菜喂小儿，以免引起小儿消化不良及造成日后偏食、挑食的不良习惯。

此时还要有目的地训练宝宝将食物放入口中后，活动上、下颚及用舌尖顶住上颚把食物吞下去的能力。

(三) 常用辅助食物制作方法

1. 鸡肉粥

取质嫩鲜鸡胸脯肉 15 克，洗净后剁碎。随后入锅加入鸡汤用小火烧。煮至鸡肉熟透，汤汁熬干后，放入烧好的米粥中，加入砂糖用微火烧煮片刻即可。

2. 猪肝挂面

将猪肝 25 克，洗净切成小丁块。将挂面入开水煮软后，取出剪成一寸左右，然后入锅加入肉汤、猪肝、细盐一起烧煮。待烧至半熟时，再加入菠菜末，烧煮片刻拌匀即可。

3. 蒸鸡蛋糕

鸡蛋打碎，用筷子搅匀，加入温水适量，食盐少许，蒸 6～10 分钟即成。

三、第7个月婴儿日常护理

根据婴儿的生长发育要求，向您提供婴儿生活日程时间表，请您参考。

第7个月以后婴儿，每天进食5次，每次间隔4小时。睡眠时间晚间10小时，白天睡眠2～3次，每次睡眠2～2.5小时，共计14～15小时。活动时间2～3小时。

宝宝的小脊背已经挺得直直的，吃饭时可以把他放在童车里喂饭。宝宝特别喜欢吃手指、脚趾。妈妈们常常担心宝宝会把细菌吃到肚子里，急于制止宝宝的行为，但是这个纠正的过程要循序渐进，只能诱导宝宝的正确习惯。妈妈要随时注意宝宝的生理及心理的变化，并及时调整宝宝的生活习惯。

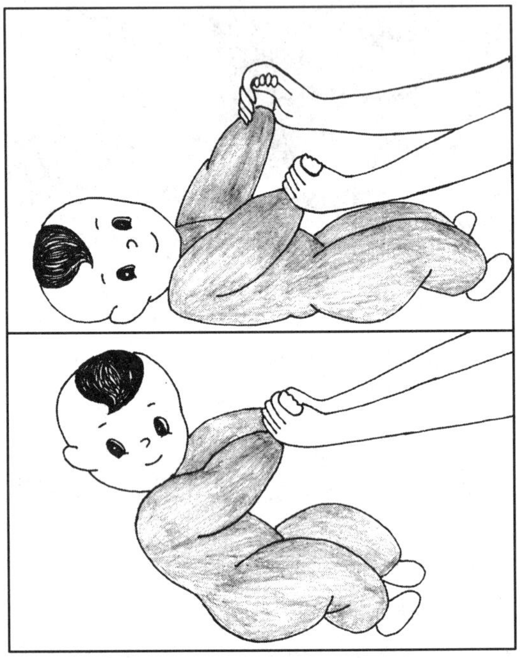

图3-27 起坐运动

(一) 婴儿体操

从7个月开始，婴儿体操为主动运动，即在成人协助下，婴儿自己用力完成每次动作。婴儿主、被动操适用于7～12个月的婴儿，每天可做1～2次，做时少穿些衣服，注意不要操之过急，要循序渐进。也可在户外锻炼。

1. 第一节：起坐运动

预备姿势：婴儿仰卧，成人双手握住婴儿双腕，拇指放在掌心里，使婴儿握拳(图3-27)。

(1) 将婴儿双臂拉向胸前，双手距离与肩同宽。

(2) 轻轻拉引婴儿使其背部离开床面，拉时不要过猛。

(3) 让婴儿自己用劲坐起来，共做8次。

2. 第二节：单臂坐起

预备姿势：婴儿仰卧，成人一手按住婴儿踝部，另一手握住婴儿手腕，拇指放在婴儿掌心，使之握拳。

牵引婴儿一手，使之用另一手撑着床坐起来，左右轮流着做，各做4次。

3. 第三节：托腰运动

预备姿势：婴儿仰卧，成人用一手托住婴儿腰部，一手按住婴儿双脚踝部。

托起婴儿腰部，使婴儿腹部挺起成桥形，共做4次(图3-28)。

4. 第四节：游泳运动

预备姿势：让婴儿俯卧，成人双手托住其胸腹部。

悬空向前后摆动，活动婴儿四肢，做游泳动作。共做4次。

5. 第五节：提腿运动

预备姿势：婴儿俯卧，成人双手握住其双腿(图3-29)。

将婴儿两腿向上抬起成推车状。共做4次。随月龄增大，可让婴儿双手支持起头部。

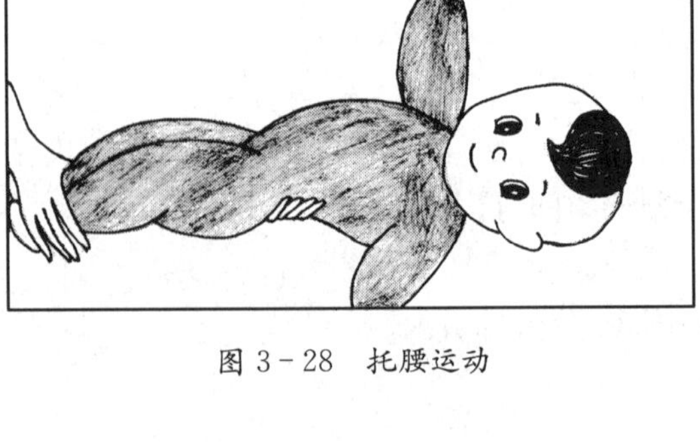

图3-28 托腰运动

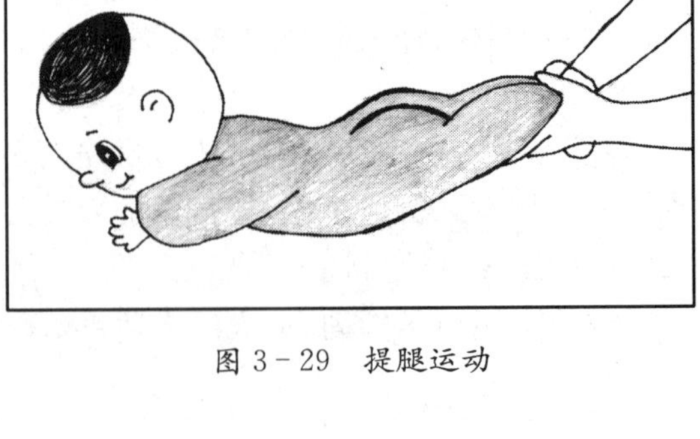

图3-29 提腿运动

6. 第六节：起立运动

预备姿势：让婴儿俯卧，成人双手握住其肘部(图 3-30)。

(1) 让婴儿先跪坐着。

(2) 再扶婴儿站起。

(3) 再让婴儿由跪坐至俯卧，共做 4 次。

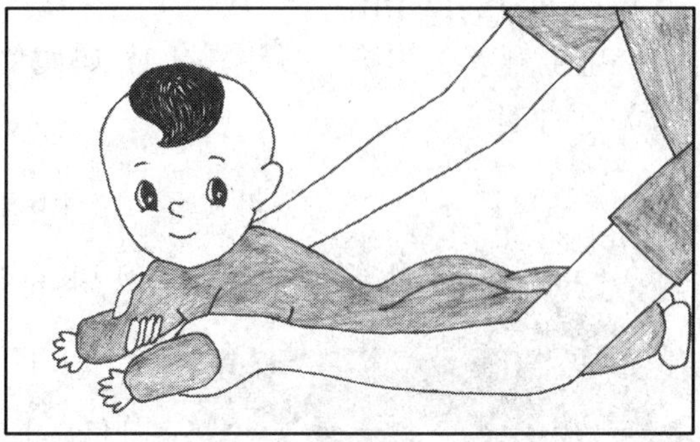

图 3-30 起立运动

7. 第七节：弯腰运动

预备姿势：婴儿背朝成人站立，成人一手扶住婴儿膝部，一手扶住其腹部，在婴儿前方放一玩具(图 3-31)。

(1) 让婴儿弯腰前倾。

(2) 拣起玩具。

(3) 恢复原样成直立状态；共做 4 次。

8. 第八节：跳跃运动

预备姿势：婴儿与成人对面站立，成人双手扶婴儿腋下(图 3-32)。

稍加帮助把婴儿托起，使其短短跳跃后再还原，共做 8 次。

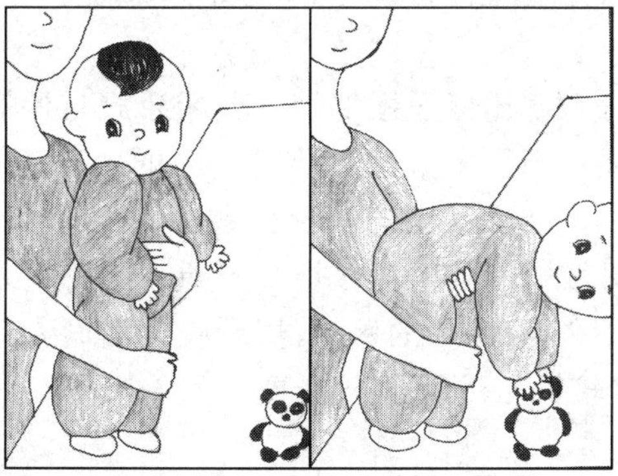

图 3-31 弯腰运动

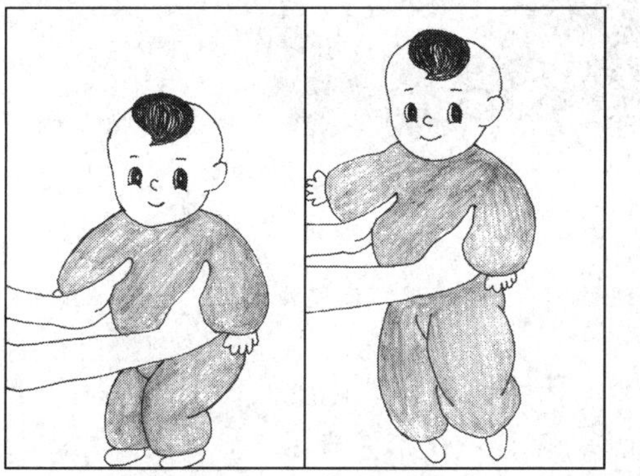

图 3-32 跳跃运动

(二) 训练坐便盆

现在宝宝还不能自己表示大小便，妈妈可以尝试这样做：对习惯早上起床后排便的宝宝，起床后，把他放到便盆上，多半会顺利排便；不要强迫宝宝告诉妈妈排便的信号，因为在这个月龄里无论是斥责，还是打屁股，他也无法告知；不要强迫宝宝使用小便盆，因为这是由季节和母亲的性格所决定，夏季，也有的宝宝从这个月龄左右开始能够坐便盆，但寒冷季节则不行，因为宝宝不喜欢接触非常凉的东西。

(三) 穿衣

在穿衣上，不要让宝宝穿得过多，因为这样反而会令宝宝更容易感冒，并且还会妨碍宝宝进行动作训练。冬季外出，宝宝与母亲穿得一样多就可以了，不要以为宝宝太弱小，就给他多穿两三件。

四、第 7 个月婴儿保健护理

7 个月的婴儿，患佝偻病、缺铁性贫血、高热惊厥、腹泻的显著增多。增加母乳和辅食的营养含量，讲究清洁卫生，可使您的宝宝免受这些常见病的侵袭。得病后要及时送医院诊治。

第 7 个月婴儿对各种疾病的抵抗能力仍薄弱，因此容易得病，尤其是消化道和呼吸道疾病。另一方面，胎儿期从母体中得到抵抗传染病的抗体已消耗殆尽，因而容易患各种传染病。家长应注意与传染病人的隔离，减少到公共场合去，不要到有传染病人的家庭去串门。

(一) 乳牙萌出

宝宝开始长出第一颗小乳牙时，妈妈们都会特别惊喜，可这也意味着呵护宝宝牙齿的行动进入了一个关键时期。

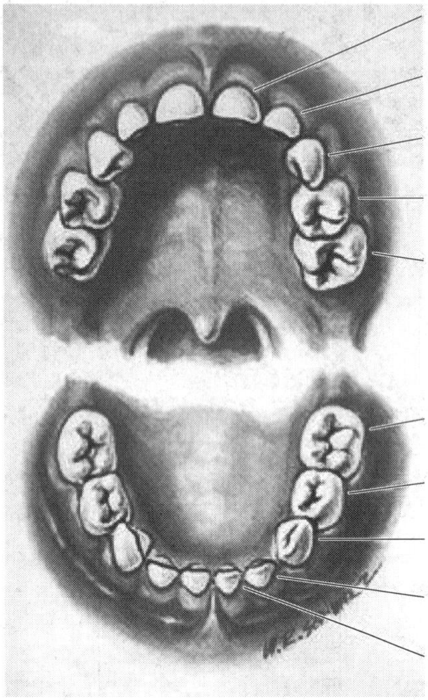

图 3－33　正常乳牙列

1. 乳牙为恒牙打下基础

人的一生中要长两副牙齿，即乳牙与恒牙。乳牙共 20 个，从第 4～6 个月开始萌出，到 2 岁半左右出齐(图 3－33)。6 岁开始，乳牙逐渐脱落，恒牙开始萌出，并逐渐替代乳牙。

2. 乳牙与恒牙存在不同

乳牙呈白色，恒牙呈微黄色。因为恒牙釉质比乳牙釉质的钙化度高，透明度大，所以宝宝的乳牙更需要特别的呵护。

乳牙的牙冠比同名恒牙的牙冠短小。从婴儿期到青少年时期，颌骨逐渐发育长大，口腔的容量也就相应地扩大了。因此，新萌出的恒牙牙冠比同名的乳牙要大。

乳牙颈部比恒牙颈部细。乳牙牙冠与牙根的界限比恒牙要清晰得多，妈妈不要拿自己的牙齿特点与宝宝相比，以为宝宝牙齿出现什么问题。

乳牙咬合面的磨耗较恒牙严重。因为恒牙刚萌出或萌出不久，有乳牙的保护，恒牙咬合面尚未磨损或磨损很少。乳牙比恒牙钙化度低、硬度也差，而使用时间又较长，因此磨损较严重。

3. 乳牙按一定顺序萌出(表 3－1)

表 3－1　乳 牙 生 长 表

萌 牙 顺 序	牙 齿 名 称	萌 牙 时 间	萌 牙 总 数
1	下中切牙	4～10 个月	2
2	上中切牙	4～10 个月	2
3	上侧切牙	4～14 个月	2
4	下侧切牙	6～14 个月	2
5	第一乳磨牙	10～17 个月	4
6	尖牙	16～24 个月	4
7	第二乳磨牙	20～30 个月	4

4. 萌牙也有个体差异

宝宝乳牙萌出时间一般从第 6 个月开始至 2 岁半全部出齐。但也有个体差异，有的宝宝出牙可早至出生后第 4 个月，亦有晚至 13 个月才萌出第 1 颗乳牙。这种差异可能是与遗传因素、宝宝的性别、出生体重有关。一般女宝宝比男宝宝牙齿发育早，出生体重重的宝宝出牙要早些。

齿萌出晚：是指牙齿萌出期显著晚于正常。如果宝宝 1 周岁后仍迟迟未萌第一颗乳牙，就属于牙齿萌出过迟，需要查找原因，可能与佝偻病、甲状腺功能低下以及营养缺乏等有关。

5. 萌牙期要注意的生理现象

乳牙萌出是正常的生理现象，多数宝宝没有特别的不适，但有的宝宝会出现局部牙龈发白或稍有充血红肿，即使出现这些现象，也不必为此担心，因这些表现都是暂时性的，在牙齿萌出后就会好转或消失的。

6. 不适反应

个别宝宝出牙时会出现不适反应：如低热、腹泻、流口水、烦躁等。

发热对策：只要体温不超过38℃，且精神好、食欲旺盛，就无需特殊处理，多给宝宝喝些开水就行了。如果体温超过38.5℃，并伴有烦躁哭闹、拒奶等现象，则应及时就诊。

腹泻对策：当宝宝有腹泻，大便次数增多但水分不多时，应暂时停止给宝宝添加其他辅食，以粥、细烂面条等易消化食物为主，并注意餐具的消毒；若次数每天多于7次且水分较多时，应及时就医。

流涎对策：流口水是出牙期的暂时性表现，应为宝宝戴围兜，及时擦干流出的口水。

烦躁对策：出牙前的宝宝出现啼哭、烦躁不安等症状时，一般只要让宝宝咬磨牙棒，转移其注意力，通常会安静下来。另外，还可以在宝宝出牙时给他做脸部按摩，以放松脸部肌肉，也可达到较好的效果。

7. 乳牙清洗

宝宝长出第一颗乳牙时，就要用干净的纱布帮其洗牙。每次哺乳后、喂食后以及晚上都应用纱布缠在手指上帮助宝宝擦洗牙龈和刚刚露出的小牙。两岁后要帮宝宝准备一支头小、毛软的幼儿牙刷，早晚两次教宝宝刷牙(图3-34)。

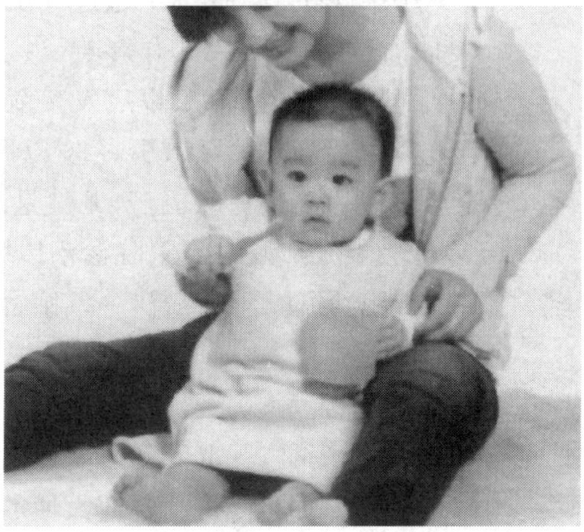

图3-34 刷牙

妈妈也可以在进食后给宝宝喂点温开水，以起到冲洗口腔的作用，还可以在每天晚餐后用2%的苏打水清洗口腔，防止细菌繁殖而发生龋齿或口腔感染。

如乳牙无光泽、颜色灰暗，甚至可以看见黑色龋洞，表明宝宝已经有牙齿遭遇龋蚀，应该去医院就诊。

8. 有益乳牙健康的食物

乳牙的牙釉质较薄，容易发生龋齿，要维持坚固的乳牙，必须保证充足的营养，尤其与骨骼发育有关的维生素D、钙、磷的供给，尤为重要。

维生素D、钙和磷是牙齿发育必不可少的营养素。“日光浴”可以促进维生素D合成。0～2岁的宝宝一般常规使用维生素AD制剂来预防佝偻病。母乳和婴儿奶粉含有丰富的钙和磷，是宝宝牙齿发育不可缺少的营养来源。

(二) 发热

很多疾病可引起发热。发热的患儿都应送医院诊治，然后根据医生的意见给小儿吃药打针治疗。同时家长要护理好病儿。

1. 注意事项

(1) 病儿要卧床休息，室内要清洁、通风，地面洒些清水，以免空气太干燥。

(2) 每4～6小时给小儿测一次体温、脉搏、呼吸，并记录下来，供医生参考。

(3) 体温超过38.5℃时，可给病儿服退热药或进行冷敷(图3-35)。对以前曾有高热惊厥病史的，在服退热药的同时还要服镇静药。采取降温措施1小时后，再测体温，看是否下降了。

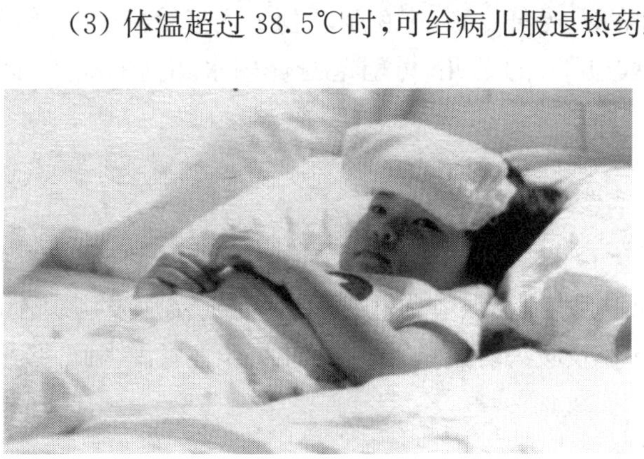

图3-35 冷敷降温

(4) 给发热患儿多喝温开水，以补充消耗过多的水分，同时起到清洁口腔的作用。对于口唇干裂的小孩，可以在口唇上涂点香油，起到润滑作用。

(5) 饮食以清淡、易消化、富于营养的流质或半流质食物为宜，如稀粥、藕粉、软面条、牛奶、鸡蛋羹等。

(6) 如发现患儿抽搐、昏迷、面色发灰、手脚冰凉、脉搏细弱，应立即送医院诊治。小儿抽搐是危重症状，时间长了脑缺氧，影响以后体格和智力的发育。

当小儿发生抽搐时，大人不要慌乱，更不要乱摇晃患儿，因为这样会加重病情。首先应把孩子平放在床上，头转向一侧，解开衣领，保持呼吸道通畅；然后将包着布的筷子或小勺柄塞入小儿上下牙之间，以免咬破舌头。抽搐厉害的可用手指尖掐或用针刺人中穴，一般能暂时止住抽搐。大人应记清楚小儿抽搐的时间和表现，并立即送医院诊治。

2. 高热惊厥

高热惊厥(俗称高烧抽风)是一个症状，不是一种病。高热同时抽搐可见于很多脑部疾病，如脑炎、脑膜炎等。但有些婴儿一发高热，即使没有脑部疾病亦会出现抽搐，这现象称为高热惊厥。

高热惊厥有以下特点：

(1) 抽搐都发生在刚开始高热时。

(2) 每次高热惊厥、抽搐不超过3次。

(3) 抽搐过后，精神无明显影响。

(4) 有过一次高热惊厥，以后发热就容易引起惊厥。

(5) 3岁以后高热惊厥减少，7岁以后高热不再引起惊厥。

(6) 3岁以后高热惊厥仍多，尤其是7岁以后高热仍抽搐，则患儿很容易转化为癫痫。

高热惊厥婴儿应及时到医院诊治以明确原因。对有高热惊厥的婴儿，家中要准备好退热药和镇静药。平日要注意预防婴儿感冒，一旦感冒发热后，立即吃退热药和镇静药，以防止发生高热惊厥。

(三) 小儿腹泻

小儿发生腹泻时，一定要到医院诊治，切不可麻痹大意。一定要查找原因，如是否吃过什么特殊食物或不干净的、变质的食物。要把大便的次数、颜色、性质、有无脓血、黏液等情况记清楚。还要记清楚小便是否减少，同时把最不正常的大便留一点，以便化验用。

请医生诊治后，除按医生说的治疗外，对病儿的护理一定要注意卧床休息，注意腹部保暖，要多喂水。饮食方面，母乳可继续喂，大米汤、小米汤、大米粥、小米粥可继续喂，其他辅食暂停。必须注意及时更换尿布，大便后要用软纸轻轻擦干净，再用温水洗，将水擦干，涂上少量甘油或鱼肝油。如大便次数仍很多，出现小便很少，两眼或前囟下陷，必须再送医院抢救。

6个月以后的婴儿，由于饮食种类增多，因此发生腹泻机会增多。必须注意饮食卫生，大人饭前便后要洗手，婴儿也要洗手。不干净或有可能变质的饭菜，宁可倒掉，也不要喂婴儿。

这个月龄的宝宝腹泻的原因大多由饮食过量所致。主要症状表现为：不发热、精神好、大便稀、次数多。

可采取如下处理措施：可以减少食量或加点果汁，过一两天就好了；给宝宝吃易消化的饮食；这时不要添加新的辅食，否则会刺激肠道，使大便不成形；称体重很重要，在恢复原来食量的过程中，即使宝宝继续腹泻，只要体重有所增加，就说明营养已经恢复，腹泻不久也会停止。

(四) 小儿呕吐

对呕吐的婴儿要注意护理，以防呛着。要迅速把他的头转向一侧，避免呕吐物呛入气管内引起肺炎或窒息。呕吐物弄脏的衣服、被褥要及时换洗干净。呕吐厉害的婴儿，可引起身体内水和盐的缺少，因此要多喂水，同时到医院诊治。

(五) 佝偻病

佝偻病俗称缺钙，在婴儿期较为常见，是由于维生素D缺乏引起体内钙、磷代谢紊乱，而使骨骼钙化不良的一种疾病。如果同时有血液内钙缺少，则引起手足搐搦症(俗称低钙惊厥)。佝偻病发病缓慢，不容易引起重视。佝偻病使小儿抵抗力降低，容易合并肺炎及腹泻等疾病，影响小儿生长发育。因此，必须积极防治。

1. 易患佝偻病的宝宝

(1) 早产儿和出生体重较轻(低于3公斤)的宝宝。

(2) 孕期缺钙的妈妈所生的宝宝。

(3) 哺乳期缺钙的妈妈所哺育的宝宝。

(4) 少晒太阳的宝宝，是维生素 D 缺乏的主要原因。

(5) 生长发育太快的宝宝。

(6) 吃奶少的宝宝。

(7) 慢性腹泻的宝宝，由于维生素 D 和钙吸收少也容易发生佝偻病。

2. 佝偻病的表现

佝偻病的表现多种多样，在 6 个月以下婴儿常表现为出汗多，睡眠不安，晚上哭闹，枕后秃发（枕骨后面有一圈头发稀少）。6 个月以上婴儿常表现为方颅（头颅呈方形）、串珠肋（胸廓肋骨与肋软骨交界处隆起成一粒一粒的）、鸡胸、肋软骨沟（郝氏沟）（两侧最低肋骨翻起）、手镯、脚镯等。如患儿坐得过早则出现驼背，站或走得太早则出现 O 形腿（俗称罗圈腿）。但以上现象并非佝偻病所特有，并且有些现象如方颅、鸡胸、罗圈腿等即使佝偻病好了，也不会消失（图 3－36～41）。

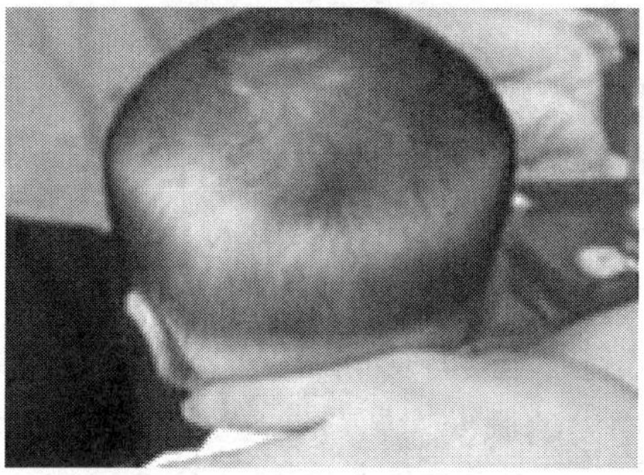

图 3－36 枕秃

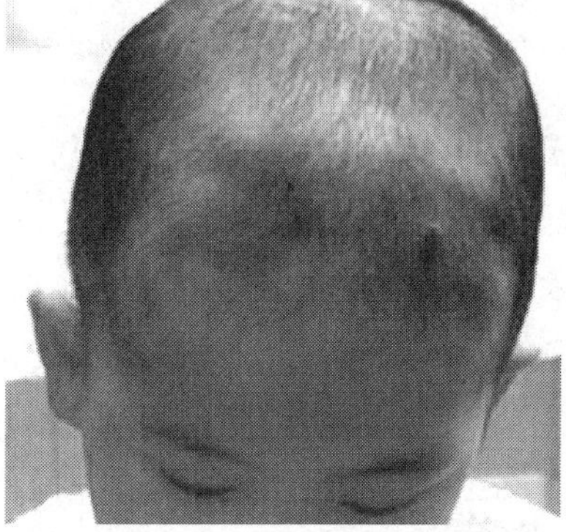

图 3－37 方颅

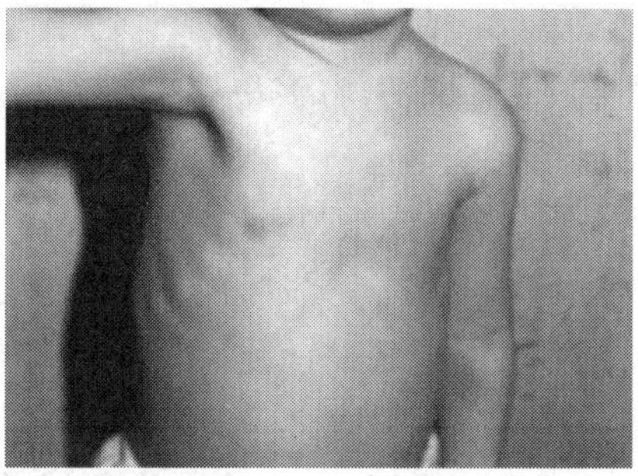

图 3－38 串珠肋

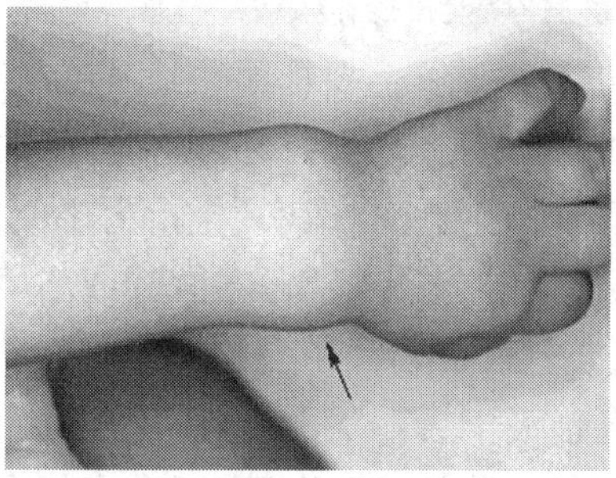

图 3－39 手镯

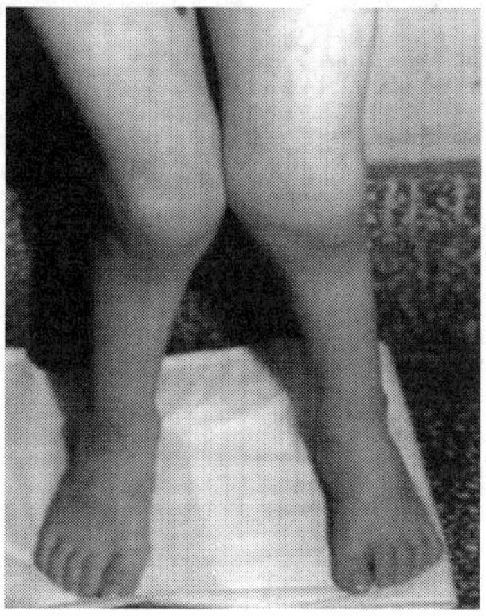

图 3－40 X 形腿

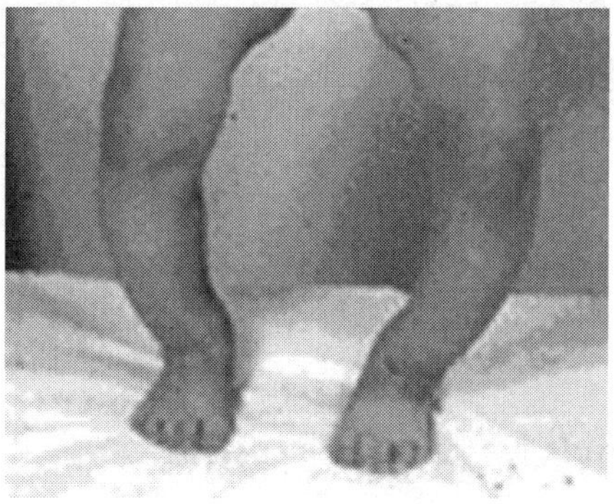

图 3－41 O 形腿

3. 预防

因为佝偻病所形成的骨骼变形，一旦形成就可能会留下后遗症，所以，佝偻病重在预防，一定要有先知先觉，避免发生骨骼变形。预防佝偻病要从胎儿期就开始，1岁以内的婴儿是预防的重点对象。

(1) 宝宝要多晒太阳和户外活动，这一点作为第一点，也是最最重要的，也最经济、最有效。晒太阳和户外活动是有一定区别的。户外活动不一定等于晒太阳。晒太阳是指人皮肤直接接受阳光的照射。而且，每天照射的时间0.5～1小时。冬天可以接受阳光照射的部位为脸、小手和小脚、屁股等。家长要根据具体情况自行把握照射的时间和方式。

(2) 从满月开始，每天补充适量的维生素D，每天400～800 IU(相当于贝特令或伊可新一粒)，一直坚持到1岁半左右。3岁之前冬季均应预防性口服维生素D 400～800 IU。

(3) 提倡母乳喂养，哺乳期间妈妈要补充适量的钙剂、鱼肝油和多晒太阳，每天喝奶粉。

(4) 6个月以后要每天补充适量的钙剂。

(5) 多喝奶。

如有佝偻病现象，要及时到医院诊治，按医嘱用药。不要盲目补钙，补维生素D。维生素D过量，对身体的危害极为严重。

(六) 尿布疹

尿布疹是发生在宝宝垫尿布部位的一种皮肤炎性病变，也称为婴儿红臀，几乎每一个宝宝在婴儿期都患过令人生厌的尿布疹。患了尿布疹的宝宝，小屁股红得像个大苹果，又痛又痒，使他们寝食不安，整天哭闹不停。因为宝宝的皮肤表皮很薄，容易发生脱落，本身就具有生理性脱皮的特点，所以稍有轻微的外力或摩擦便会引起损伤，表现为臀部与尿布接触区域的皮肤红肿，甚至出现溃烂、感染。

尿布疹可发生于垫过尿布的任何部位，在腹部，生殖器的周围，大腿和臀部的皮肤皱褶里面常可见到。通常在7～9个月时最厉害，因为这时吃的食物种类逐渐增多，排出的尿便对臀部皮肤的刺激性增大，尤其是在腹泻或排出的尿便在尿布中过夜、宝宝开始进食固体食物、宝宝或哺乳期母亲摄入抗生素时。轻度情况下仅有皮肤发红，严重时臀部的皮肤会发生糜烂、丘疹、脱皮，甚至进一步发展为较大的表皮溃疡。

预防是减少尿布疹的最好方法。首先要勤洗臀部皮肤。宝宝每次大小便后，妈妈都要用温水或温和的清洁剂进行清洗。需要提醒的是不可过度清洗和擦拭。然后，搽上一层薄薄的润肤油、护臀霜或经过消毒处理的香油。注意不要扑粉，以免与尿便结成块对皮肤形成刺激。

其次要勤更换尿片。每次宝宝大小便后，应清洗干净并及时换上清洁的尿片或纸尿裤。需要注意的是，一定要为宝宝选用适当的布尿片或高质量的纸尿裤，这通常也是减少尿布疹发生的重要因素之一。

宝宝患上尿布疹后，应该尽可能减少宝宝屁股上的湿气，在不擦伤皮肤的前提下清洁尿片垫过的皮肤；水分轻轻吸干后不要擦干，让其充分风干；然后，涂上一层医生推荐的药物(膏或霜)，形成皮肤的一道屏障，缓解皮肤的过分潮湿，下次换尿布时也无需除去这层膏或霜。要记住，动作一定要轻柔，否则只会加重皮肤的损伤。尽可能让宝宝的小屁屁多暴露在空气中，但要注意身体保暖。

如果病变皮肤上出现有水疱或有脓，而且48～72小时内不消失或更严重等，就应带宝宝去看医生。要慎用类固醇霜剂，仅在儿科医生认为有必要时才可使用，避免增加吸收性而产生肾上腺抑制。

第七节　第8个月婴儿护理保健

一、第8个月婴儿身心发育

(一) 体格发育

1. 体重

到这个月末时，男孩的平均体重为9.00千克，女孩的平均体重为8.36千克。

2. 身长

男孩的平均身长为71.3厘米,女孩的平均身长为69.7厘米。

3. 头围

第8个月婴儿头围增加0.5~0.8厘米,第8个月末,头围可达42~44厘米。

4. 出牙

有的婴儿可有门牙2~3个,但也有少数婴儿第8个月尚未出牙,这不算是病,可给婴儿吃饼干,锻炼孩子咀嚼能力,有利于乳牙的萌出。

(二) 感知觉发育

现在宝宝的视力已接近成人,视神经也充分发育,他的距离感更加精细,并突然开始害怕边缘和高处。这时父母要善于利用日常生活中经常碰到的各种事物来扩大婴儿的视野,带他(她)去公园观看动物,去街心公园看小朋友做游戏,以增加视觉功能,开阔眼界。父母应创设一个良好的环境,有意识地训练婴儿多用眼睛观察事物,以促进智力发育。

宝宝的听觉也越来越敏锐,能听懂不同音调语气所表达的意义,当他被呵斥或挨了骂时,他就会做出要哭的样子。当看到你对他笑时,他也会对着你笑。开始理解成人的语言,对成人提问能用表情、动作来应答,如"再见"、"谢谢"等。

(三) 动作发育

1. 爬行

宝宝的爬行能力有了很大提高,可以从匍匐前行到四肢能撑起躯干爬了。

2. 扶站

他可以独自扶着家具站起来了,有时站不稳会摔倒。

3. 独坐

现在他已经能够轻而易举地由趴姿变为坐姿,而且独坐的时间更长了。

4. 精细动作

宝宝的手指更为灵巧,现在他会用拇指、食指捏弄小东西,可以拿住细小的东西,有时一次能捡起3个左右的小物件。掌握了精细动作的技巧,还会把蒙住小脸的布拉下来。另外一个进展是从单手抓握发展到双手配合一起活动。两手可以同时抓握,会把玩具从一只手换到另一只手,还学会了放入、倒出等新的技巧。为了去捡其他物体,宝宝也会将一个物体放入口中,腾出手去拿其他东西。玩得高兴时,会拍手表示喜欢。

(四) 语言发育

宝宝开始将元音与辅音结合在一起。他喜欢发出各种声音,并会说"爸爸"、"妈妈"、"拜拜"等音。如果听到诸如犬吠的特殊声音,他会学狗叫,发出"汪——汪"的声音。他开始厌烦做熟悉的事情,热情转向未知领域,当愿望达不到时,知道可以用哭声来吸引父母的关注并获得安慰。

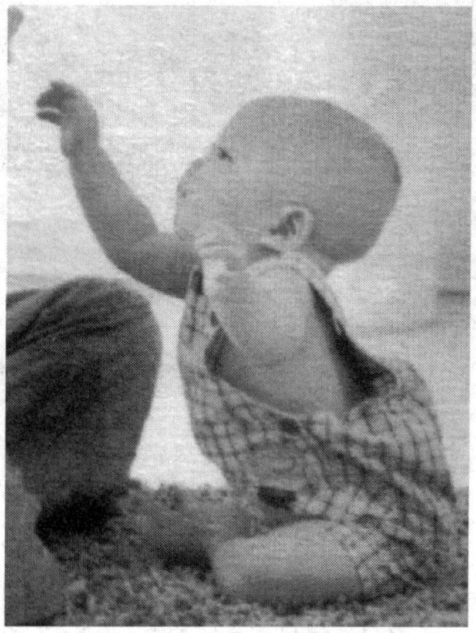

图3-42 依恋妈妈

(五) 情绪发展

已经能够区别亲人和陌生人,看见照看自己的亲人会高兴,从镜子里看见自己会微笑。已经开始能理解别人的感情,如果对宝宝十分友善地谈话,他会很高兴;如果你训斥他,他会哭。宝宝出现了依恋情绪,不肯离开妈妈或主要照顾他的人(图3-42)。家长站在宝宝面前伸手招呼他时,他会伸出双手表示要抱。开始表达自己的意愿，强迫做他不喜欢做的事情时，会有反抗动作。婴儿自控能力开始萌芽，对有危险的动作，成人可用语言、表情和动作表示"不"，使孩子懂得不能做。遇到危险情况，父母及时告之和反复指导，宝宝会明白并控制自己不去做。

(六) 生活习惯

宝宝已经初步有了规律性的概念，似乎知道什么时候吃奶，什么时候散步。现在宝宝的胃肠蠕动已经非常有规律，吃奶粉的宝宝每天已经可以定时大便，部分吃母乳的宝宝还没有养成定时大便的习惯，还需要耐心训练一段时间。

二、第 8 个月婴儿喂养

这个月末，宝宝已经满 8 个月了，现在你可以帮助宝宝进行断奶前的过渡了，多喂宝宝吃一些辅助食品，如面片汤、蔬菜粥、蛋黄等，到宝宝的饮食习惯与大人一致的时候就可以给宝宝断奶了。这时应适当地遵循规律添加辅食，以利于宝宝更多地从食物中摄取营养。

(一) 乳类

第 8 个月婴儿仍以母乳喂养为主，每天喂 5 次，其中 3 次喂母乳，2 次喂辅食。喂母乳时间可分别在上午 6 点、下午 2 点和晚上 10 点；辅食时间可安排在上午 10 点，下午 6 点。

人工喂养。母乳完全没有，可用鲜牛奶或奶粉，每次 150～180 毫升，每天 3 次，另外辅食 2 次。

(二) 辅食

由于宝宝的胃液已经可以充分发挥消化蛋白质的作用，因此可多添加些蛋白质类食物，如豆腐、鱼、瘦肉末、奶制品等。从 8 个月开始，宝宝常常希望自己动手吃饭，需多加善意地指导，不要怕宝宝弄脏，这样可以很快培养宝宝对食物的兴趣。可按照上个月增加的辅食再逐步增加面包、面片、面条、芋头、山芋等，已出牙的婴儿可喂饼干、蛋羹、鱼肉、虾仁等。

(三) 辅助食物制作举例

1. 肉泥米粉

把瘦猪肉剁成泥，加入米粉、盐、香油，搅拌均匀成肉泥。将拌好的肉泥放入碗中，加少许水，放入蒸锅，中火蒸 7 分钟至熟即可(图 3 - 43)。

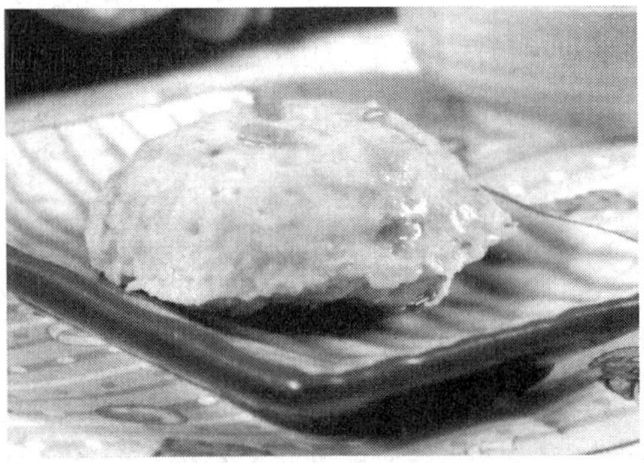

图 3 - 43　肉泥米粉

2. 鸡蛋面片汤

取大碗 1 只，加入面粉 100 克，打入鸡蛋一个，用筷子搅成面团，放在面板上，擀成薄片，用刀切细。将锅内加水适量，烧开后下入面片，煮烂后离火，加入 1 小匙酱油和少许香油，即可喂用。

三、第 8 个月婴儿日常护理

向您提供婴儿生活安排日程，供参考。

第 8 个月婴儿每天饮食 5 次，白天每次间隔 4 小时，晚间间隔 8 小时。睡眠：白天睡眠 2～3 次，每次 2～2.5 小时，夜间睡眠 10 小时，共计睡眠 14～15 小时。活动时间 2～3 小时。

在这个月龄段，宝宝的运动机能越来越发达了，他不满足于整天在床上玩，所以家里危险的东西一定要收起来，免得碰伤孩子，家长的目光一刻也不能离开宝宝，因为宝宝的运动能力太强了，让他一个人在房间里自由挪动是很危险的。

(一) 清洁牙齿

现在,可以每天为宝宝清洁一次牙齿。方法如下:用特制的婴儿牙刷或在家长的手指上包一片细长、柔软的小纱布进行清洁,可用少量婴儿牙膏;在为宝宝清洁牙齿时,可让宝宝拿着另一支婴儿牙刷把玩,从小就让宝宝知道刷牙的必要。

(二) 干布擦身

满 8 个月后,可选择宝宝身体情况较好的时期,用干布帮他擦身;早上起来后(室温 15℃以上),用纱布样的软布片对宝宝四肢、胸、背、腹部摩擦 3～4 分钟。

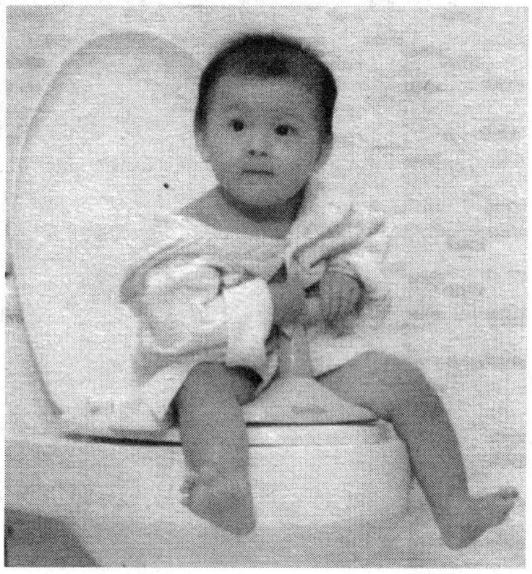

图 3－44 使用便盆

(三) 使用便盆

8 个月的宝宝可以使用便盆(图 3－44)。

(四) 睡觉

如果宝宝习惯半夜醒来,就会影响家长晚上的睡眠,并给家长带来忧虑。可采用以下措施:轻轻地拍拍他,也许宝宝马上就会继续睡去,尽量避免拥抱摇晃;对不愿入睡而哭泣的宝宝,家长可以坐在他的床边,握着他的小手,直到他入睡,以后再慢慢缩短停留时间,让宝宝慢慢适应单独入睡;给他喝点水,让他排一次小便;调整居室的环境,包括温度、湿度、空气新鲜度等;睡前不要让宝宝太兴奋,看电视通常是宝宝夜间做梦、哭闹的主要原因之一。

特别提示:要当心宝宝因缺钙而夜惊、夜闹。

(五) 户外活动

天气好的话,你可以带孩子出去散散步,看看外面的各种活动对他有好处。如果他有轻轻的咳嗽或是打个喷嚏也不要紧。日光浴还是要坚持,给他穿的衣服要便于孩子活动。

(六) 五官护理

每天用温水给婴儿洗脸宜用软毛巾擦干,一般不需要涂抹化妆品,因为婴儿的皮肤易受香料的刺激,会引起反应。

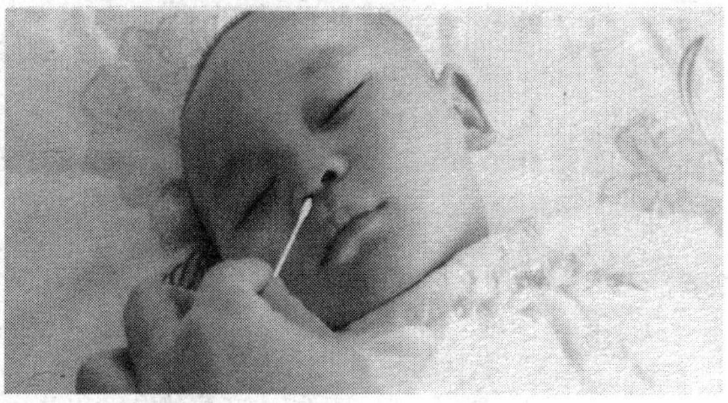

图 3－45 清理鼻腔

婴儿眼睛因分泌物将睫毛粘连时,可用浸渍温开水的纱布轻轻擦去。擦时从内眦到外眦,不要来回擦。若有脓性分泌物可用氯霉素眼药水滴眼,每日 2～3 次,每次 1 滴,连用 2～3 日。

若婴儿鼻腔因黏性分泌物结成硬痂、影响呼吸时,可用药棉蘸消毒过的植物油滴入鼻腔 1～2 滴,待硬鼻痂软化后,用棉棒拨出(图 3－45)。

婴儿口腔要保持清洁,可在哺乳或进食后,喂少量温开水清洗口腔,不可用布擦。如有炎症时,应及时治疗。

防止婴儿的泪水和洗脸水流入耳内。如发现外耳道有液体流出,尤其是脓液流出时,应及时到医院诊治。不要给婴儿挖耳朵,因为外耳道的耵聍是耳内的正常分泌物,有保护作用。如果耵聍较多,结成硬块时,应去医院滴药后取出。

（七）水浴

在同样温度下，水对体温的调节影响比空气更大。水浴可以促进血液循环和机体的新陈代谢，并能刺激体温的调节功能。水浴开始前有两周干擦的准备阶段，即用柔软的厚毛巾，轻轻摩擦全身到发红为止，手法要柔软，防止擦伤皮肤。7～8 个月的婴儿擦浴的水温开始可在 34～35℃，以后每隔 2～3 天降低 1℃，逐渐降低到 25～26℃。婴儿躺在大毛巾上，擦浴者用毛巾蘸水，轮流擦左右上下肢及胸腹背部等部位，做向心性擦抹，每擦 1 次均用另一条毛巾吸干，直到干擦皮肤发红，总时间约 6 分钟，室温保持在 20℃ 以上。经过两周擦洗的准备阶段以后，可把婴儿放在水中进行水浴 10～20 分钟，水温不应低于 24～26℃。水浴时头脸应露出水面，不要让水进入眼、耳、鼻、口腔（图 3－46）。水浴完毕后马上擦干。

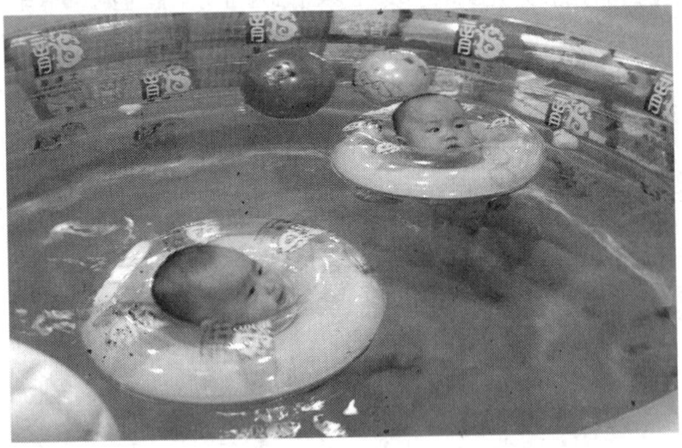

图 3－46　水浴

四、第 8 个月婴儿保健护理

（一）接种麻疹疫苗

麻疹俗称出疹子。在麻疹疫苗发明以前，差不多每个人都要患一次严重的麻疹。麻疹一般发高热 7～10 天，发热第 4 天全身出红疹，容易并发肺炎、腹泻等，对婴儿健康影响很大。自发明麻疹疫苗以后，在全世界广泛开展麻疹疫苗预防注射，患麻疹的人迅速减少。注射过麻疹疫苗的孩子大多数不再患麻疹，极少数孩子由于注射麻疹疫苗时有其他疾病或其他原因，注射过麻疹疫苗后仍可患麻疹，但都很轻，发低热，两三天即退热，皮疹也很稀少。

注射麻疹疫苗时间，全世界不一致。由于种得太早预防效果不好，种得太晚有的孩子要传染上麻疹，所以我国定的注射麻疹疫苗时间是 8 个月第一次注射 0.5 毫升。

如果注射麻疹疫苗时孩子有病或其他原因没有注射，以后任何时候都可补种。当孩子长到 4～6 岁时，还要再注射一次麻疹疫苗，这样才能获得终身免疫。

（二）水痘

1. 症状

水痘是很常见的传染病，起病较急，患儿开始有低热（亦可不发热）、头痛、全身倦怠等前驱症状。在发病 24 小时内出现红色斑丘疹，迅即变为米粒至豌豆大的圆型紧张水疱，周围明显红晕，有的水疱的中央呈脐窝状（图 3－47）。若患儿抵抗力低下时，皮损可进行性全身播散，形成播散性水痘。皮疹和水痘主要在胸部、背部、腹部和头发内，面部和四肢很少。水痘好了结干痂，但其他部位出新斑丘疹，此起彼伏，14～20 天后痊愈。只要不把水痘抓破，无继发细菌感染，痂皮脱落后不留瘢痕。体质特别虚弱，免疫功能低下，或正在应用肾上腺皮质激素（如地塞米松、强的松）的孩子，水痘特别严重，水痘多，有的是坏疽型或出血型水痘，有的可发生水痘脑炎。

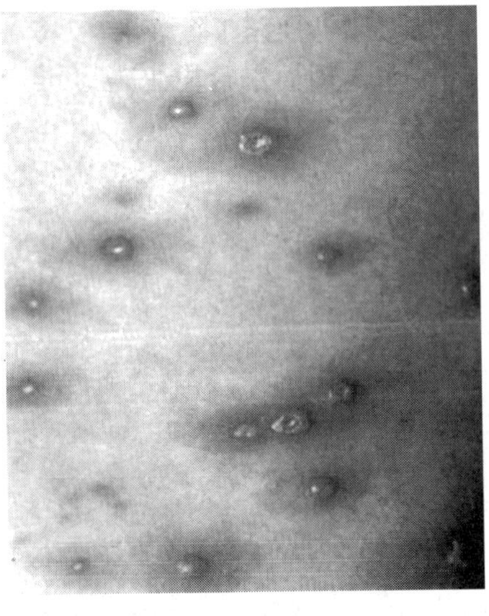

图 3－47　水痘

2. 治疗

水痘病情大多较轻，很少有并发症。出水痘时一般不需用抗生素治疗，能自然痊愈。本病无特效治疗，主要是对症处理及预防皮肤继发感染，保持清洁，避免瘙痒。要注意护理，起水痘处可涂些龙胆紫

(俗称紫药水)。水痘病儿的隔离期应从发病开始到全部皮疹结痂。

3. 预防

水痘传染性极强，重点在管理传染源，隔离患者至全部皮疹结痂为止。

(三) 腮腺炎

腮腺炎俗称“痄腮”。此病虽不严重，但容易引起脑炎、睾丸炎、胰腺炎等严重并发症，因此必须重视。

1. 症状

患儿先有发热、头痛及全身不适等症状，一两天后出现两侧腮腺肿大或腮腺一先一后肿大。腮腺肿大的特点是以耳垂为中心，向四周扩大(图 3-48)。耳垂下肿胀最明显，2～3 天内达高峰。严重者颌下、颈侧及面颊部的软组织也发生肿胀，以致脸面变形。肿胀表皮紧张发亮，一般不红，表面发热，边缘不太清楚，摸上去有一种柔软而饱满的弹性感觉。触摸时稍有疼痛，但不严重，张口及咀嚼时疼痛明显。一般经过 4～5 天腮腺肿胀开始逐渐消退，1～2 周可完全恢复正常。

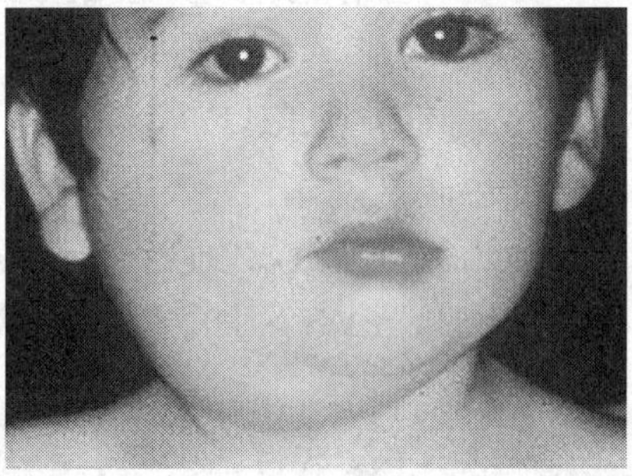

图 3-48 腮腺炎

2. 治疗

腮腺炎患儿应去医院诊治。局部外涂可用紫金锭或青黛散用醋调，外涂局部，一日数次；或用蒲公英、鸭跖草、水仙花根、马齿苋等捣烂外敷，可减轻局部胀痛。

3. 预防

要注意宝宝的起居卫生，还可以接种流行性腮腺炎活疫苗对幼儿起到良好的保护作用。

(四) 结膜炎(红眼病)

1. 症状

发病后眼部明显红赤、眼睑肿胀、发痒、怕光、流泪、眼分泌物多，一般不影响视力(图 3-49)。

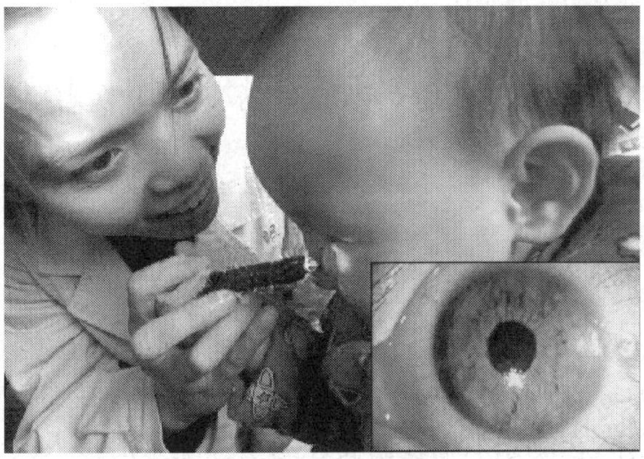

图 3-49 结膜炎

2. 治疗

宝宝感染上了结膜炎，父母应及时带他去医院，如果治疗不彻底可能变成慢性结膜炎。

(1) 应进行适当隔离，不要让患儿串门，暂时不要去幼儿园，不要到理发店、浴池，以免疾病蔓延。

(2) 患儿使用过的毛巾、手帕和脸盆要煮沸消毒，晒干后再用，并为患儿准备专用的洗脸用具。

(3) 教育孩子注意个人卫生，做到不用脏手揉眼睛，勤剪指甲，饭前便后要洗手。眼分泌物多时，要用干净手帕或纱布拭之。

(4) 饮食清淡，多食蔬菜、新鲜水果等，保持大便通畅。

(5) 开放患眼，不能遮盖，否则眼分泌物不能排出，反而加重病情。

3. 预防

春季天气温暖，加强预防是防治小儿结膜炎的根本途径，在结膜炎流行期间尽量不要带孩子去人口密集的公共场所；注意个人卫生；洗刷用具个人专用。

(五) 小儿肺炎

1. 症状

以突发高热、胸痛、咳嗽、咯痰、气急为主。气喘伴呼吸增快多于每分钟 50 次。本病好发于冬春两季，以 2 岁以下小儿发病率高。

2. 治疗

家长在给孩子选用抗生素时一定要有医生的处方，切不可盲目乱用。

3. 预防

应主动防止交叉感染。不要让孩子在病房走廊内长时间逗留、玩耍，不要让患儿间过多亲密交谈等。积极开展体格锻炼，提倡户外活动，多晒太阳，衣着要适宜，较大儿童要进行一些力所能及的体育锻炼和劳动，增强体质，减少感冒的发生。

(六) 幼儿急疹(玫瑰疹)

1. 症状

幼儿急疹是由急疹病毒引起，病人是唯一的传染源，主要通过呼吸道和接触传染。本病以冬春季多见，好发于 6～18 个月的宝宝，发病后可获得持久免疫力，但也有再次患病者。

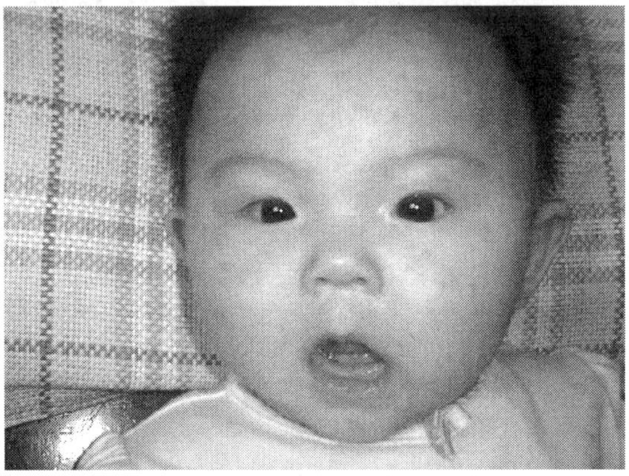

图 3－50　幼儿急疹

本病的潜伏期为 7～17 天，平均 10 天左右。起病急，发热 39～40℃。它的最大特点是热退后周身迅速出现皮疹，并且皮疹很快消退。患病婴儿在没有出现皮疹前也有发热，热度可以比较高，但是感冒症状并不明显，无咳嗽、流涕，大便正常，精神、食欲等都还可以，咽喉可能有些红，颈部、枕部的淋巴结可以触到，但无触痛感，其他也没有什么症状和体征(图 3－50)。持续 3 天，第 4 天自然退热，并出现皮疹，即烧退疹出，皮疹形状不一，可为玫瑰色斑丘疹，首先在躯干部，然后很快是颈部、脸、上下肢，而后遍及全身，1～2 天后有消退，无脱屑，不留色素沉着斑，虽有高烧但一般症状轻，预后好，无不良并发症。

宝宝得了幼儿急疹一般采取以下措施：

(1) 给孩子多喝水，以温开水为佳，以利出汗和排尿，促进毒物排出。

(2) 吃流质或半流质饮食，以清淡为主。

(3) 要保持皮肤的清洁卫生。发热出汗时，可用温热的湿毛巾或柔软的干毛巾给孩子擦拭，以免着凉。

(4) 体温超过 39℃时，可用温水为孩子擦身，防止孩子因高热引起抽搐。

(5) 保持室内安静，空气清新，被子不能盖得太厚太多。

(6) 应特别注意避风寒，慎捂汗后吹风，那样会病情反复。

(7) 倘若病情反复应及时去医院就诊。

预防：幼儿急疹是一种轻型传染病，该病毒隐藏在成人的咽喉和唾液腺里，通过唾液感染给宝宝，因此平时应注意卫生。周岁以内的宝宝抵抗疾病的能力差，所以不要带孩子去人多的公共场所，在那里小儿染上疾病的可能性会大大增加；另外宝宝饮食要有规律，在能添加辅食后要注意增加蔬菜的摄入。

第八节　第 9 个月婴儿护理保健

一、第 9 个月婴儿身心发育

(一) 体格发育

1. 体重

本月末时，男孩的平均体重为 9.22 千克，女孩的平均体重为 8.58 千克，如果男孩低于 7.20 千克，女孩低于6.68千克时，父母应该考虑是否因为妈妈恢复工作后，宝宝的饮食受到影响造成的，如果宝宝的精神状态很好，瘦一点不要紧。

2. 身长

第9个月男孩的身长平均达到72.5厘米，女孩平均为71.0厘米。

3. 头围

第9个月婴儿头围增加0.5厘米左右，第9个月末婴儿头围达42.5～44.5厘米。

4. 出牙

宝宝可能长3～5颗乳牙了。如还未出牙为出牙迟缓，但还不是有病。

（二）感知觉发育

宝宝会从一大堆图片中找出他熟悉的几张。这时，可以把爸爸、妈妈、宝宝和其他相片放在一起，让他找出自己熟悉的相片，并告诉他图片上的人是“爸爸”、“妈妈”等。

宝宝不再认为不见了的东西就是没有了，他会不停地寻找被你拿走或被藏起来的玩具。如果宝宝能执著地寻找被藏起的东西，说明他已经懂得客体永存性，这是一个重要的飞跃。它说明宝宝对于曾经见过而现在又不在眼前的东西，已经有了记忆。客体永存性是抽象思维的开始，它进一步促进宝宝的大脑运用符号去表述物体的能力，如阅读和幻想等的发展。

能区分音的高低，如在和宝宝玩击木琴时，宝宝有时会专门敲高音，有时又专门敲低音。不久宝宝就知道敲长的木条声音低，敲短的木条声音高。在和宝宝玩木琴时，引导宝宝敲高音、低音，观察宝宝的后续行为，即是否知道敲长的木条声音低，敲短的木条声音高。

（三）动作发育

宝宝能够坐得很稳，能由卧位坐起而后再躺下，会手膝并用爬行了。

宝宝在你的协助下，能直直的站立了，有的还会单手扶站，但还不能由站到坐下（图3-51）。当把他感兴趣的玩具放在沙发上，他会试图扶着沙发站起来去拿玩具。不知你注意到了没有，他站起来后还拿不到玩具，会尝试横向跨步，摇摇晃晃的，你可能看到了，会不忍心，不过没有关系，这时，你要时刻做他的守护神了，千万不要让他摔伤了。婴儿扶站稳了，可以训练他独站，只有独站较稳了才可能练走。开始训练迈步，训练婴儿扶着床沿移步。

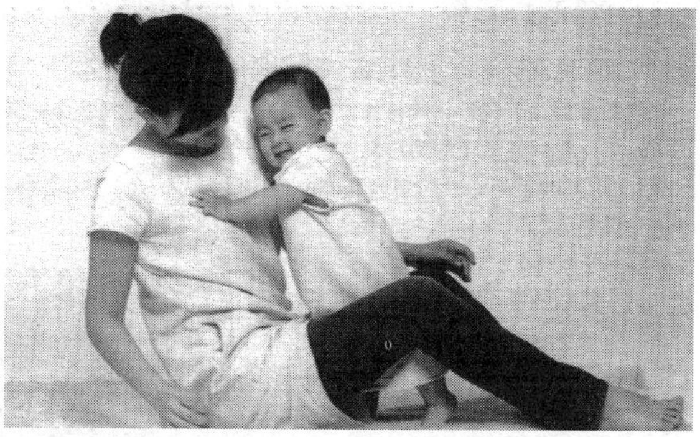

图3-51 扶站

宝宝“喜新厌旧”的速度加快，他特别需要新的刺激，遇到感兴趣的玩具，他会试图把玩具拆开看看里面的结构，有时会将玩具扔到地板上，并拿它撞击地板，或者用别的东西去击打它。对于体积比较大的物品，宝宝知道一只手是拿不动的，需要用两只手去拿，并能准确地找到存放喜欢的食物或玩具的地方。婴儿能用拇指、食指夹取较小的东西，如钮扣，会从抽屉里取出玩具。可出现偏用右手或左手的现象。

（四）语言发育

现在宝宝已经能听懂语调，对爸爸妈妈的一些指令能做出相应的动作，当你表示出生气、不满或高兴的表情时，宝宝的心里也非常明白，他会摇头对一些指令或问题表示不同意，并学会摆手表达“拜拜”。当叫他的乳名时，他会回应。9～12个月的幼儿明显地增加了不同音节的连续发音，如 ya lu bi en 等；音调也常变换，出现了四声的声调，开始模仿发音，听起来接近于成人说话，但意义不明确。

（五）情绪发展

这时候的宝宝偶尔有点“小脾气”，例如他会故意把玩具扔在地上，让你拣起，然后再扔，他觉得这样很好玩。对妈妈仍然很依恋，但对穿衣服的兴趣在增强，喜欢自己脱袜子和帽子。此时是培养宝宝独立性的好时机，应该随时随地让宝宝做一些力所能及的事情，培养其自理能力，促进宝宝摆脱依赖父母的心理。与大人的交流变得容易、主动、融洽一些了，他会通过动作和语言相配合的方式与大人交往，当给他穿裤子时，他会主动把腿伸直；听到他人的表扬和赞美会重复动作；别的婴儿哭时他也会哭。

（六）生活习惯

宝宝的生活已经很有规律了，每天他都会定时大便，宝宝的心里现在也有一个小算盘，明白早晨吃完早饭后可以去小区的公园里溜达，下午天快黑时妈妈就要下班了。时间观念的加强，会促进宝宝养成良好的生活规律。

二、第9个月婴儿喂养

（一）乳类

母乳仍是重要的食物，每天喂母乳3次。如母乳不足或完全没有母乳，可用鲜牛奶或奶粉，每次150～180毫升，其余2次喂辅食。

（二）辅助食物

辅食也要相对地增加，可增加些土豆、白薯等含糖较多的根茎类食物、嫩的蔬菜等粗纤维食物。为了培养宝宝的咀嚼能力，可以让宝宝啃咬硬一点的食物，如让宝宝手持食物啃咬等。宝宝最好不要坐在妈妈的腿上进食，而是坐在宝宝椅上吃食物，让宝宝学会自己用手抓食物，并把食物自己放入口中，使宝宝边玩边学会吃饭。同时，还要训练宝宝用杯子饮水的能力。可喂粥、煮软面条、全蛋、鸡蛋饼、肝泥、碎肉末、豆腐、饼干、面包、烤馒头片、煮芋头、煮甜薯、豆浆、蔬菜、水果、浓缩鱼肝油等。

（三）辅助食物制作举例

1. 鸡蛋饼

面粉中加入打好的鸡蛋和水，加少许盐，也可加少许葱末，搅匀调成稀糊状，在平锅中加入少量油，摊成软饼。

2. 鱼肉豆腐

用鲤鱼或青鱼肉30克，洗净后入锅油煎，然后加入豆腐丁、酱油一起烧煮，烧至鱼味溢出为止（图3-52）。

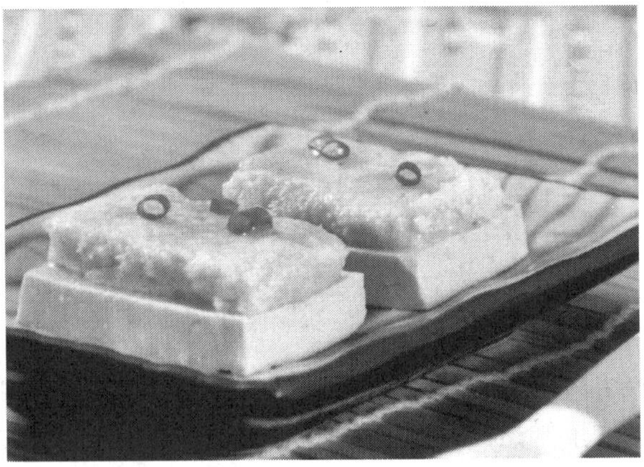

图3-52　鱼肉豆腐

三、日常护理

（一）训练坐便盆

宝宝在9～10个月期间，可每隔1小时排一次小便。一般，妈妈可以每隔1个半小时或2个小时打开尿布看看，没有湿，就让宝宝坐到便盆上，用这种普通方法，可以逐渐让宝宝学会向妈妈发出要小便的“信号”。在排便问题上，由于每个宝宝的情况不同，决不能太着急。

(二) 使用学步车

在这个月龄段,你可能开始让宝宝使用学步车了(图 3-53)。如果你家里的空间相对比较小,容易使他碰到这儿,碰到那儿,要注意让他在你的视线范围之内,或者在学步车上系一根绳拉着,可以避免被碰伤或撞伤。千万不要偷懒,将学步车当成"保姆",长时间将宝宝放在里面,宝宝还是要在父母的帮助下练习走步的。

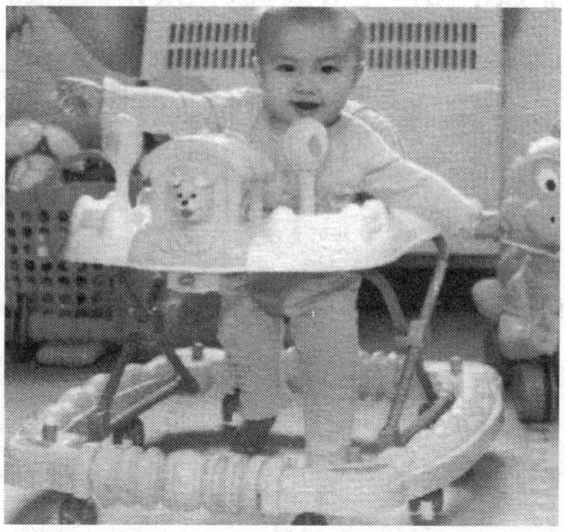

图 3-53 使用学步车

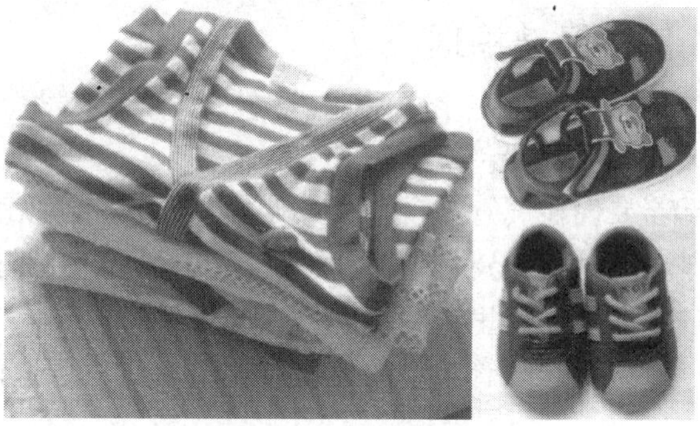

图 3-54 婴儿衣物

(三) 穿衣

婴儿的衣服要既美观又舒服、卫生(图 3-54)。

婴儿的服装以冬天保暖、夏天遮阳透气、穿着舒适,不影响他的生理功能(皮肤出汗、手脚运动)为原则。面料和款式要适合以上特点。

婴儿衣服式样应简单、宽大、美观、便于穿脱、大小合身,要随气候变化给婴儿增减衣服。为使婴儿皮肤接触阳光,夏天可只穿裤衩背心。冬天穿得不能太多,也不能过少。穿得过多孩子一活动就出汗,容易感冒,影响抗寒能力;穿得过少,适应不了寒冷的气候也会生病。冬季衣服以温暖轻便为宜。

7～9 个月的婴儿正是学走练爬的时期,他们好动,易出汗,生活不能自理,衣服易脏易破。所以,在春秋季节,外衣料要选择结实、易洗涤及吸湿性、透气性好的织物,如涤棉、涤棉混纺等,而纯涤纶、腈纶等布料虽然颜色鲜艳、结实、易洗、快干,但吸湿性差,易沾尘土、脏污。而在夏季,穿着这类衣服婴儿会感到闷热,会生痱子,甚至发生过敏反应。应选择浅色调的纯棉制品,基本原则是选择吸湿性好及对阳光具有反射作用的面料。

内衣直接接触婴儿娇嫩的皮肤,而且婴儿的体温调节机能差,新陈代谢快而出汗多,所以内衣应选择透气性好、吸湿性强、保暖性好的纯棉制品。还应注意,新买的内衣要在清水中浸泡几小时,清除衣服上的化学物质,以减少对婴儿皮肤的刺激和机械性磨伤。内衣不宜有纽扣、拉链及其他饰物,以防弄伤皮肤,可用布带代替钮扣。衣服款式以舒适、宽松为宜。

背带裤是 7～9 个月婴儿理想的穿着,它的样式简单、活泼。自己缝制时要注意裤腰不宜过长,臀部裤片裁剪要简单、宽松,背带不可太细,以 3～4 厘米为宜。裤腰松紧带要与腰围相适合,避免过紧。购买市售的有松紧裤腰的背带裤时,要注意与婴儿胸围腰围相适合,避免出现束胸束腹现象。因为这样会影响婴儿的肺活量及胸廓和肺的生长发育。实践证明,胸廓变形的婴儿易患呼吸道疾病。年轻的父母为婴儿穿脱衣服时,要经常认真进行检查。

有的家长无论什么季节都给婴儿戴一顶漂亮帽子,这大可不必。除冬天户外活动及盛夏遮阳外,一般尽量少戴帽子,以加强婴儿的御寒能力,减少疾病的发生。

婴儿的衣服要勤洗勤换,以保持清洁,穿着舒服。

婴儿的鞋子质地软,鞋帮稍高,鞋底宽大。不要给孩子穿瘦小的硬鞋,以免影响脚的发育。

(四) 体格锻炼

俗话说:“若要小儿安,常带三分饥和寒”,“捂着盖着脸发黄,跑跑跳跳身体壮”。意思就是说为了让小儿平平安安,不要让他吃得太饱,穿得太多。在日常生活中要让他吹吹风,见见太阳,多活动活动,身体才能健康。但是有的家长总是让孩子穿得多多的,气候稍冷就不敢让小儿出去接触阳光和新鲜空气,只注意消极预防,不注意增强体质,提高小儿抵抗力,这对小儿的健康生长是大为不利的。要保障婴幼儿身体健康,必须注意不要无目的地消耗小儿体力,必须注意加强小儿体格锻炼,从积极方面增强其抵抗力和适应环境的能力。

四、保健护理

(一) 气管异物

宝宝现在气管与食管交叉处的“会厌软骨”发育不成熟,功能不健全,当宝宝口中含物说话、哭笑和剧烈活动时,容易将口含物吸入气管内引起气管阻塞,导致窒息。加之宝宝好奇心强,只要能拿到的任何东西都会往嘴里送。

最易引起气管阻塞的异物有花生米、黄豆,这两种物品遇水膨胀更不易取出;还有硬币、水果块儿、小钮扣等。

在家里可采取以下自救措施。

1. 拍背法

让宝宝趴在救护者膝盖上,头朝下,托其胸,拍其背部4下,使宝宝咳出异物,也可将患儿倒提拍背。

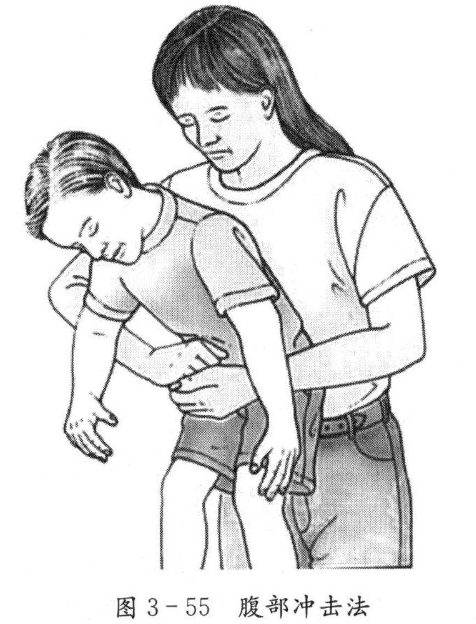

图3-55　腹部冲击法

2. 催吐法

用手指伸进口腔,刺激舌根催吐,适用于较靠近喉部的气管异物。

3. 腹部冲击法

救护者于背后抱住患儿腰部,腿弓步,一只手的拇指握在4个手指里边,握拳,拳眼冲其上腹部,另一只手包住握拳手的外侧,用力向后上方挤压,压后放松,重复而有节奏进行,以形成冲击气流,把异物冲出(图3-55)。异物冲出后应及时从口中取出,以免窒息解除时引起本能的大口吸气再次将异物吸入气管。

4. 及时送医院

如上述方法未奏效,应即刻送医院耳鼻喉科,在喉镜或气管镜下取出异物,切不可拖延。如宝宝呼吸停止应立即口对口人工呼吸。

(二) 猩红热

猩红热是一种急性呼吸道传染病,以发热、咽炎、全身弥漫性猩红热样皮疹及脱屑为特征。它是由乙型溶血性链球菌引起的。一年四季均可发病,冬春两季发病较多。儿童发病率较高。主要是通过呼吸道飞沫传播,在阳光不足、空气不流通、人口拥挤的地方较易发病。传染源主要是猩红热病人及带菌者,猩红热病人自发病前一日至出疹期传染性最强,间接接触传染可能性小。猩红热可再感染。故猩红热病人要严格隔离。

1. 症状

本病潜伏期为1～7天,大多为2～4天。主要表现为发热、咽痛、咽峡部明显充血、扁桃体红肿、全身出现弥漫性密集针尖大小的猩红色皮疹,压之退色,有瘙痒感。一周左右,体温开始下降,疹退后皮肤呈小片或大片脱皮。常见并发症为急性肾炎及风湿热。典型的猩红热表现为急性咽炎、扁桃体炎和皮疹。起病急,骤起高热,同时伴有咽痛、头痛、全身不适等。在发热后2天内出现皮疹。皮疹先见于耳后、颈部、颌下、上胸,很快蔓延至腹部及四肢,严重的手掌及足底亦可累及,往往于12～24小时内皮疹由上而下遍及全身。皮疹特点为红色弥漫性针尖大小丘疹，用手抚摸有鸡皮样感觉。疹子密集使皮肤充血发红，皮疹之间的皮肤正常。用手按压皮疹，皮疹消退而发白，数秒恢复，称为“贫血性皮肤划痕”。发病初期，舌尖及边缘发红，逐渐舌光滑绛红、舌乳头绛红突起如草莓，称为“草莓舌”(图3-56)。若面部潮红，而口唇周围及鼻端显得苍白，称为“环口苍白圈”。在皮肤皱褶处，如腕、肘、腹股沟等部位，疹子密集，且有皮下出血，形成紫红色线条样褶痕，称为“帕氏线”。皮疹依出疹先后顺序消退，一般2～4天可完全消退，一周后开始脱皮，无色素沉着。

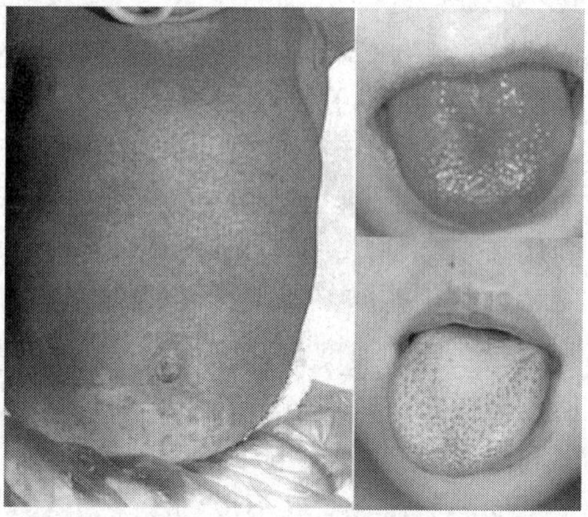

图3-56　猩红热症状

2. 治疗

青霉素是治疗猩红热和一切链球菌感染的首选，一般注射青霉素G，疗程7～10天。

家庭护理上应注意以下几点。

(1) 居室应通风，尽量让患儿隔离独居，病儿的分泌物和污染物应及时消毒。在接触猩红热病儿时应戴口罩，防止传染，也可防止其他感染。在急性期要卧床休息，以免产生并发症。

(2) 要给予营养丰富、富含维生素的流质或半流质食物，且要易消化，发热出疹时应让患儿多饮水。

(3) 注意口腔卫生，可用淡盐水漱口，一日3～4次，清除鼻腔分泌物，用青霉素软膏涂口唇和鼻腔。

(4) 皮疹退后可出现皮肤脱屑，有痒感，要防止病儿抓挠患处，可以给病儿戴上手套，痒时可涂炉甘石洗剂。且不要用手剥脱皮屑，以免引起感染。衣服应宽大，被褥轻且宽松。防止过紧引起瘙痒。

(5) 观察病情变化。在发病2～3周时注意小便颜色是否加深，如尿液似酱油色或洗肉水色，尿量减少，面部、四肢水肿，或出现关节红、肿、痛等症状时，可能有并发症应及时去医院就诊，以免耽误病情。

(6) 在出现急性咽炎、扁桃体炎时，应及时就医，防止出现病情加重。

3. 预防

预防猩红热的最好办法就是增强宝宝的免疫力。在流行期间，应避免去易感区。若小儿有猩红热密切接触史的，可在医生指导下用青霉素预防。

(三) 流脑

1. 症状

发热、头痛、呕吐是流脑三大主要症状。

2. 治疗

卧床休息，保持病室安静、空气流通。给予流质饮食。密切观察病情。保持口腔、皮肤清洁，防止角膜溃疡形成。

3. 预防

保持室内空气新鲜清洁，经常开门窗通风或喷洒空气清洁剂，常晒被褥，可以杀死环境中的病原体。

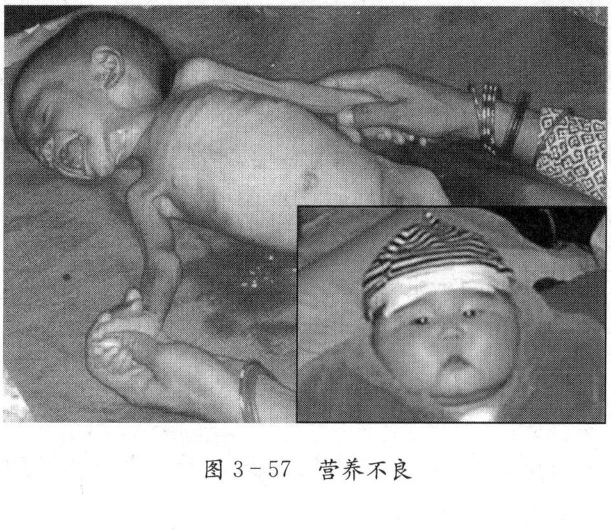

图3-57　营养不良

(四) 营养不良

营养不良是由于热量、蛋白质不足而致的慢性营养缺乏症(图3-57)。根据中国预防医学科学院的资料，婴儿出生至18个月是儿童营养的关键年龄段。此时营养不良会导致传染病的易感，免疫力下降，身高、体重受限，增加成年后患各种慢性病的危险。

轻度营养不良一般只有皮下脂肪减少、肌肉轻度萎缩的表现，不容易发现，其实宝宝营养状况滑坡在疾病出现之前就有种种信号出现了。如宝宝出现情绪变化，郁郁寡欢、反应迟钝、表情麻木、惊恐不安、爱发脾气、固执、胆小怕事等，应该考虑是否存在体内某些营养素缺乏，应该向医生咨询。

营养不良也可引起宝宝行为反常，大体有以下几种：不爱交往、行为孤僻、动作笨拙、夜间磨牙、手脚抽动、易惊醒，喜欢吃纸屑、泥土等异物，这都需要从营养的角度进行治疗。

另外，还应该按照医生的要求按时给宝宝测量身高、体重、头围等数据，0～12个月的男婴和女婴数据上会稍有不同，女婴相对各项指标都低一些，但是大约都应该是体重从3千克发展到11千克左右，头围从35厘米增长成48厘米，如果过低应该引起家长的重视。

对婴儿来说，蛋白质、碳水化合物及脂肪以1∶4∶2比例摄入比较适宜。蛋白质摄入过少可影响婴儿生长发育的速度，而摄入过多会使大便干燥、增加肾脏的负担；碳水化合物过多孩子在外表看来很胖，但是抵抗力差，易生病；若脂肪供给量不足婴儿可能出现各种脂溶性维生素缺乏症，而脂肪摄入过多会引起腹泻、消化不良等。

要避免孩子营养不良，最好的办法是积极做好预防工作。婴儿在6个月内最好实行母乳喂养，按时增添辅食，给孩子高热量、高蛋白、维生素丰富的食物，婴儿才能茁壮地成长。

第九节　第10个月婴儿护理保健

一、第10个月婴儿身心发育

(一) 体格发育

1. 体重

10个月时，男孩的平均体重为9.44千克，女孩为8.80千克。

2. 身长

宝宝的身体也长高了不少，男孩的身高平均为73.8厘米，女孩为72.3厘米。

3. 头围

第10个月婴儿头围增加0.5厘米左右，第10个月末婴儿头围达43～45厘米。

4. 出牙

宝宝可能长4～6颗乳牙了。

(二) 感知觉发育

宝宝觉察到妈妈和他是两个分离的个体，能在镜子里分辨出妈妈和自己的不同影像。

宝宝的声音定位能力已发育很好，有清楚的定位运动，能主动向声源方向转头，也就是有了辨别声音方向的能力。大人手拿风铃，分别在宝宝的上方和下方晃动出声，观察宝宝是否会跟着声音上下抬头、低头。

(三) 动作发育

宝宝现在经常能自得其乐地独自坐着玩一会儿，他可以平稳地坐在地毯上玩耍，也能毫不费力地坐到一个矮椅子上，还可以扶着家具走上几步，没准儿他还会放开小手，独自站立片刻。如果你扶着宝宝做好走路的姿势，他会迈步，站着的时候，可能还会试着从地上捡起玩具。

宝宝的手指正变得越来越灵巧。他已经能够用大拇指和食指像钳子似地把小东西拣起来了。他可能已经不需要将手腕倚在坚硬的表面上，就可以捡起一小片吃的东西或其他小物品了。

(四) 语言发育

宝宝喜欢发出咯咯、嘶嘶、咳嗽等有趣的声音，笑声也更响亮，并反复重复会说的字。能执行诸如

“请把那个球给我”等简单指令。这时，你要去读懂宝宝指指点点、嘟嘟囔囔是要干什么。比如，当宝宝指着奶瓶时，他可能是饿了，这时，你要马上告诉他“奶瓶，妈妈给你冲奶喝”。

(五) 情绪发展

宝宝的心情开始受妈妈的情绪影响，当你不安或沮丧时，他也会显得不高兴。如果妈妈十分轻松快乐，宝宝也表现得很兴奋。喜欢和成人交往，并且会模仿成人的举动，尤其喜欢模仿着叫妈妈。他看到另一个孩子哭，他也会哭。

喜欢看着其他小孩玩耍。当有其他小孩在旁边或者想分享他的玩具时，宝宝会显示出对玩具明显的占有欲。宝宝会认为全部的东西是自己的，不愿和别人分享(图 3-58)。

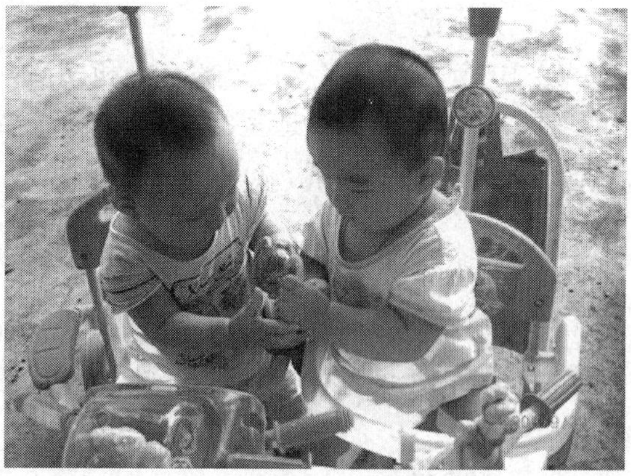

图 3-58 不愿分享玩具

(六) 生活习惯

宝宝长到 10 个月，辅食已逐渐变为主食，每天吃饭、吃奶共 5 次，两次饮食间隔约 4 小时左右。白天睡觉可逐渐由 3 次改为上、下午各一次，每次约 2 小时，晚上睡 10 个小时，一昼夜约睡 14 个小时。

生活规律应根据不同宝宝和家庭的具体情况酌情而定，但一经制定就要认真执行，使宝宝养成有秩序的生活习惯。户外活动可根据季节、天气和温度的变化适当调整，但应该尽可能保持每天 2 小时以上。

二、第 10 个月婴儿喂养

(一) 乳类

宝宝主食为母乳或奶粉及其他(稠粥、面片、米粉等)，每次 200 毫升左右。母乳：上午 6 时，下午 6 时，晚 10 时；其他：上午 10 时，下午 2 时。

(二) 辅食

辅食要荤素搭配。蛋黄隔日一个，放稀饭里或者米糊里吃。每顿饭放 3 种以上的菜，最好是 2 种荤菜，3 种蔬菜。建议上午吃蛋黄，下午吃鱼虾等。

(三) 辅助食物制作举例

1. 疙瘩汤

把 1/4 个鸡蛋和少量水放入大匙面粉中，用筷子搅拌成小疙瘩，把切碎的胡萝卜、圆白菜各两小匙放入肉汤内煮软后，再把面疙瘩一点一点放入肉汤中煮。

2. 蒸鱼饼

把 1/2 条鱼去皮和骨、刺后，研碎；与豆腐泥混合均匀后做成小饼，放蒸锅内蒸，把鱼汤煮开后加少许盐，最后把蒸过的鱼饼放入鱼汤内煮熟。蒸鱼饼的特点是能够保持鱼肉中的营养成分不被破坏。

3. 虾豆腐

虾 2 条，豆腐一小块，嫩豌豆苗 2、3 根煮熟后切碎，放入锅内，再加切碎的生香菇，加海味汤煮，熟时薄薄的勾一点芡(图 3-59)。

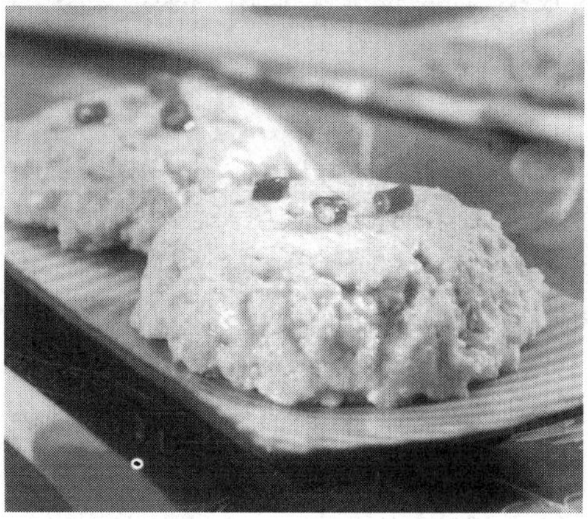

图 3-59 虾豆腐

三、第10个月婴儿日常护理

(一) 睡觉

第10个月的宝宝双腿更加有力和灵活，在睡觉时要防止他踢被；不要穿厚的衣服睡觉，也不要盖得过多，可采用厚薄、大小适宜的睡袋；白天不要让宝宝玩得太疯；临睡前不要和宝宝玩激烈的游戏，不要为他讲情节可怕的故事。

(二) 清洁牙齿

从宝宝萌出第一颗牙齿时就应该开始清洁牙齿的工作。妈妈可以在食指上裹上纱布，蘸生理盐水或蒸馏水轻轻擦洗牙齿，早晚各一次。而且在进餐后给宝宝喂一些温开水来清洁口腔。

(三) 穿衣

要根据气温变化给宝宝增减衣服，可以让宝宝穿跟大人一样多的衣服，因为如果大人在安静时不感到冷，也不觉得热，那么对宝宝来说也是合适的。

(四) 安全

宝宝在这个月龄中所发生的事故，都是因为家长粗心大意而造成的。特别注意以下防范措施。

(1) 应在楼梯口安上栏杆或在门上挂上门钩，通往楼梯的门要关好。

(2) 阳台上、窗户附近不可放置椅子、凳子等可踩着爬高的东西，使宝宝不能攀登。

(3) 关好浴室的门，避免他自己翻到浴缸中而发生意外。

(4) 宝宝睡觉时要检查床的防护栏，避免宝宝摔到地上。

(5) 家中地板上应铺上防滑的地毯，以免宝宝摔跤。

(6) 宝宝能拉开的抽屉中不要放剪刀等危险物品。

(7) 收起放在外面的药瓶和化妆品，以免被宝宝拿到后误服下去。

(8) 洗衣机、电冰箱等电器的电线，孩子都感兴趣，要做好防护。

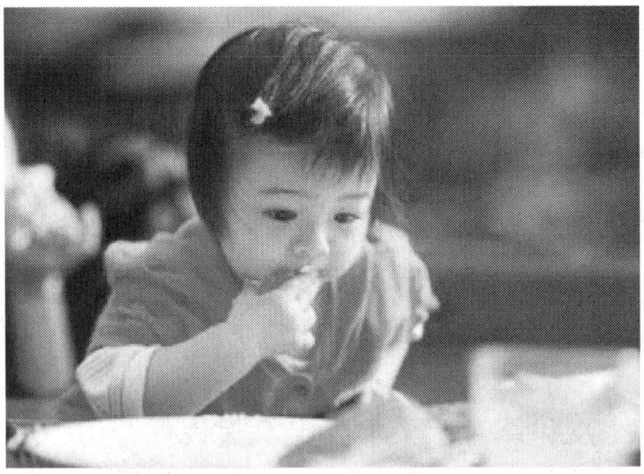

图3-60 手抓食

(五) 手抓食

宝宝对小东西充满了好奇，而且他仍然喜欢把它们放到嘴里"品尝"一下。只要这些东西是可以吃的，不是太小，而且不会让你的宝宝噎住，那也未尝不可。比如一块生胡萝卜、一整粒葡萄、煮熟的小块蔬菜、面条和削皮切碎的水果，都是适合宝宝用小手抓着吃的好食物(图3-60)。

(六) 注意婴儿期脊柱的发育

当你的宝宝到了婴儿期的时候，一定要注意宝宝脊柱的发育问题了，在平时的生活中怎样要求宝宝很重要，如果不注意很容易让宝宝养成不好的习惯，造成一些骨骼和脊柱发育不好的问题。

一岁以前，是宝宝脊柱发展最迅速的时期。

新生儿的脊柱非常柔软，几乎完全是直的。从出生后第3个月起，宝宝开始出现抬头等动作，从而使肌肉得到强化，脊柱也开始形成第1个弯曲——颈椎前凸。因此，抱3个月大宝宝的时候就不必紧紧护着他的头部了！但在弯曲尚未完全形成前，宝宝1、2个月的时候，一般以横抱为主，父母一定要为宝宝做好完整的支撑，以免发生意外。

到3、4个月大，孩子就想把世界看得更多一点了，横着抱的时候孩子看的视野很局限，已经不能满足孩子的需要了，可以采用竖抱(图3-61)。这时可以让宝宝背靠着你的胸部，用一只手托住他的臀部，另一只手围住他的胸部。这样，让宝宝面向前抱着，使他能很好地看看面前的世界。不要长久地一个姿势抱着宝宝，还可以让宝宝面对着你，坐在你的一只前臂上，你的另一只手托住宝宝的头颈、背部，让宝宝的胸部紧贴在你的前胸和肩部。要注意保护好婴儿，还要抱得舒服，同时使婴儿有安全感。抱起和放下的动作要慢要轻。

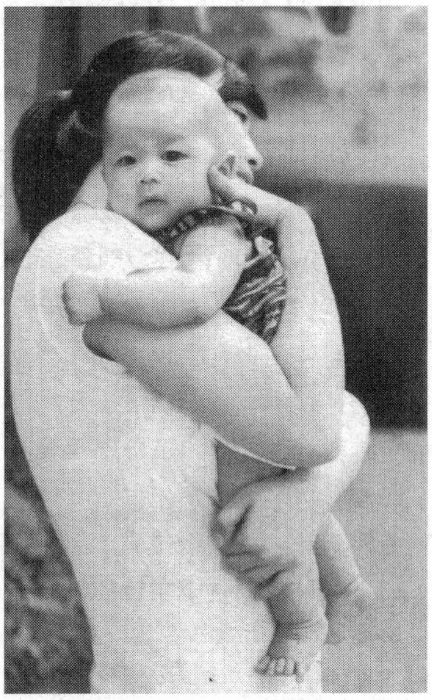

图3-61 竖抱

宝宝6个月时，脊柱将形成第2个弯曲——胸椎后凸。此时，宝宝可以不用任何支撑就能单独坐着。需要注意的是，6个月以前的宝宝，如果没有良好的支撑，不要让他单独坐。因为这时宝宝的胸椎可能还没有完全强化，强迫宝宝提前形成弯曲，容易让宝宝养成前倾的习惯，日后还会造成驼背，影响宝宝的仪态。

1岁前后，宝宝学习走路时，脊柱形成第3个弯曲——腰椎前凸。小儿生长发育遵循一定的规律。所谓“6个月会坐”、“9个月会爬”、“12个月会走”，是与小儿的骨骼、肌肉发育情况密切相关的。值得注意的是，如果这一阶段过早地让孩子学走路，由于其下肢、腰背部的骨骼、肌肉发育尚不完善，无法有效支撑其身体的重量，容易形成“X”型或“O”型腿，严重的甚至会造成疲劳性骨折。

有的家长喜欢搂着、抱着小孩睡觉，其实这种习惯很不好，长久这样弯着就会让脊柱弯曲，它不是自然的发展过程，结果造成家长抱着的姿势怎么样，孩子的脊柱就会怎么样弯曲。

另外，虽然宝宝在1岁以内就会出现这3个弯曲，但一直要到六七岁时，孩子的脊柱弯曲才会彻底固定下来。所以，父母一定要结合身体发育的不同阶段为宝宝安排合适的运动，千万不能拔苗助长。

四、第10个月婴儿保健护理

(一) 咳嗽

1. 症状

咳嗽是宝宝常见的呼吸道症状，由于宝宝支气管黏膜娇嫩，抵抗外界病菌感染的能力差，故容易发生呼吸道炎症而产生咳嗽。

2. 治疗

在未明确宝宝咳嗽原因之前，切忌乱服止咳药。可以用土柚子炖土冰糖，效果比炖梨还好。

3. 预防

加强锻炼，多进行户外活动，提高机体抗病能力。气候转变时及时增减衣服，防止过冷或过热。经常开窗，流通新鲜空气。家人有感冒时，室内可用醋熏消毒，防止病毒感染。

(二) 嗓子过敏

有的宝宝会发生嗓子过敏的情况，症状表现为：当吃稍硬一点的食物或没有吃惯的食物，以及没有水分的食物时，宝宝会“哇”地一声吐出来，而给予一些糊状软食时，就不会吐出来。

对于这样的宝宝，开始可以不吃米饭，只吃煮得很软的粥和面条，这种宝宝的代乳食品很单调，然后逐渐一点一点地让宝宝吃其他食物，只要宝宝能习惯就可以。而且，许多嗓子过敏的宝宝能通过食用蛋、鱼、奶等充分摄取动物性蛋白，但蔬菜类的摄取量却不足，所以可将蔬菜弄碎放到粥里，或将蔬菜切得碎碎的，做成汤喂宝宝。

(三) 便秘

从满 10 个月起，以前大便一直很规律的宝宝，有的却便秘起来，两三天才排一次大便。通常是因为吃得少了或吃的食物太软。

可以通过观察宝宝的体重来找出原因。如果体重平均每天增加不到 5 克，那么属于饮食不够，可以让宝宝多吃些。在这个月龄中，可加面包、米饭，也可以多吃鱼或肉等，不要只让宝宝多喝奶。

如果宝宝的体重平均每天增加 7、8 克还是便秘，就可能是因为食物太软，给宝宝吃了过多的容易消化的食物。这时应该让宝宝多吃富含纤维素的食物，如菠菜、卷心菜、葱头等，可以把这些菜剁碎放到鸡蛋里作成软煎蛋卷让宝宝吃。还要给宝宝多喂食水果，如果宝宝没有吃过酸奶，可以把牛奶换成酸奶试试。还可以将豌豆等不易消化的食物弄碎给宝宝吃，刺激一下肠道。适宜的运动也可以刺激肠道，要经常带宝宝进行一些户外运动。

(四) 摔倒、滑倒

这个月龄的宝宝活动增加，经常会摔倒、滑倒，常常受伤，可根据情况采取以下处理方法。

(1) 孩子摔倒后，如果头部碰到院子里的石头而流血时，应用消毒纱布包上，立即送医院，不要在家里自行处理。

(2) 如果孩子摔伤，头上只碰出个包，没有流血，就不用上药。尤其不要用手揉肿起的部位，这样只会加重血肿，可以冷敷一下。

(3) 如果从 1.5 米以上的高处摔下，即使立即号哭，也要去看医生。

(4) 碰撞的部位擦伤、渗血时，应当用酒精棉擦拭伤口四周，再抹上红药水，不包纱布会好得快，用了胶布易化脓。

(五) 割伤

当宝宝被刀片或者碎玻璃片割破手指时，要先清洗伤口，然后用消毒纱布摁住伤口。

如果用消毒纱布摁一两分钟就不再出血，可上点红药水，盖上消毒纱布，再用绷带包好，决不能用胶布直接贴到伤口上，也不要贴薄荷脑之类的膏药。

如果血止不住，要马上去医院。

第十节　第 11 个月婴儿护理保健

一、第 11 个月婴儿身心发育

(一) 体格发育

1. 体重

11 个月末时，男孩的平均体重为 9.65 千克，女孩的平均体重为 9.02 千克。如果男孩的体重低于 7.57 千克，女孩的体重低于 7.02 千克，就需要引起注意。

2. 身长

这个月末男孩的身长平均值为 75.2 厘米，女孩的身长平均值为 73.7 厘米。

3. 头围

第 11 个月婴儿头围增加 0.5 厘米左右。第 11 个月末婴儿头围达 43.5～45.5 厘米。

4. 出牙

这时，宝宝一般出 5～7 颗牙齿，多为上边 4 颗前牙和下边 2 颗前牙。有的孩子才刚开始出牙，也是正常的。

(二) 感知觉发育

宝宝可能会模仿大人的面部表情,宝宝能意识到他的行为能使父母高兴或不安,因此也会想尽办法令父母开心。他模仿成人面部的表情,能很清楚地表达自己的情感。有时,他独立得像个“小大人”,而有时又表现得很孩子气。宝宝自己吃饭的能力进一步提高了,能伸胳膊伸腿配合妈妈给自己穿衣服了。

宝宝开始会进行有意识的活动,将事物之间建立联系的能力继续增强。例如:他知道木球和瓶子之间的关系,知道拿起木球投到瓶子里;逐步建立了时间、空间、因果关系,如看见母亲倒水入盆就等待洗澡;喜欢反复扔拾东西等。在杯子下面放一个色彩鲜艳的杯垫,观察宝宝如何拿到杯子下面的杯垫(宝宝探索数次后会知道只有拿开杯子,才能拿到杯子下面的杯垫)。

(三) 动作发育

宝宝已经可以在大人用一只手牵着的情况下走路,但是走起路来摇摇晃晃,此时还没有什么平衡感;在大人的帮助下可能会迈步爬楼梯,但还不会左右脚交替迈步;愿意蹲着玩(图 3-62),可以从站姿蹲下来,也可以从坐姿站起来,但还不是很稳,有时会坐个屁股墩;扶着东西能稳稳地站立、走动,喜欢到处翻看,这时一定要注意安全。

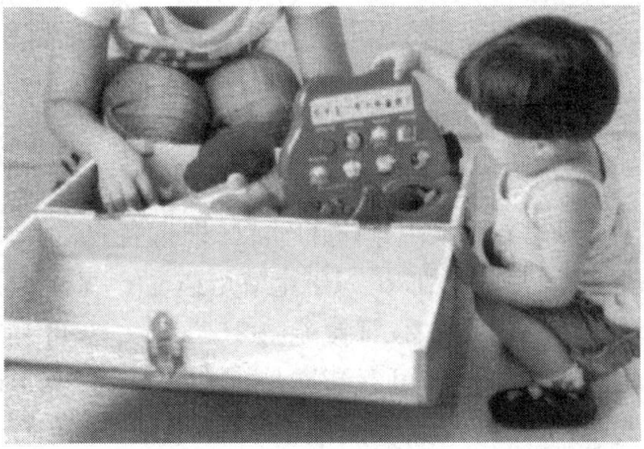

图 3-62 蹲着玩

宝宝还喜欢把玩具扔到地上,再让人帮他捡起来,乐此不疲。精细动作方面,宝宝喜欢拿着一支笔在纸上乱画;会把东西装入容器内,再将它取出;会对盒子、瓶子的盖子感兴趣,并试图打开;会翻质地较硬的书页;最喜欢小玩意儿,但不能给宝宝太细小的东西,以免吞进肚子里。

(四) 语言发育

现在,宝宝会模仿熟悉的说话声,会自言自语地说些别人听不懂的话,还会试着学小狗或小猫的叫声。这时,父母要做个热心听众,并对宝宝的声音做出积极回应。当你对他说他喜欢的玩具时,他会用手去指,或者用眼睛看。这时,你要给予鼓励,激发宝宝的学习兴趣。对宝宝说话时要注意发音吐字清晰准确,用语简练,多给宝宝一些模仿的机会,鼓励宝宝发音。

宝宝能听懂并且执行简单的指令了。比如“请把小勺给我”或“把积木拣起来”。你可以把复杂的指令分解成比较容易的单个步骤,借助手势强化指令,来帮助宝宝学习。

婴儿已能听懂 10～20 个词。此时,让婴儿在接受听力训练的同时,去观看成人的口形,模仿口形动作,以听促说,加以训练。婴儿会叫出简单物品的名字,如“灯灯”、“饭饭”等。

宝宝现在对书画的兴趣越来越浓厚。很喜欢翻着书页,陶醉在精美的图画书里,专为婴幼儿编的经典童话绘本、介绍色彩与形状的益智画册等都是宝宝的至爱。家长可以到书店挑选多种多样最适合自己宝宝阅读的图书。

(五) 情绪发展

宝宝变得很好动,遇到“困难”时,仍然以发脾气、哭闹的形式发泄自己因受挫而产生的不满和痛苦。

有初步的自我意识,喜欢用语言和动作与熟悉的人进行交流,但见到生人会有害羞、恐惧的表现。宝宝已经和你建立了依恋关系,当你离开时,他会感到很难过。当你真的要离开时,要告诉他“我一会儿就会回来”,走的时候要坚决果断,不要拖泥带水,你的恋恋不舍,只会让宝宝更难受。其实,一旦宝宝看不到你,很快就会停止哭泣了。

宝宝已经能执行大人提出的简单要求,还会用面部表情、简单的语言和动作与成人交往,且交往的能力不断增强。

(六) 生活习惯

这个月的宝宝,每天需要睡12～16小时。白天睡两次,每次睡1个半小时到2小时,夜间睡10～12小时。

二、第11个月婴儿喂养

婴儿生长发育很快,营养需要量大,单纯依靠奶类已不能满足婴儿的营养需要。因此,辅助食品逐步成为营养的重要来源,甚至主要来源。

(一) 乳类

母乳仍是婴儿重要食物,如母乳不足可用混合喂养或人工喂养(喂牛奶或奶粉)。喂养方法可每天吃5顿,3顿乳类、2顿辅助饮食或2顿乳类、3顿辅助饮食。

(二) 辅食

11个月以上宝宝的饮食,根据各自的个性和妈妈的奶水情况,各不相同。在这个月龄里,宝宝的体重平均每天增加5～10克就可以了。每天增加20克以上时,就是过量了,要酌情减少食量。如果10个月前一直只吃粥,每顿能吃100克以上,可加一顿米饭试试。开始时可在吃粥前给宝宝2～3匙软米饭,如果宝宝爱吃,可逐渐增加。在10个月宝宝的饮食上,只要能确定宝宝喜欢吃什么就可以了,宝宝喜欢吃的东西可一点一点地增加,不要在每顿饭上强迫宝宝吃他不喜欢的东西,快乐地吃饭比什么都要吃更重要。要根据宝宝的营养状况来调剂作为生活乐趣的点心和加强营养的点心。如果宝宝已经过胖并被限制吃粥和米饭、面包等食物,可用水果代替点心,但不要给糖分丰富的香蕉。相反,对只吃少量的粥、米饭、面包等,体重增加不甚理想的宝宝,可在间食时间给宝宝吃点心。要尽量规定吃点心的时间,吃完以后让宝宝喝些凉白开水,这样可预防龋齿。

(三) 辅食制作举例

1. *茄子饭*

蒸好软米饭80克。将茄子50克去皮,切得细碎,放在油锅内炒后取出;将鸡肉10克洗净后切碎,随后入锅油炒片刻,再加入炒好的茄子和米饭一炒即可。

2. *山芋鸡蛋圆子*

将山芋50克洗净,入锅蒸熟后去皮碾成糊状。将鸡蛋打匀,加面粉、适量水和砂糖调匀后,再加入山芋糊一起调制,制成山芋圆子,然后入锅蒸熟。在碗中倒入适量果汁,然后加入蒸好的山芋圆子(图3-63)。

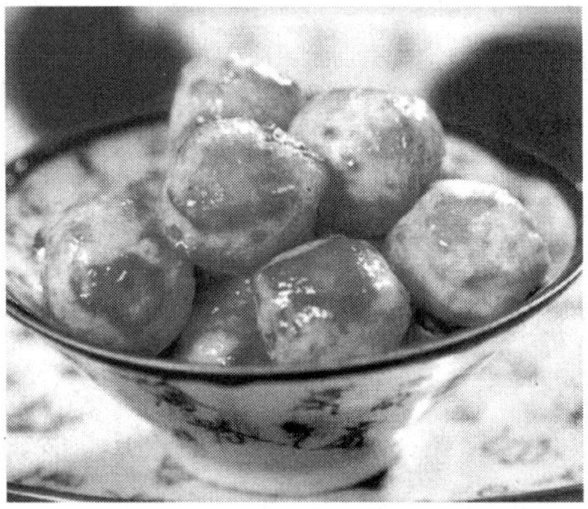

图3-63 山芋鸡蛋圆子

三、第11个月婴儿日常护理

(一) 睡觉

对难于入睡的宝宝,最好的办法是让他在疲劳后上床睡觉。因此,重要的是白天让宝宝多玩耍,洗澡可在临睡前进行,等他真正发困,再把他放进被窝。还可以缩短宝宝白天午睡的时间。一旦把宝宝放进被窝,就应尽快让他入睡,宝宝深夜哭醒时,也要尽快哄宝宝入睡。如果宝宝半夜醒来,不给奶吃就不睡,这时可以满足他。

其实,对于这个月龄的宝宝,采取什么姿势睡觉不需要讲究,只要宝宝睡得安稳,即便是俯卧睡觉也没有什么问题,对于担心心、肺活动限制和造成窒息的危险都过虑了。这是因为,11个月的宝宝已经不像刚出生不久的新生儿那样,他的四肢活动和身体转动、大脑调节能力已经比较好,当机体有什么不适时,他能够自己调整好。所以,如果宝宝采取俯卧的姿势睡觉,肯定是他感觉这种姿势让他睡得最舒服(图3-64、65)。

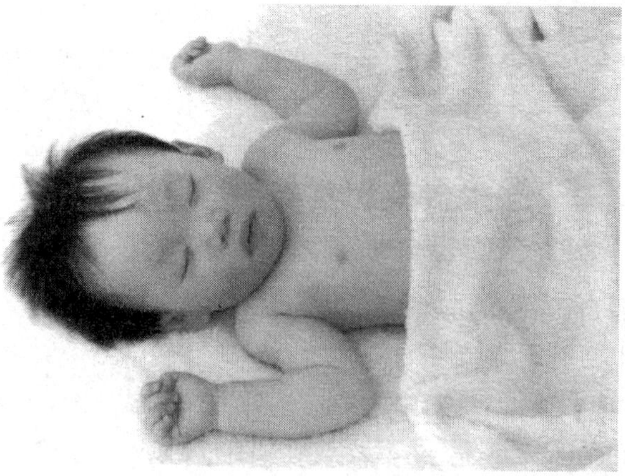

图 3－64 仰卧睡觉

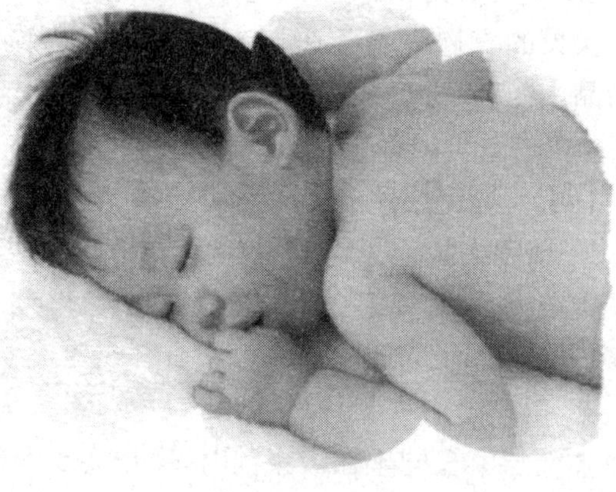

图 3－65 俯卧睡觉

(二) 排尿

有的宝宝到了这个月龄，一看到别人让他坐便盆，就会用“打挺”以示抗拒。如果宝宝尿湿不哭闹，屁股不出尿布疹，可以让宝宝一直睡到天亮。不要强迫宝宝用便盆排大小便，天冷时可以用热水把便盆热一下，以免冷刺激引起宝宝大小便抑制。要根据气温、饮食、出汗多少等实际情况确定宝宝的排尿次数，不要频繁地让他坐便盆，以免产生抵触情绪。

(三) 消除隐患

1. 房间里的鲜花——花粉过敏

专家指出，有些失眠、脱发、咳嗽、头痛、过敏与养兰花、含羞草、紫荆花、夹竹桃、夜来香、郁金香、月季花、百合花、康乃馨、黄花杜鹃等有关。

为了宝宝的器官和神经避开不良的刺激，稳妥的做法是把它们请到室外。而即便是在户外，宝宝也要有节制地亲近它们。

2. 爸爸抽烟——二手烟

成人呼出的烟气和点燃香烟时散发的烟雾，会呛着宝宝，直接威胁着他们稚嫩的呼吸道、口腔、交感神经和成长中的大脑，引起孩子哮喘、龋齿、耳鸣或听力下降，延缓智力发育和身高的增长。

为避免孩子遭受二手烟的袭击，房间内必须是绝对的无烟区。假如爸爸的烟瘾犯了，可以关上房间和阳台之间的门，为自己开辟一个小小的吸烟区，当然，阳台的窗户是开放的。

3. 妈妈的香水——香水过敏

对于一些敏感的孩子来说，可能“二手香”的威胁绝不亚于“二手烟”。被动吸入空气中的人造香味后有些宝宝会产生头痛、头晕、流泪、皮疹、嗓子疼痛，胸闷之类的过敏。毕竟包装精美、气味芬芳的香水实质上是一瓶化学制剂，其中的某些成分可能是有毒的，会对大脑的某些部分产生刺激。

如果职场中的妈妈难以割舍自己的“香水情结”，不妨在和宝贝道别之后、早上离家之前喷洒一点；下班回家后立即冲个热水澡，再和孩子亲密接触。

4. 宝宝的衣物——拒绝樟脑丸

有些妈妈在宝宝的衣柜里放卫生球或樟脑片，原以为这样能保证孩子的健康，但对于有些孩子来说，结果却事与愿违。有些孩子因为长期受樟脑味熏陶，居然能引发血液性黄疸病呢！樟脑丸的主要成分是樟脑。卫生球则是从石油或煤焦油提炼出来的有机物质再经加工制成的，主要成分是萘和樟脑，它们有强烈的挥发性和毒性(图 3－66)。成人有将这些毒性排出体外的能

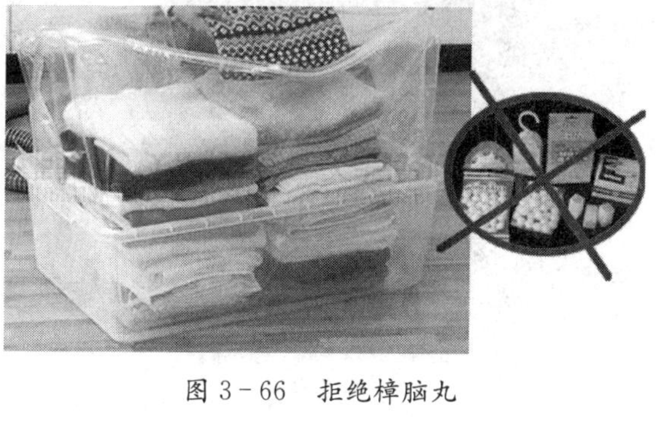

图 3－66 拒绝樟脑丸

力，但孩子不具备，自然遭殃。

宝贝的衣物要远离卫生球或樟脑片，也不用卫生球保存过的布料给孩子做衣服被褥。保持宝宝贴身用品干净、无毒的最好办法是在洗过之后用热水烫一遍，达到消毒的目的。

(四) 预防坠落、烫伤、吞入异物

1. 预防坠落

宝宝睡觉时，要把童床的护栏拉起，免得宝宝醒来后自己移动到床边，不小心掉下来；不要让宝宝在没有家长保护的时候爬上爬下；家中有客或者外出串门，也要盯紧宝宝，不要光顾着自己聊天。

2. 预防烫伤

宝宝与家长同坐在饭桌前时，家长要小心放置热的东西。热水壶不要放在桌上；热汤、火锅等应放在宝宝够不着的地方；桌子上不要放桌布，以免宝宝拉下来，让桌子上的东西烫到他；房间使用的热水瓶，要配有严密的瓶塞，并放在宝宝够不着的地方。

3. 预防吞入异物

家长收拾东西要彻底，尤其是一些小东西不要随意乱丢，以免宝宝拿到放入口中；不要在宝宝玩耍时喂食花生等小而硬的食物。

四、第11个月婴儿保健护理

(一) 小儿支气管炎

支气管炎是儿童常见呼吸道疾病，患病率高，一年四季均可发生，冬春季节达高峰。

1. 症状

典型的支气管炎常发生在上呼吸道感染后2～3日，小儿常常有不同程度的发热，体温以中、低度发热为见，咳嗽、食欲减退或伴呕吐、腹泻等，较小儿童还可能有喘憋、喘息等毛细支气管炎表现。尽管有少数患儿可能发展成为支气管肺炎，但大多数患儿病情较轻。

2. 治疗

如果宝宝是第一次患毛细支气管炎，医生一般都不主张使用止咳药，因为咳嗽是婴儿自我清理呼吸道的一种办法；也不推荐使用大量化痰药物，因为过分稀释分泌物，会造成支气管被分泌物堵塞，使孩子呼吸不畅。人们熟悉的抗生素对毛细支气管炎也没有明显效果，因为毛细支气管炎一般是由病毒引发的，只有在怀疑宝宝有继发细菌感染的情况下，医生才会适当使用抗生素。

百合粥：鲜百合20克，糯米50克，共煮粥，冰糖调服。健脾补肺，止咳定喘。

3. 家庭护理

(1) 保暖

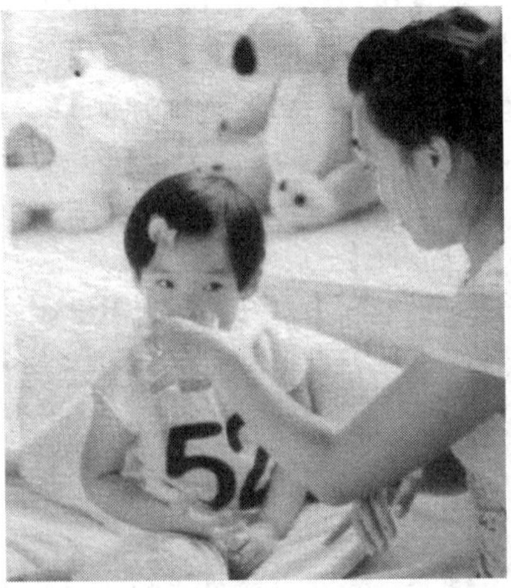

图3－67　多喂水

温度变化，尤其是寒冷的刺激可降低支气管黏膜局部的抵抗力，加重支气管炎病情，因此，家长要随气温变化及时给患儿增减衣物，尤其是睡眠时要给患儿盖好被子，使体温保持在36.5℃以上。

(2) 多喂水

小儿支气管炎时有不同程度的发热，水分蒸发较大，应注意给患儿多喂水(图6－67)。可用糖水或糖盐水补充，也可用米汤、蛋汤补给。饮食以半流质为主，以增加体内水分，满足机体需要。

(3) 营养充分

小儿患支气管炎时营养物质消耗较大，加之发热及细菌毒素影响胃肠功能，消化吸收不良，因而患儿体内营养缺乏是不容忽视的。对此，家长对患儿要采取少量多餐的方法，给予清淡、营养充分、均衡易消化吸收的半流质或流质饮食，如稀饭、煮透的面条、鸡蛋羹、

新鲜蔬菜、水果汁等。

(4) 翻身拍背

患儿咳嗽、咳痰时，表明支气管内分泌物增多，为促进分泌物顺利排出，可用雾化吸入剂帮助祛痰，每日2～3次，每次5～20分钟。如果是婴幼儿，除拍背外，还应帮助翻身，每1～2小时一次，使患儿保持半卧位，有利痰液排出。

(5) 退热

小儿支气管炎时多为中低热，如果体温在38.5℃以下，一般无需给予退热药，主要针对病因治疗，从根本上解决问题。如果体温高，较大儿童可予物理降温，即用冷毛巾头部湿敷或用温水擦澡，但幼儿不宜采用此方法，必要时应用药物降温。

(6) 保持家庭良好环境

患儿所处居室要温暖，通风和采光良好，并且空气中要有一定湿度，防止过分干燥。如果家中有吸烟者最好戒烟或去室外吸烟，防止烟害对患儿的不利影响。

4. 预防

(1) 要注意小孩的冷热，不要穿得太热，要让他有适当的耐寒锻炼。气温较高时要注意不要让小孩热着了，免得汗湿衣服更容易感冒。

(2) 家里人感冒时不要接触宝宝，室外活动时戴上口罩。从外面回来，要先脱掉外衣，换上干净衣服，再抱宝宝。照料宝宝前一定要洗干净手。

(3) 居室要保持通风、清洁。

(4) 在病毒流行期间尽量减少外出，少带宝宝去人群拥挤的公共场所。

(5) 让宝宝养成多喝水的习惯。

(二) 小儿疝气

即小儿腹股沟疝气，俗称“脱肠”，是小儿普通外科手术中最常见的疾病。在胚胎时期，腹股沟处有一“腹股鞘状突”，可以帮助睾丸降入阴囊或子宫圆韧带的固定，有些宝宝出生后，此鞘状突关闭不完全，导致腹腔内的小肠、网膜、卵巢、输卵管等进入此鞘状突，即成为疝气(图3-68)，若仅有腹腔液进入阴囊内，即为阴囊水肿。

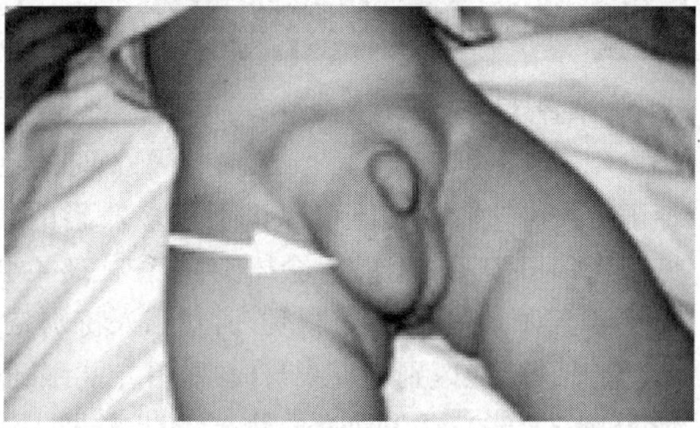

图3-68 小儿疝气

疝气一般发生率为1%～4%，男孩是女孩的10倍，早产儿则更高，且可能发生于两侧。

疝气可能在出生后数天、数月或数年后发生，通常在小孩哭闹、运动、解便后，在腹股沟处会有一鼓起块状物，有时会延伸至阴囊或阴唇。有可能在卧床休息或睡觉后自行消失，严重者会腹痛、恶心、呕吐、厌食或哭闹不安。

手术是小儿疝气最好的治疗方法，一般皆以全身麻醉，采用高位结扎的方法，手术安全且时间不长。若有疝气发生，宜早日治疗，以免疝气囊的内容物发生箝闭，增加手术的困难与生命的危险，至于阴囊水肿，则可观察至1岁，若无消失再行手术治疗，须小心追踪检查，注意疝气形成的可能性。

小儿疝气的治疗注意事项：应尽量避免和减少哭闹、咳嗽和便秘；注意休息，坠下时，可用手按摩，推至腹腔；尽量减少奔跑与站立过久，注意休息；适当增加营养，平时可吃一些具有补气作用的食物，如山药、扁豆、鸡、鱼、肉、蛋等；大一些的宝宝适当进行锻炼，以增强身体素质。

(三) 预防感冒

感冒为最常见的一种疾病，由病毒引起。感冒分普通感冒和流行性感冒。普通感冒俗称伤风，起病较慢。流行性感冒简称为流感，起病急。一般地讲，感冒很少危及生命，但若不及时治疗，可引起支气管炎、肺炎、中耳炎等。因此不要小看感冒，要采取积极措施预防感冒。

应重视小儿的体格锻炼和营养，以增强体质。注意保暖，冬季居室内温度应保持适当恒定，空气要经常流通。随着天气变化增减衣服，出汗后马上更换。感冒流行期间，少去公共场所，同时要注意个人卫生。

第十一节　第12个月婴儿护理保健

一、第12个月婴儿身心发育

(一) 体格发育

1. 体重

男孩的体重平均为9.87千克，女孩的体重平均为9.24千克，男孩体重一般不应低于7.79千克，女孩体重一般不应低于7.18千克。

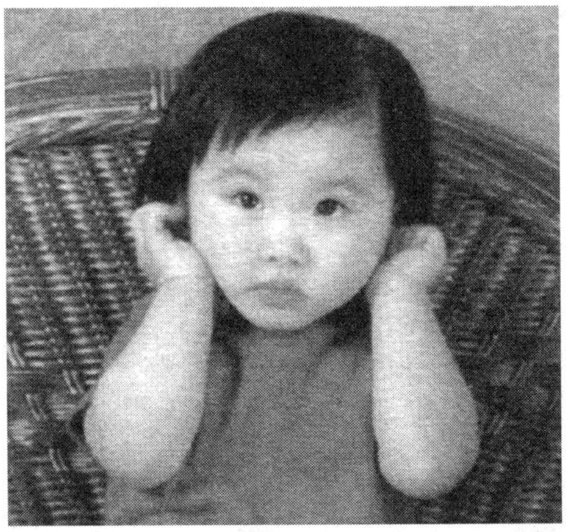

图3-69　认识身体部位

2. 身长

男孩的平均身长为76.5厘米，女孩的平均身长为75.1厘米。

3. 头围

第12个月婴儿头围增加0.5厘米左右，第12个月末婴儿头围达44～46厘米。

4. 出牙

到12个月末，宝宝一般应该已出牙6～8颗。

(二) 感知觉发育

喜欢尝试用新方法玩玩具，会尝试新的活动，并开始深入探究事物的奥秘。对上升与下降的概念有了初步的了解。这时的宝宝自我意识增强，开始坚持要自己吃饭，坚持自己拿着杯子喝水。宝宝现在已可以识别许多熟悉的人、地点和物体的名字，有的宝宝已可以用挥手表示“再见”，用作揖表示“谢谢”。会摇头，但往往还不会点头。现在的宝宝一般很听话，想讨人喜欢，愿意听大人指令帮你拿东西，以求得赞许，对亲人特别是对妈妈的依恋也增强了。能竖起食指表示“1”。两眼调节功能较好，能区别垂直线与横线，目光能跟随坠地的物体。已能听懂简单的吩咐。认识身体部位3～4处(图3-69)；认识动物3种；会随儿歌做表演动作。

(三) 动作发育

快满周岁了，越来越多的宝宝开始会走路，而一些宝宝仍只会爬。不用着急，每个宝宝的生长发育都有自己的规律，不必急于求成。现在宝宝站起、坐下，绕着家具走的行动更加敏捷。站着时，他(她)能弯下腰去捡东西，也会试着爬到一些矮的家具上。能踮动双脚。有的宝宝已经可以自己走路了，尽管还不太稳，但宝宝对走路的兴趣却很浓。

另外，宝宝手指运动发育迅速，此时会把一个东西放在另一个东西上，能叠起两块积木，或用一个东西去推另一个东西，并开始学用匙，喜欢用笔乱涂乱画。开始更频繁地使用某一只手，可能是左手，也可能是右手，不必强行纠正他(她)，顺其自然，让宝宝的左右大脑都得到锻炼。现在宝宝还喜欢将东西摆好后再推倒，喜欢将抽屉或垃圾箱倒空，喜欢模仿大人把拧得不紧的瓶盖拧开；能用蜡笔在纸上戳出点；能搭积木；手眼协调进一步完善，能拉抽屉、开门；能打开瓶盖，剥开糖纸；能勉强用杯子喝水。

(四) 语言发育

第12个月的宝宝一般可以比较清楚地说出2～3个单音词，并喜欢不停地重复，就像在呀呀地学说短句，能够有意识地叫“爸爸”、“妈妈”。会发出一些惊叹词，经常模仿父母的发音。而有些宝宝仍没有开口的意思，不用着急，每个宝宝的生长发育都有自己的规律，不必急于求成。如果问宝宝“球在哪儿儿?”他(她)会转头在周围寻找。这时，宝宝在行动实施之前会有意识，隐约知道物品的位置，当物体不在原来的位置时，他会到处寻找。能模仿3～5种不同的动物叫。喜欢嘟嘟叽叽地说话。能把语言和表情结合起来。

(五) 情绪发展

害怕的东西增多，例如害怕陌生人(图3－70)，害怕陌生、怪模样的物体，害怕未曾经历过的情况。

有明显的依恋情结，妈妈去哪里，宝宝就想跟着去哪里；特别喜欢一个玩具熊，走到哪儿都得带着，或是喜欢一天到晚嘬自己的大拇指，或者睡觉时不停地玩一条小枕巾等，这些都是宝宝的心理需要，以此来安定自己的情绪。

孩子感情更加丰富，已初步建立害怕、生气、喜爱、妒忌等感情，已经能意识到什么是好，什么是坏。当婴儿做了某件事引起父母、亲人的哈哈大笑或夸奖时，他会得意地一遍遍重复这个动作，引别人高兴。

能完成大人提出的简单要求；喜欢与成年人交往，宝宝会设法引起大人的注意，如主动讨好大人或者故意淘气。喜欢和爸爸、妈妈在一起玩游戏。喜欢看书画和听大人讲故事。喜欢玩藏东西的游戏。喜欢会动的东西，如：汽车、鸟、小动物等。

开始对小朋友感兴趣，愿意与小朋友接近、游戏。宝宝和小朋友有了以物品为中心的简单交往，但还不是真正意义上的交往。

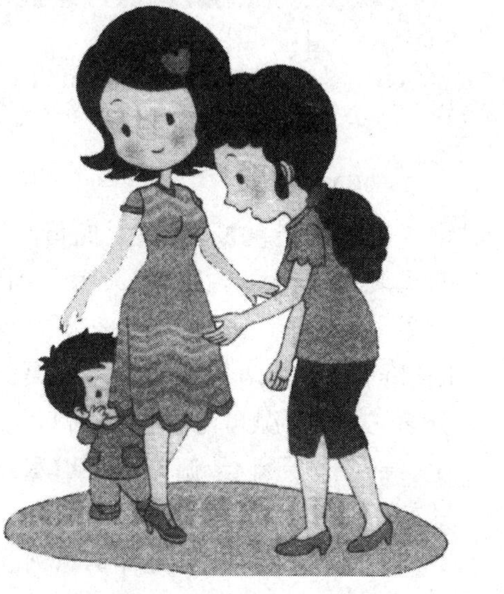

图3－70 害怕陌生人

(六) 生活习惯

宝宝现在的生活已经很有规律，白天一般要睡两次，上午一次，下午一次，但也有的宝宝精力旺盛，白天只睡一次。现在应注意培养宝宝良好的生活习惯，晚上尽量让宝宝在固定的时间里入睡，并为此创造条件。

二、第12个月婴儿喂养

(一) 乳类

母乳仍是婴儿重要营养来源，母乳不足部分可用牛奶，仍要保证每天配方奶量在400～500毫升，满足其营养需求。每天喂饭5顿，2顿母乳或牛奶，3顿辅助食品。

(二) 辅助食品

包括粥、软饭、馒头、饺子、馄饨、面条、蛋糕、肉末、鸡蛋、猪肝、鱼肉、蔬菜、小米饭等。要经常更换辅食，可促进婴儿食欲，使各种营养互补，防止偏食。

接近1周岁时，宝宝能吃的食物越来越多，但还是建议另外给他单独做饭。这一时期的宝宝已经长出了几颗切齿，可以用牙龈咬东西，食物不需要剁碎或是磨碎，应该有相当于肉丸子一样的硬度。家长可以把肉或鱼撕成小片，蔬菜切成片或者丝，面包烤一烤再让宝宝吃。

在两餐之间可以给宝宝加一些点心或小零食，但要选择营养丰富、容易消化、不会影响正餐的食物。

有的宝宝从这个时候起自己会用小勺喝汤了。只要宝宝自己想用小勺，泼洒点儿也没关系，最好作出拿小勺的样子让他模仿，虽然有些费劲，但只要能自己将汤送进嘴里，就算是开始练习用汤匙了。手部灵活的孩子到了周岁，不管怎样也能把舀到的东西放进嘴里。

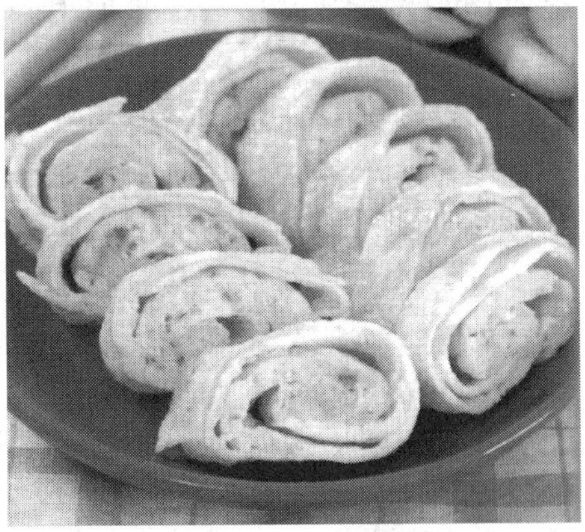

图 3-71 蛋卷土豆

(三) 辅食制作举例

1. 紫菜卷豆腐

将豆腐 60 克切成小薄块，入锅水煮后沥去水分，然后在豆腐块上涂上生粉液，用紫菜包卷起来。在平底锅内加入少量花生油烧熟后，放入紫菜豆腐卷用油煎，煎至豆腐稍有发黄断火。

2. 蛋卷土豆

将鸡蛋 1 个打匀后，入锅加油摊成蛋皮。将土豆 30 克洗净煮软，去皮碾成糊状，随后加入牛奶和油、盐拌匀。接着将土豆泥放在半熟的蛋皮上，并将蛋皮包卷起，再烘烤片刻即可(图 3-71)。

(四) 断乳

这里所指的断乳，仅是断母乳，而不是断牛乳或乳制品。这个月如果宝宝身体健康的话，就应该断母乳了。断母乳后，每天喝一到两次牛奶。断母乳后，宝宝可能发生大便干燥，可在饮食上增加素菜量，香蕉、蜂蜜也有润肠作用。现在推荐婴儿断奶时间以 1 岁左右为最好，在 1 岁以内一般不考虑断乳问题。有两种情况可考虑提前断乳，一种是母乳性腹泻，吃母乳大约每天大便四五次且较稀，水分多，这种情况可考虑提前断母乳；另一种情况是产生婴儿湿疹，有的孩子头面或胸部都有湿疹产生，结黄色干痂，干痂掉了又出水，热了出水更多。这种孩子宜早加辅助食品，早些断奶，有助于湿疹减轻。

1. 给宝宝断乳需遵循的原则

断乳是宝宝发育到一定阶段后的必经过程。在顺利添加辅食的条件下，宝宝出生后的 8～10 个月是断乳的最佳时机，因为此时母乳已经不能满足宝宝生长发育的需求，如母乳尚多且其他乳品或代乳品缺乏时，可考虑在增加辅食的情况下，仍保留每日 1～2 次母乳。断乳时间选择在天气较为凉爽的春秋为好，不宜在炎热的夏季，因为夏季宝宝的消化功能会降低，抵抗力减弱，极易出现消化不良。此外，宝宝身体虚弱或病后恢复期，也不宜实行断乳计划，应该适当推迟预计的断乳时间。

断乳后一段时间内，宝宝可能会出现生长迟缓或停顿，其原因大多为断乳后膳食不当造成，为了保证宝宝获得充足的营养，断乳后一定要调配营养丰富的食物，每日供给 250～500 毫升的牛奶或调好的豆类代乳粉等。除一日三餐外，可在上、下午各加一次点心，三餐的主食可为各种谷物做的稠粥、软食等，还要保证一定量的鱼肉、瘦肉、蛋类、豆制品以及各种蔬菜和瓜果类食物。

为避免骤然断乳，应事先做好充分的准备。在宝宝 8 个月或更早前的时间内，应每日定时定量地逐渐增添辅食，在逐渐减少喂奶次数的同时逐渐增加辅食的次数和数量，直到完全断乳为止。在每次添加辅食后酌情让宝宝饮 50～100 毫升的牛乳或代乳品或吸吮少量母乳，以培养宝宝对膳食的适应力和兴趣。

断乳的决心要坚决，在给宝宝正式断乳的数日内，不要因为宝宝哭闹就放弃，无论如何也不能放弃断乳的决心，否则不但前功尽弃，还会影响到宝宝的胃肠消化功能。在有些人的观念中，认为母乳喂养期长可为宝宝提供丰富的营养，还可防止辅食添加过程中出现的污染等因素，然而事实并非如此，哺乳期过长不但不能提供丰富的营养还会导致宝宝出现营养不良现象，更会使宝宝失去探索和学习新事物的机会。

2. 断乳后宝宝喂养的注意事项

断乳后宝宝营养的摄取需依靠尚未发育成熟的消化器官，因而容易引起代谢功能紊乱，所以在断乳时宝宝的喂养中需要注意很多问题。如，断乳后宝宝依旧需要较多的热量和蛋白质，故不宜进食固体食物，应在原有辅食基础上，逐渐增添新品种，逐渐由流质、半流质饮食改为固体食物，首选为质地软、易消化的食物。断乳后宝宝进食次数一般一日可在4～5餐，分别为早、中、晚餐及午前点、午后点。在正餐外，不要再给宝宝喂食零食，特别是巧克力，以免影响宝宝食欲和进餐质量，如果宝宝进食过多的零食，反而容易引起营养失调或营养缺乏症。

三、第12个月婴儿日常护理

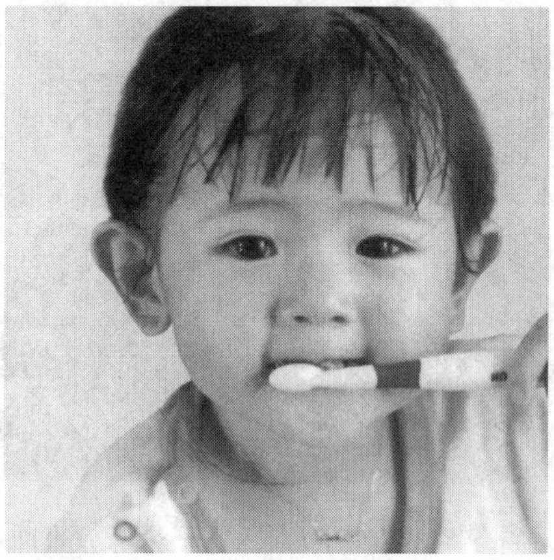

图3-72 刷牙

(一) 洗漱

对于模仿力越来越强的第12个月的宝宝，要让他模仿家长饭后漱口，睡觉前不仅洗手，洗脸，还要用小牙刷清理一下牙齿，这个工作要由家长和宝宝共同完成，并耐心讲述刷牙的道理，长期坚持，可为宝宝自觉刷牙打下基础(图3-72)。

(二) 寝具

宝宝的骨骼硬度小，容易变形，床铺太软会对他的生长发育产生不良影响，睡稍硬点的床比较好。

(三) 穿袜子

宝宝的体温调节功能尚未发育成熟，产生热量的能力较小，而散热能力较大，而且体表面积相对较大，更容易散热。所以要给宝宝穿上袜子。这样可以起一定的保暖作用，避免着凉，孩子也觉得舒服。另外随着宝宝月龄的增长，下肢活动增加很多，损伤皮肤、脚趾的机会也就增多了，有时宝宝甚至会磨破足跟部位的皮肤，穿上袜子就可以减少这些损伤的发生，同时可以起到清洁卫生的作用，还可防止蚊虫的叮咬。

(四) 穿衣

10～12个月的婴儿已经逐渐能爬、会走了，婴儿的活动范围也日渐扩大，他们对周围世界充满了好奇。所以，为婴儿选做衣服既要考虑其特点，又要注意此时婴儿年龄的需求。

婴儿活泼、好动，衣服易脏，换得也勤，因此一定要有足够的衣服才能应付婴儿的需要。为婴儿购买或缝制衣服时，尺码应稍微大一些，这样不会影响婴儿的生长发育。

衣料的选择要柔软、舒服、易于洗涤，质地不易燃，如毛巾线的、棉的、纯毛的。同时还要避免硬的接缝或粗糙的缝缀。

衣料的颜色应选不易褪色的，不宜选白颜色。因为白色容易脏，而且洗涤时容易被别的颜色浸染。

前面开口向下或宽圆领的衣服最好，因为婴儿不喜欢被衣物遮着脸部。

领口有松紧扣的衣服耐穿，婴儿长大了衣服不合适，往往是因为头不能穿过领口，如果用松紧扣领的衣服，仅需要解开钮扣婴儿的头便可穿过。

婴儿罩衫和连衣裤仍适于本年龄段的婴儿，也较容易制作。10～12个月的宝宝穿背带裤和连衣裙很适合他们，是学步的理想服装款式。

(五) 选鞋子

1岁时宝宝的脚长得飞快。事实上，长到1岁的时候，他的脚差不多已有成人的一半大。

1. 宝宝的脚丫的特点

(1) 平足：有的父母在孩子刚会走路时发现他的脚底没有像大人一样的足弓，像是平足，就很担心。其实，婴儿平足是很常见的。因为宝宝的足骨和关节仍然很有弹性，所以当他们站立时就会平足；而且，宝宝脚底堆积的脂肪也会使足弓变得不明显。孩子的这种“平”足会一直延续到6岁，直到他们的脚变得较硬，足弓才会显现。

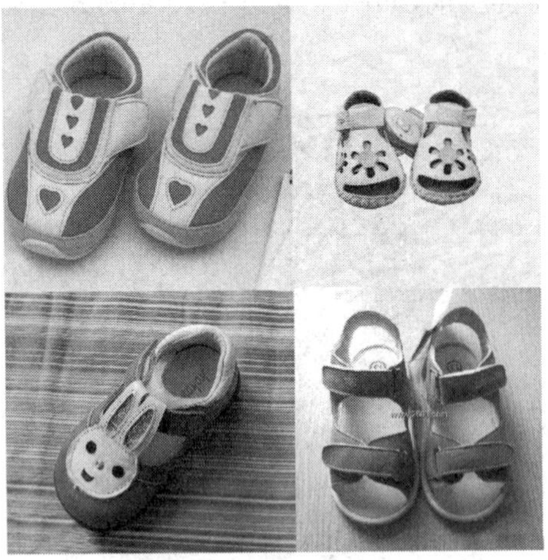

图3-73　宝宝的鞋子

(2) 内八字：有的孩子会有些内八字的现象，这也不用惊慌。这种情形主要是因为宝宝在妈妈的子宫里就是这种双腿交叉的姿势，出于习惯，出生以后的宝宝仍然会保持着那种交叉腿的动作，在几个月之后会渐渐地自动纠正过来。

为了保护好宝宝的脚，使其正常发育，父母要为宝宝选一双合适的小鞋子。

2. 为宝宝选鞋时注意事项

(1) 量好宝宝的脚长和脚宽，这样在买鞋时就可以心中有数。

(2) 鞋的前面必须有空间让宝宝的脚趾自由扭动。要确保宝宝的脚尖和鞋头有一指的距离(图3-73)。

(3) 要买底可以弯动的鞋子(妈妈用两个手指就可以弯动)，但是鞋跟周围的部分要不易弯曲。

(4) 不要买塑料凉鞋。夏天，这种凉鞋容易变形、传热。可买柔软的皮革制鞋、棉布制鞋。

(5) 凉鞋后面必须要有带子，这样宝宝走起路来鞋子才会跟脚。

(六) 体检

按卫生部规定，1周岁时要到医院作一次全面健康检查。

四、第12个月婴儿保健护理

(一) 乳牙龋

1. 与恒牙龋相比，乳牙龋有其特异性

(1) 龋率高、发病早

乳牙患龋率高，7岁左右达高峰。我国乳牙患龋率为60%～80%。乳牙萌出不久即可患龋，发病时间早。

(2) 龋齿多发、龋蚀范围广

在同一个口腔内的多数乳牙常同时患龋，也常在一个牙的多个牙面同时患龋。两牙相邻的部位常同时有破坏。分布有对称性，检查的时候，往往一侧磨牙相邻的部位有龋坏，另一侧相邻的部位也有龋坏，有时甚至上、下、左、右四处邻接面同时发生龋坏。

(3) 龋蚀发展速度

牙体因龋蚀能很快损坏，在短期间易转变为牙髓炎、根尖周炎和残冠、残根等。

(4) 自觉症状不明显

乳牙龋蚀发展快，但自觉症状不如恒牙明显，常被家长忽视，在发展成牙髓病或根尖周病时才去就诊。

2. 乳牙龋局部的危害性

(1) 影响颌骨及颜面的发育

乳牙龋病可造成多个牙齿的缺失，使相邻的牙齿向缺隙处倾斜，上、下牙的咬合关系改变，功能紊乱，影响颌骨及颜面的发育。

(2) 对恒牙胚的影响

乳牙长期慢性根周病变，会影响继承恒牙胚的发育，出现发育障碍，有的会引起恒牙胚囊肿，恒牙不能正常萌出。

(3) 影响咀嚼功能

乳牙冠被破坏，或是龋齿造成乳牙脱落，使咀嚼力下降，咀嚼功能降低。

(4) 损伤口腔黏膜

残破的牙冠和牙根，可刺激口腔软组织形成溃疡。

(5) 诱发恒牙龋

龋坏乳牙和相邻恒牙之间很容易积存食物，好发龋病。

(6) 助长口腔不良习惯

患儿常因疼痛而不愿使用患侧牙齿咀嚼食物，患侧颌骨缺少生理性刺激，时间长了，两侧颌骨发育会不对称(图 3－74)。

3. 乳牙龋全身的危害性

(1) 影响生长发育

多个乳牙受累时，则食欲减退，消化不良，影响全身生长发育。

(2) 病灶感染

龋齿所致的慢性根尖周炎，可成为病灶，当身体抵抗力下降时，细菌转移到全身其他部位致病，如关节炎、肾炎。

(3) 造成心理障碍

前牙的龋齿看上去很不美观，也影响发音。会对孩子产生心理压力。

由此可见，保护乳牙很重要。

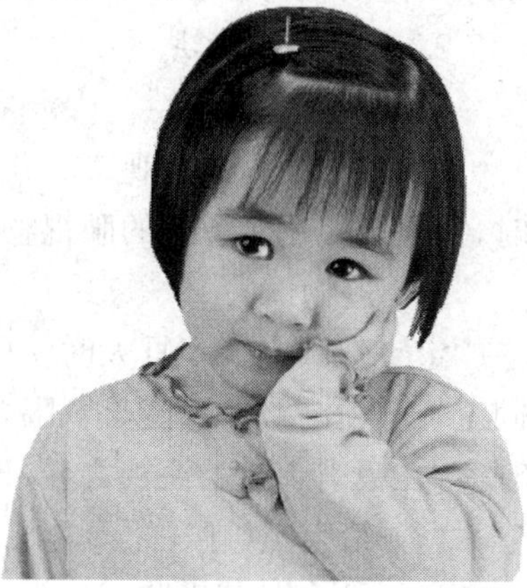
图 3－74　乳牙龋

4. 奶瓶龋

小儿出生后不久，很多年轻妈妈用奶瓶喂食。由于喂养的食物中含糖太多或方法不正确引起的小儿龋齿称“奶瓶龋”。小儿出生后到乳牙全部长出以前这段时间母乳不足或缺乏，须用奶瓶喂小儿牛奶或其他代乳品，如其中放糖太多，或让小儿躺着使奶瓶嘴直接与上前牙接触喂食，很容易发生“奶瓶龋”。

奶瓶龋发病早，有些小儿不到两岁，牙齿全烂光了，仅存一点牙根在牙床内。奶瓶龋一般从上前牙开始，逐渐向两侧后牙发展。牙齿龋坏降低了咀嚼功能，从而影响小儿全身的发育，甚至造成面部畸形。

预防奶瓶龋首先要讲究科学的喂养方法。在喂代乳品时不要放糖太多，喂食时应让小儿坐立，而不要躺着喂。奶瓶嘴应放在小儿上下牙之间，减少食物直接与牙齿接触的时间。喂食后应给小儿清洗口腔，去除食物残渣和乳凝块，以防被细菌发酵破坏牙齿。其次还要讲究喂食时间，一般在小儿睡醒后为好，不要睡前喂食，以免喂食后小儿很快进入睡眠状态。因为睡眠时唾液分泌减少或停止，牙齿得不到清洁，因而易发生“奶瓶龋”。

(二) 保护眼睛

婴儿视力的发育特点：出生 2 个月时，婴儿开始能注视眼前较大的物体，并能在小范围内追随目标转动眼球；3 个月时可随意注视和追随玩具，头也能随着转动；5 个月时，婴儿黄斑中心的发育已基本完成，能分辨人的面貌，并对喜欢的颜色表现欢悦。如果不能稳定注视目标，或表现出无目的寻找，或眼球有节奏地摆动，表明视力不佳或有眼球震颤，应就医检查(图 3－75)。

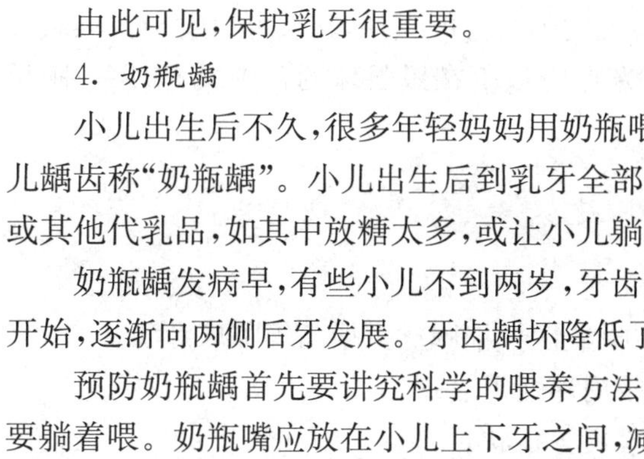
图 3－75　眼部检查

1. 保健的重点

应注意避免外界不良因素对眼的影响。

(1) 防止眼内斜

有很多父母喜欢在小婴儿的床栏中间系一根绳，上面悬挂一些可爱的小玩具，逗引孩子追着看。如果经常这样做，会使孩子的眼睛较长时间地向中间旋转，就有可能发展成内斜视，也就是俗称的“斗鸡眼”。正确的方法是把玩具悬挂在围栏的周围，并经常更换玩具的位置。

（2）预防眼内异物

由于小婴儿的瞬目反射还不健全，此时应特别注意预防眼内异物。如在刮风天外出，应在宝宝脸上蒙上纱巾；扫床时将宝宝抱开，以免风沙或扫帚、凉席上的小毛刺进入眼内。因为小婴儿大部分时间在睡觉，眼内有异物也不易发现，如果继发感染，有可能造成严重后果。

（3）勿遮挡眼睛

婴儿期是小儿视觉发育最敏感的时期，如果有一只眼睛被连续遮挡几天时间，就有可能造成被遮盖眼永久性的视力异常。所以，如果小儿某眼患病，也一定不要随意遮盖。

2. 家庭检查方法

（1）遮盖试验

即交替遮盖两眼，观察小儿行为。当遮盖视力差的那只眼时，宝宝不在意，而遮盖视力好的那只眼时，宝宝被迫用视力差的眼视物，会因视物不清而烦躁哭闹，并会用手推开遮盖眼睛的手或物。

（2）追物试验

宝宝双眼在2个月大时就可以固视，此时可观察宝宝双眼有没有震颤。如果宝宝的眼睛视线无法固定，一直在飘动（可能是双眼，也可能是单眼），则表示视力不是很好。还可以拿色彩鲜艳的玩具球来观察，在吸引宝宝的注视之后，再慢慢移动球，观察宝宝双眼是否能跟着球一起移动。

（3）给宝宝拍照片

每一两个月就用照相机为宝宝拍张照片，最好是近距离且用闪光灯的相片，家长可以发现在黑眼珠的中央有个白色的反光点，当宝宝注视相机时，两眼白色反光点应该落在黑眼珠的正中央，如果一眼反光点在中央、另一眼在旁边，就表示宝宝可能有斜视。

（三）蛔虫病

1. 症状

（1）幼虫期致病可出现发热、咳嗽、哮喘、血痰以及血中嗜酸性粒细胞比例增高等临床症状。

（2）成虫期患者常有食欲不振、恶心、呕吐以及间歇性脐周疼痛等表现。

（3）可出现荨麻疹、皮肤瘙痒、血管神经性水肿以及结膜炎等症状。

（4）突发性右上腹绞痛，并向右肩、背部及下腹部放射，疼痛呈间歇性加剧，伴有恶心、呕吐等。

2. 防治

对蛔虫病的防治，应采取综合性措施。包括查治病人和带虫者，处理粪便、管好水源和预防感染几个方面。平时应注意饮食卫生和个人卫生，做到饭前、便前、便后洗手，不生食未洗净的蔬菜及瓜果，不饮生水，防止食入蛔虫卵，减少感染机会。

（四）肛周脓肿

肛周脓肿是宝宝较常见的疾病。宝宝皮肤娇嫩，防御能力差，所以，如果护理不当就容易引起肛门周围皮肤感染，最终导致肛周脓肿，甚至肛瘘。

防治方法：注意宝宝肛周皮肤的清洁。如果宝宝已经出现直肠外翻，在大便后最好用温水或稀的硼酸水冲洗外阴和肛门，然后用干净的棉花或软布将水吸干，不要擦肛门，这样就能大大减少外翻直肠黏膜的损伤，达到预防肛瘘的目的。一旦发生肛瘘则应及时去医院采用外科手术或挂线疗法治疗，在短期内就可彻底治愈。

思考题

1. 什么情况下妈妈不宜哺乳？

2. 宝宝吐奶是怎么回事？
3. 怎样解决母乳喂养不足问题？
4. 怎样发展宝宝的视觉？
5. 如何训练宝宝的听力？
6. 添加辅食应注意哪些事项？
7. 为什么婴儿易出现缺铁性贫血？
8. 为什么要给宝宝按时注射疫苗？
9. 如何对待婴儿啼哭？
10. 如何增强婴儿的抗病能力？
11. 婴儿期应怎样预防发生意外伤害？
12. 婴儿为什么易患佝偻病？怎样预防？

实训实践

1. 怎样给宝宝穿衣服？
2. 怎样给宝宝洗澡？
3. 如何抱 1～3 个月的宝宝？
4. 如何给不同月龄的宝宝做抚触？
5. 怎样给不同月龄的婴儿做体操？
6. 怎样护理宝宝的五官？

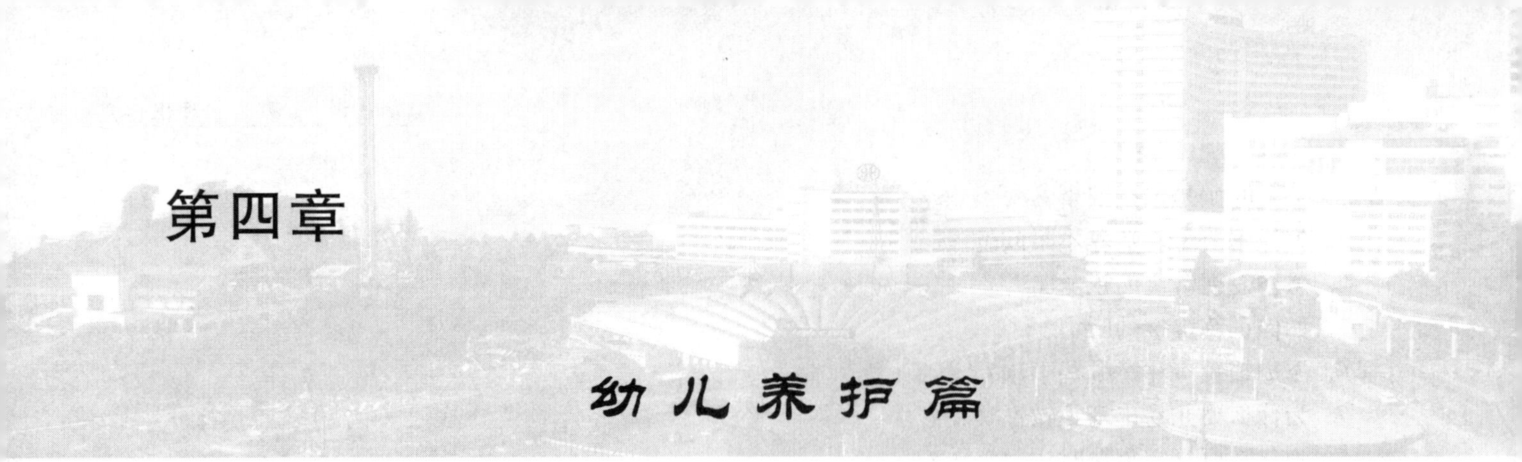

第四章

幼儿养护篇

第一节 1～2岁幼儿的生理发育及生理指标

一、1～2岁幼儿生理发育

(一) 生长发育

小儿满周岁以后进入幼儿期，发育生长速度相对第一年有所减慢。满周岁的小儿体重约为出生时的3倍即9千克左右；身长约为出生时的1倍半；头围约为46厘米；胸围和头围相当。从1岁半到2岁时间内，小儿的体重增长很慢。个子却长得较快，身体越来越结实，也显得瘦一些。婴儿出生时身长与脑袋的比例为4∶1，到2岁时则为5∶1，且身体重心下降，平衡力增强。

满周岁时大部分的幼儿已经长出8颗乳牙。到1岁半至2岁时，上下已各长出8颗乳牙了。

2岁以内的出牙数目约为月龄减去4～6，但乳牙的萌出时间存在较大的差异：有的幼儿牙齿高高低低很不整齐，这属正常的生理现象，一般到2岁以后牙齿长出很多时自然会长得很整齐。此时幼儿的牙齿并不是很结实，还有点松动。父母要注意保护好幼儿的牙齿，尽量让他用牙刷刷牙。

婴儿出生时，前囟对边中点边线的长度约为1.5～2.0厘米，在1～1.5岁时闭合，前囟检查在儿科临床上很重要，可以衡量颅骨的发育，如果婴儿到1岁半时前囟还没有完全闭合，则可能是发生某些疾病的征兆，必须要到医院进行检查。

(二) 动作发育

刚满周岁的幼儿在别人的帮助下可以行走了，但走得还不是很稳。到了15个月左右，就可以独自行走了，但只能走很短的一段距离，而且摇摇晃晃很不稳定，这是因为幼儿走的时候全身肌肉都很紧张，动作的协调性和准确性很差。这种情况到1岁半时即可消失，此时的幼儿开始会跑了。刚开始还不能在跑动中拐弯。到2岁时，即使拐弯的地方也能快步奔跑了。

幼儿的手指功能也逐渐健全起来，能够做许多精细的动作，如可以自己拿杯子喝水(图4-1)，可以拿勺子吃饭，用笔乱涂抹，可以垒2～3块方积木，可以模仿大人的动作，到2岁时还可以自己脱衣服。

(三) 语言发育

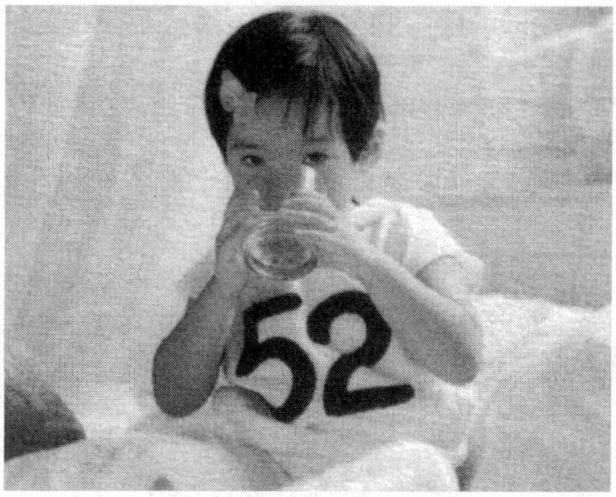

图 4-1　自己用杯子喝水

小儿语言发育的年龄大致相似，一般来说，满周岁的小儿开始会说一些单词，如“爸爸”、“妈妈”等，但有的语言还不是很准确，这主要是小儿口腔的构造发育不发达所致，父母不需着急，过一段时间自然会好起来。1 岁到 1 岁半这个阶段，儿童理解语言的能力大大增加。但说出的词语却不多，而到 1 岁半左右时，可突然开口，说话的积极性也高了很多，此时词语大量增加，对句子的掌握能力也迅速发展。

小儿说话的能力和环境有很大关系，单调的环境对小儿的语言发展不利，所以父母要随时和幼儿说眼前发生的事情，让他多听，在听的过程中，模仿成人的语音和语词。但小儿的语言发育也有个体的差异，有的小儿到 2 岁半以后才能讲两三个词一句的话。尽管如此，也不要逼着孩子勉强学，如果其他各种功能都正常的话，可以经常柔和地跟孩子多讲讲话。

二、1～2 岁幼儿生理指标

(一) 13～14 个月生理指标

1 岁前后是婴儿成长为幼儿的转型期，他们的身心将发生巨大的变化。了解幼儿的变化和发育特征，及时调整教养的重点和方法，是这个时期的父母必须时时提醒自己注意的一件大事。

体格发育的速度较 1 岁前减慢，但体重、身高、头围、腰围仍以较快的速度增长。囟门在 12～18 个月之间闭合。13 个月时牙齿只有 8 颗，以后每三个月出牙 2 颗。

1. 体重

13 个月男孩正常体重范围在为 8.2～11.8 千克，女孩为 7.5～11.3 千克。

14 个月男孩正常体重范围为 8.4～12.1 千克，女孩为 7.7～11.5 千克。

2. 身高

13 个月男孩正常身高范围为 72.9～80.9 厘米，女孩为 70.9～79.5 厘米。

14 个月男孩正常身高范围为 74.0～82.1 厘米，女孩为 72.0～80.8 厘米。

(二) 15～16 个月生理指标

1. 体重

15 个月男孩正常体重范围为 8.6～12.3 千克，女孩为 7.9～11.8 千克。

16 个月男孩正常体重范围为 8.8～12.6 千克，女孩是 8.1～12.1 千克。

2. 身高

15 个月男孩正常身高范围为 75.0～83.3 厘米，女孩为 73.0～82.0 厘米。

16 个月男孩正常身高范围为 76.0～84.5 厘米，女孩为 74.0～83.2 厘米。

(三) 17～18 个月生理指标

1. 体重

17 个月男孩正常体重范围为 8.9～12.9 千克，女孩为 8.2～12.3 千克。

18 个月男孩正常体重范围为 9.1～13.1 千克，女孩为 8.4～12.6 千克。

2. 身高

17 个月男孩正常身高范围为 76.9～85.6 厘米，女孩为 75.0～84.4 厘米。

18 个月男孩正常身高范围为 77.8～86.7 厘米，女孩为 75.9～85.5 厘米。

(四) 19～20 个月生理指标

1. 体重

19 个月男孩正常体重范围为 9.3～13.4 千克，女孩为 8.6～12.9 千克。

20 个月男孩正常体重范围为 9.4～13.6 千克，女孩为 8.7～13.1 千克。

2. 身高

19 个月男孩正常身高范围为 78.7～87.8 厘米，女孩为 76.9～86.6 厘米。

20 个月男孩正常身高范围为 79.6～88.8 厘米，女孩为 77.7～87.7 厘米。

(五) 21～22 个月生理指标

1. 体重

21 个月男孩正常体重范围为 9.6～13.9 千克，女孩为 8.9～13.4 千克。

22 个月男孩正常体重范围为 9.8～14.2 千克，女孩为 9.1～13.6 千克。

2. 身高

21 个月男孩正常身高范围为 80.4～89.9 厘米，女孩为 78.6～88.7 厘米。

22 个月男孩正常身高范围为 81.2～90.9 厘米，女孩为 79.5～89.7 厘米。

(六) 23～24 个月生理指标

1. 体重

23 个月男孩正常体重范围为 9.9～14.4 千克，女孩为 9.2～13.9 千克。

24 个月男孩正常体重范围为 10.1～14.7 千克，女孩为 9.4～14.2 千克。

2. 身高

23 个月男孩正常身高范围为 82.0～91.9 厘米，女孩为 80.3～90.7 厘米。

24 个月男孩正常身高范围为 82.1～92.1 厘米，女孩为 80.4～91.0 厘米。

第二节　2～3 岁幼儿的生理发育及生理指标

一、2～3 岁幼儿生理发育

(一) 生长发育

幼儿在 2 岁以后体重的增长会减慢，平均一年增加 2 千克，到 3 岁时体重约为 14 千克；身高的增长也有所减慢，约增加 5～7 厘米；到 2 岁半时，幼儿的乳牙已经出齐，即 20 颗，这时的牙齿可能长得高低不平或歪斜，但以后大部分都能自然长正；2 岁半到 3 岁前后，正是开始生龋齿(蛀牙)的时期，故应引起注意。当幼儿运动能力增强，会坐、爬、站、行、跑、跳以后，他的肌肉组织发育可加速，肌纤维增粗，肌肉活动和耐力增强。

(二) 动作发育

2 岁的幼儿走路已经很稳当了，他可以控制身体重心的移动，行走的速度比较平稳。到 3 岁左右，幼儿行走的动作会更加协调，全身紧张的状况会完全消失，但由于肌肉力量不足，控制自己肢体的能力很有限，故走路仍然显得有点蹒跚，如果路上有障碍物，他还是不能很轻松地避开。2 岁时的幼儿可以把双脚同时跳离地面，到 2 岁半时会单脚跳 1～2 次，还可以一步一步地上下楼梯，还能从椅子或比椅子更高些的地方往下跳。2 岁幼儿的手也有些力气，而且更加灵活，可以用剪刀剪纸，会用手把球抛出去，还可以自己穿鞋、脱衣，会转动门上的把手，能够自己用勺吃饭。这个年龄的幼儿有的已经会骑三轮车了(图 4－2),有的还会踢球、荡秋千、滑滑梯。

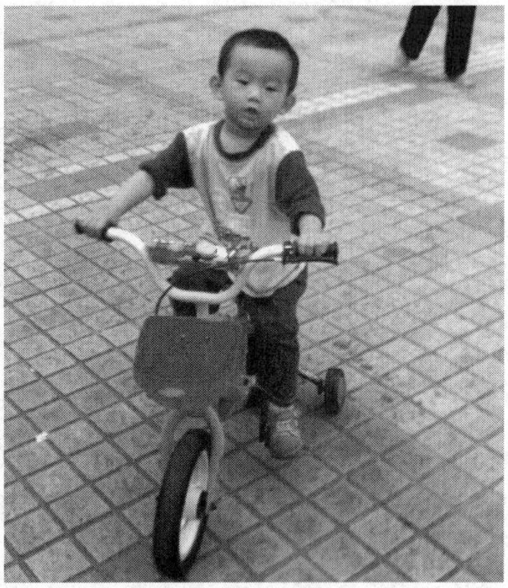

图 4－2 骑车

(三) 语言发育

2 岁的幼儿不仅能够说出很多物体的名称,而且还可以说出由二三个字组成的短句,如“车来了”;会用人称代词“我”并且能够听懂大人的语言。到了 2 岁半时,幼儿就可以说一句较完整的话了,如“汽车到哪里去了?”或“这是什么”等疑问句,有的时候还会自言自语在乱说一通。到了 3 岁左右,是幼儿口语发展的重要时期,这时候幼儿的语言以令人难以置信的速度发展起来,但由于神经系统发育还不够完善,发音器官和听觉器官的调节、控制能力还相对较差,故存在发音不清晰、不准确的现象。

幼儿虽然会用简单句子表达自己的意思,但语言还不连贯、不完整,常常是东一句西一句的,但只要周围的人用正确的语言、语调,多和幼儿讲讲话,则幼儿的发音、讲话会逐渐准确的。幼儿语言的发育时间不是完全相同的,有的早些,有的则晚些,幼儿讲话晚并不代表智力发育不好。所以不要强迫幼儿学说话,到了该说话的时候他自然会说。

二、2～3 岁幼儿生理指标

(一) 25～27 个月个生理指标

1. 体重

25 个月男孩正常体重范围为 10.2～14.9 千克,女孩为 9.6～14.4 千克。

26 个月男孩正常体重范围为 10.4～15.2 千克,女孩为 9.8～14.7 千克。

27 个月男孩正常体重范围为 10.5～15.4 千克,女孩为 9.9～15.0 千克。

2. 身高

25 个月男孩正常身高范围为 82.8～93.1 厘米,女孩为 81.2～92.7 厘米。

26 个月男孩正常身高范围为 83.6～94.0 厘米,女孩为 82,0～92.9 厘米。

27 个月男孩正常身高范围为 84.3～94.9 厘米,女孩为 82.7～93.8 厘米。

(二) 28～30 个月生理指标

1. 体重

28 个月男孩正常体重范围为 10.7～15.7 千克,女孩为 10.1～15.5 千克。

29 个月男孩正常体重范围为 10.8～15.9 千克,女孩为 10.2～15.5 千克。

30 个月男孩正常体重范围为 11.0～16.2 千克,女孩为 10.4～15.7 千克。

2. 身高

28 个月男孩正常身高范围为 85.0～95.8 厘米,女孩为 83.5～94.7 厘米。

29 个月男孩正常身高范围为 85.7～96.7 厘米,女孩为 84,2～95.6 厘米。

30 个月男孩正常身高范围为 86.3～97.5 厘米,女孩为 84.9～96.5 厘米。

(三) 31～33 个月生理指标

1. 体重

31 个月男孩正常体重范围为 11.1～16.4 千克,女孩为 10.5～16.0 千克。

32 个月男孩正常体重范围为 11.2～16.6 千克,女孩为 10.7～16.2 千克。

33 个月男孩正常体重范围为 11.4～16.9 千克，女孩为 10.8～16.5 千克。

2. 身高

31 个月男孩正常身高范围为 87.0～98.4 厘米，女孩为 85.6～97.2 厘米。

32 个月男孩正常身高范围为 87.6～99.2 厘米，女孩为 86.2～98.2 厘米。

33 个月男孩正常身高范围为 88.2～99.9 厘米，女孩为 86.9～99.0 厘米。

(四) 34～36 个月生理指标

1. 体重

34 个月男孩正常体重范围为 11.5～17.1 千克，女孩为 11.0～16.8 千克。

35 个月男孩正常体重范围为 11.6～17.3 千克，女孩为 11.1～17.0 千克。

36 个月男孩正常体重范围为 11.8～17.5 千克，女孩为 11.3～17.3 千克。

2. 身高

34 个月男孩正常身高范围为 88.8～100.7 厘米，女孩为 87.5～99.8 厘米。

35 个月男孩正常身高范围为 89.4～101.4 厘米，女孩为 88,2～100.5 厘米。

36 个月男孩正常身高范围为 90.0～102.2 厘米，女孩为 88.8～101.3 厘米。

第三节 1～3 岁幼儿的营养

一、1～2 岁幼儿的营养

(一) 13～14 个月幼儿饮食营养

过周岁生日之后，和父母一起吃三餐的幼儿越来越多。在 1 岁～1 岁半之间，发育较快的幼儿，吃饭时已学会用筷子了，但一般都用小勺。幼儿经常要夺过妈妈给他的小勺自己吃(图 4－3)。由于用不好，饭会粘在手上。为了让幼儿能自己吃饭，就应当尊重他的意愿。对幼儿来说，吃饭应当是件高兴的事。

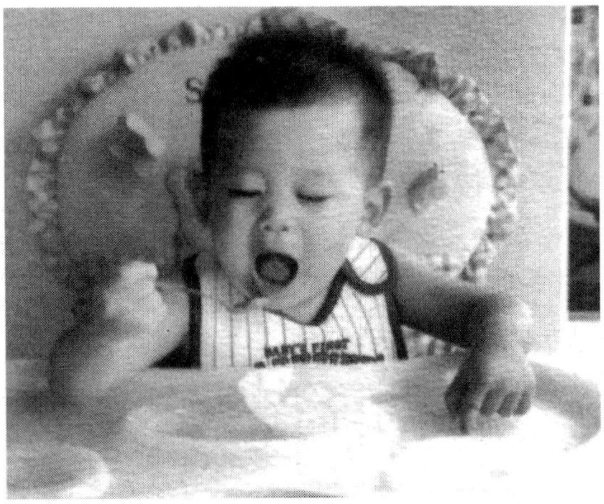

图 4－3 自己用勺吃饭

在这个阶段，父母要注意，目前，幼儿还不能食用成人的餐桌食品，幼儿的食物依然要保持清淡的原则，应是成人的 1/3 或是 1/4，幼儿食物的品种要多样化，这样可以避免他日后出现挑食的不良饮食习惯，可以为幼儿提供一些酥软的手指状食物，以锻炼孩子的咀嚼和抓握能力，进餐时，幼儿可能会将食物当成玩具，不要阻止，让他边玩边学会吃东西，每个孩子的食欲大小都有差异，不要与别的孩子相比较，选择适合幼儿的食物。

由于这个阶段幼儿的生理因素，咀嚼能力受限，家长为他们所选择的食物原则必须是易煮烂、易咀嚼、易消化吸收的原料，并且应选易溶解、营养分布广的原料。它们包括比较普通的蔬菜、豆制品、水产品、禽畜类、蛋类、菌类等。蔬菜一般以绿叶菜为主。根茎类可选择胡萝卜、土豆、山药等。笋类一般不适宜选用。豆制品一般选用豆腐、百叶、豆腐干等，也可以用一点豆芽类原料。水产品要注意选择淡水鱼、海水鱼，以少刺多肉的鲳鱼及虾仁等为主。禽畜类多为猪肉、牛肉、鸡、鸭等。蛋类多为鸡蛋。菌类多为蘑菇、木耳、蘑菇、香菇、金针菇等。

婴幼儿口形小，因此在切菜时，要尽量切小一点、细一点。这个月龄的幼儿刚会吃正常饮食，菜肴可以切成末或制成菜泥、肉茸，蔬菜切细小，胡萝卜、土豆、山药等加工的片块，也要适合幼儿的口形。水产品要去刺去骨，对于猪肉、牛肉、鸡肉加工同样要大小适合。

烹饪时，尽量以炒、煮、蒸、焖、烩、煨为主，尽量少用或不用炸、煎、烤。食物质地酥烂、老嫩，与幼儿的进食速度、质量有着密切的关系。菜肴的香味是一种嗅觉反应，也起到诱发食欲的作用，一盘香气扑鼻的菜肴，对幼儿有一定刺激作用。幼儿的味觉，对于各种味道的辨别还处于初期，此时期的调味应以较清淡、少刺激为主，避免重味，因此，低盐、少味精、轻糖、轻酸、无刺激是制作幼儿餐的重要原则。

(二) 15～16 个月幼儿饮食营养

为保证幼儿健康成长，必须提供充足而全面的营养，处于 15～16 个月的幼儿，为维持正常生理功能和满足生长发育的需要，每日必须供给幼儿 6 种人体不可缺少的营养素。

蛋白质是构成人体细胞和组织的基本条件，每日摄入的肉、蛋、鱼、豆类及各种谷物类，应保证日供给量在 35～40 克之间。

脂肪可为机体提供热量，调节体温，保护神经及体内器官，促进维生素吸收，每日应保证供给 30～40 克，其主要来源于动植物油、乳类、蛋黄、肉类和鱼类。

碳水化合物是提供人体活动和生长发育所需热能的最主要来源，这时期的幼儿每日应摄入 140～170 克，通过食用谷类、豆类。食糖、蔬菜、水果都可以获得到。

在矿物质中，钙是幼儿骨骼和牙齿生长的主要原料，每日应保证供给 600 毫克。钙质在奶类、蛋类、鱼类、豆类及蔬菜中含量较高。铁是人体造血的主要原料，每日应保证供给 10 毫克左右。主要应从动物肝脏、蛋黄、瘦肉、绿叶菜及豆类中摄取(图 4-4)。锌可以增进食欲、促进幼儿生长发育，在动物内脏、花生、香蕉及豆类中含量较高，每日应摄取 10 毫克。

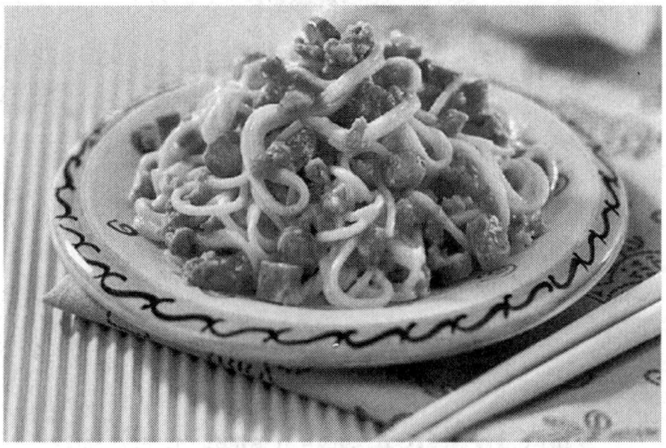

图 4-4　时蔬炒面

碘也是幼儿生长发育必须的一种非常重要的营养素，它与幼儿智能发展和体格发育密切相关，每日应保证摄取 70 微克。碘在各类海产品中含量极为丰富，食用碘盐也是补碘的好办法。

维生素是维持正常的生理功能和生长发育所必需的。其中最为重要的是维生素 A、维生素 B_1、维生素 B_2、维生素 C、维生素 D，主要来源是蔬菜、水果、肉、蛋、豆、奶及粗粮。

水是人体最主要的成分之一，维持体内新陈代谢和体温调节等，这一阶段的幼儿每日每千克体重应补充水分 125～150 毫升，每日须多次给幼儿喝水。

(三) 17～18 个月幼儿饮食营养

18 个月的幼儿正处于第二个发育阶段，饮食营养很重要，给幼儿准备食物千万不能马虎。幼儿食物要软、烂、碎，利于幼儿消化吸收。虽然萌出的小乳牙可以帮助幼儿咀嚼食物，但是，咀嚼功能和消化功能仍旧不完善，在烹调幼儿的食物时要多下些工夫，一些比较硬或者不宜消化的食物还是暂时不要给幼儿吃。

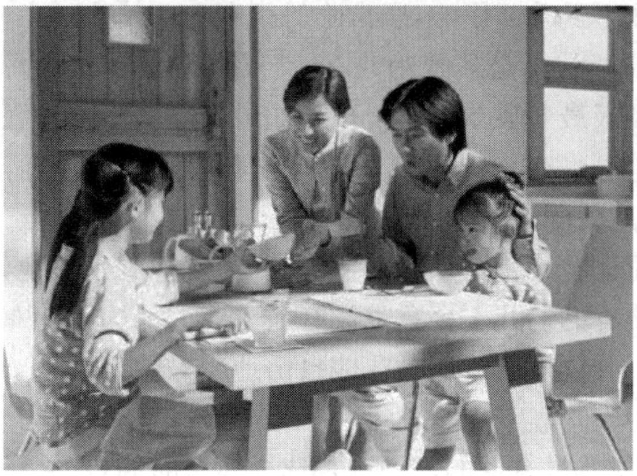

图 4-5　与家人一起进餐

少食多餐。幼儿的饭量比成人小，可是所需的营养与成人相比并不少。不要强迫幼儿一次吃很多，每次少给一些，如果不够再添加。幼儿在这个时期应该每天吃 5～6 餐，即在正常的三餐之间加餐两次，睡前可以再少吃一些。

与家人一起规律进餐(图 4-5)。如果让幼儿与家人一起进餐，不仅可使他获得必须的营养，同时还可在和家长的交谈中学到均衡营养常识，以及怎样去与别人分享食物。

尽量保持食物的原来滋味。幼儿的食物中尽量少放盐、糖，以及各种调味品。家长在准备幼儿食物时添加这些调味品无非是根据自己口味判断，其实小幼儿还根本没有这方面的喜好。过多使用各种调料会加重幼儿的肾脏负担，而且如果在这个时期给幼儿的食物口味很重，这种饮食习惯会伴随幼儿一生。

每天喝足够的配方奶。每日给幼儿喝250～500毫升配方奶即可摄取优质蛋白质和其他营养素，奶又是食物中钙的主要来源。

每天吃主食2～4小碗。主食以谷类食物为主，且是蛋白质、热能的主要来源。可选择米粥、面条、麦片粥、玉米粥或软米饭中的任一种。

每天添加高蛋白食物25～50克。高蛋白食物是优质蛋白质的主要来源。可从以下食品选择一种：鱼肉小半碗，小丸子2～10个，鸡蛋1个或炖豆腐小半碗。

每天吃足量蔬菜50～100克。新鲜蔬菜是维生素和矿物质的主要来源。每天吃50～100克蔬菜，大约半小碗，应该和主食一起吃。可选择胡萝卜、油菜、小白菜、菠菜、豌豆尖、马铃薯、南瓜、红薯等蔬菜，切碎煮烂或切成小条小块煮烂吃。

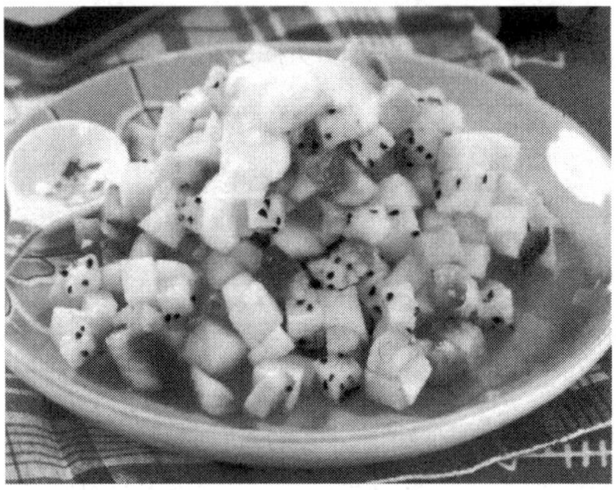
图4-6　水果沙拉

每天吃水果50～100克。新鲜水果也是维生素和矿物质的主要来源，可选择苹果、柑橘、桃子、香蕉等水果。可制作成果汁、果泥、水果沙拉和果酱，也可切成小条、小块吃。每天给幼儿吃普通水果半个到一个，草莓2～10个，甜瓜1～3块(图4-6)。

每周吃动物肝脏或血25～30克。动物肝或血富含铁，每周添加1～2次动物肝或血，大约25～30克，可预防1～3岁幼儿缺铁性贫血。

(四) 19～20个月幼儿饮食营养

这个阶段的幼儿，主食吃得不是太多，不少幼儿1天3餐加起来勉强能吃1小碗饭左右。尽管这样，只要能吃些蛋类和鱼类食物就可以了。

随着幼儿能吃的食物品种不断增多，就会出现喜欢和不喜欢吃的“偏食”现象。所谓偏食，就是幼儿在味觉上各有个性，不能说“偏食”都有害。一般所说的“偏食”，只不过是没有把妈妈做的菜全部吃光而已。

食量小也好，“偏食”也好，都不用太担心。这个时期最重要的是培养幼儿能独自吃饭。应鼓励幼儿用小勺舀饭吃。还应让幼儿自己学会拿杯子喝水。对幼儿的一生来说，培养他能够独自拿小勺吃饭的独立意志比多吃半碗饭更为重要。

幼儿开始吃主食以后，随着季节的变化，食欲大小会有改变。食量小的幼儿，快到夏天时，饭量更减少了。“苦夏”使幼儿体重减轻的现象并不少见。有的幼儿不受季节影响，照常吃得很多。

家长多半想让幼儿额外多吃些，往往不管自己花多少时间，总是陪着幼儿，非让幼儿吃完1碗才肯罢休，一餐需要1个小时左右，这种做法是不明智的。一顿饭最多喂20分钟，孩子如果不吃就不再勉强喂了。家长常常把幼儿放在餐桌椅上或“学步车”内，为了纠正“偏食”，硬要幼儿吃他不喜欢吃的东西，那么幼儿看到带餐桌的椅子或“学步车”后就会讨厌，就会到处躲避。

最重要的是幼儿吃饭时心情要愉快。有的家长为了想让幼儿快些熟练地使用小勺，就把着手喂他，这样会使幼儿讨厌，伶俐的幼儿满1岁半就会拿筷子，即使有的幼儿不会拿也没有关系。如果为了让左撇子的幼儿能用右手舀饭吃，常常加以纠正，幼儿就完全不会吃饭了。还是让他自由地用左手好。当幼儿拿杯子或茶杯不方便时，家长可以帮帮忙。

关于零食。幼儿不是绝对不能吃，适当吃一些零食对幼儿是有益的。关键是选择什么时间，什么食品作为幼儿的零食。所谓零食就是给幼儿在一日三餐之外再加一到两顿点心。量要少，质要精，要有计划，有控制。此外要注意的是时间不能距正餐太近，而是以水果、点心为主，避免高热高糖。

(五) 21～22 个月幼儿饮食营养

现在幼儿已经开始萌出臼齿，应给他供应一些硬的面包干、馒头干、脆锅巴、新出炉的贴饼子等硬的食物，用以磨牙床，使牙周膜更加结实，促进牙弓与颌骨的发育，也促进咀嚼肌和舌头的发育，增强咀嚼力。

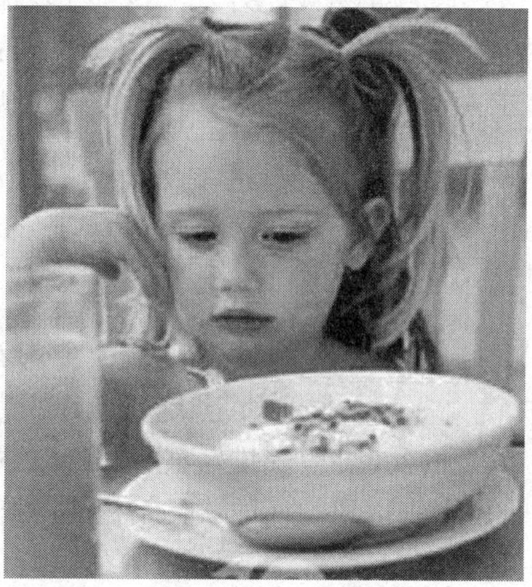

图 4-7　小儿厌食

有的幼儿会出现厌食，较长时间食欲不振，每吃一顿饭要花很长的时间(图 4-7)。吃进去很少，就会出现饱胀、打嗝、恶心、呕吐等，幼儿身体表现出虚弱、消瘦、不爱活动、贫血、免疫力低下，容易生病。

厌食的原因可能是长期让幼儿吃单调无味的食物，或者强迫喂食或训斥，使幼儿厌烦，或过于将就，边玩边吃，哄着吃一口两口，幼儿用吃饭要挟大人，或者零食太多，甜食不断，或油炸食物停留胃中没有饥饿感等。这些原因会使大脑的摄食中枢受到抑制，消化液分泌下降，胃的肌张力松弛，产生厌食。此外经常生病的幼儿由于有病的原因，会服一些药物，如抗生素、免疫抑制剂等影响食欲，长期厌食也会发生缺锌、缺铁、维生素缺乏等，反过来加重厌食。

对付厌食，首先去掉一切甜食和含糖的饮料，定时、定点，让幼儿同大人一起共同进餐，保持餐桌上愉快的气氛，食物经常改变口味、色样、品种，让幼儿自己吃饭，过时收碗，餐点按食谱供应，没有另外的零食。让幼儿感受到饥饿，使摄食中枢兴奋，下一顿饭自然就有胃口了。长期厌食的幼儿应检查微量元素，在医生指导下适当补充微量元素，使身体的微量元素平衡。

另一方面，现在幼儿还未有自我抑制能力，看到喜欢吃的食物就会不停口地吃得太多，从而使食物积在胃内造成积食，出现腹胀、厌食、口臭，手心脚心或全身发热等。应在医生指导下服用一些帮助消化的药物，每顿饭要按量给幼儿准备，包括餐间的点心和饭后的水果都应定量供应，不让幼儿进食太多。领幼儿多做户外运动，使消耗量增大，促进消化。

(六) 23～24 个月幼儿饮食营养

2 岁幼儿的膳食已基本接近成人，幼儿每日营养的需要量为热能 11 千卡/千克体重，蛋白质 35 克/千克体重，钙 600 毫克，铁 10 毫克，维生素 A 1 300 国际单位，胡萝卜素 2.4 毫克/千克体重，硫胺素 0.7 毫克，核黄素 0.6 毫克，尼克酸 7 毫克，维生素 C 35 毫克。由上述的规定计算得出的食物为：粮食类 100 克，奶类 400 毫升，蛋肉类 100 克，蔬菜 100 克，水果 50～70 克，烹调油 30 克，豆类及其制品适量等。

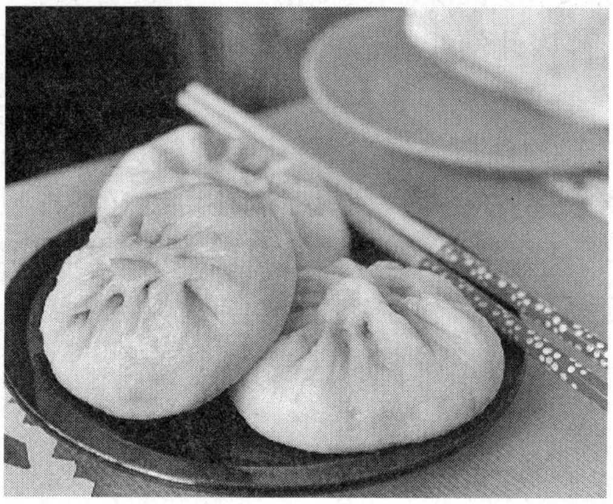

图 4-8　包子

因为幼儿的胃不能超过 300 毫升，所以每次进餐不宜太多，三餐之外应有餐间点心，如幼儿不饥饿，除了规定的食物外，不宜再加饮食，尤其不宜增加甜的饮料，以免影响食欲。由于幼儿的消化器官还未发育完善，幼儿的乳牙还未出齐，消化液分泌不足，吸收能力有限，因此给幼儿准备饭菜要碎、软、烂。面食以发面为更好一些，薄的片汤、馄饨、小包子、小饺子都很好(图 4-8)。米饭要软，鱼要先挑刺，肉要加工、切断纤维并且炖烂，或者剁烂做成丸子和肉馅。花生、核桃等先做成泥，以免噎着。避免给幼儿吃有刺激性的食物，如辣椒、胡椒、油炸食物等。在烹调时尽量保持食物中的营养，如选择新鲜蔬菜，不放在水中长久浸泡，先洗后切，以防止维生素丢失。

给幼儿做食物要小巧，花样翻新，颜色搭配，有香味，以引起食欲，不宜勉强幼儿进食。每顿饭都有一些能拿在手里的食物，当幼儿在用勺子及筷子不便时，允许幼儿动手来吃，尽量让幼儿感到进餐的快乐，而不是过多的约束。

按照早餐要吃好，午餐要吃饱，晚餐要吃少的营养比例，把食物合理安排到各餐中去。各餐总热量的比例，早餐占 30%、午餐占 40%、晚餐占 30%。为了满足幼儿上午活动所需的热能和营养，早餐除了主食外，还要加一些乳类、蛋类和豆制品、青菜和肉类等食物，午餐的进食量应高于其他各餐。因为，幼儿已经活动了一上午，下午还有更长时间的活动。

二、2～3 岁幼儿的营养

(一) 25～27 个月幼儿饮食营养

2～2 岁半的幼儿，培养良好的进食习惯是非常必要的，首先要做到规律进餐，定时定量。对 2 岁以上的幼儿，应安排好早、中、晚三餐及早、中、晚三次点心。其次不要让幼儿养成挑食、偏食、吃零食的习惯，达到均衡的饮食结构。除此还要帮助幼儿锻炼自己的动手能力，让幼儿自己尝试用勺、碗吃饭。

在幼儿开始逐渐适应正常的饮食后，家长要培养幼儿良好的咀嚼习惯，过早给幼儿太硬的食物会影响到幼儿的咀嚼习惯，由于太硬的食物超过了幼儿的咀嚼能力，致使幼儿不咀嚼食物，直接就咽下去，时间久了会养成幼儿不爱咀嚼食物的习惯。有时幼儿由于迫不及待地往嘴里塞食物，不怎么咀嚼就下咽，因此需要求家长耐心地教幼儿咀嚼食物，不能急躁。在喂食幼儿的时候，刻意拉长两口饭菜的间隔时间，让幼儿有充足的咀嚼时间。

锌的缺乏在幼儿中并不少见，缺锌可表现为个子矮、体重低、胃口小等，严重者还可导致贫血，异食癖等。禽蛋、鱼、肉、大豆等都是含锌较高的食物，可根据幼儿的情况，多给幼儿喂食此类食物。

随着幼儿的逐渐长大，接触的食物也越来越多，但是有些食物还是不能给幼儿吃，如花生米、煮豆、脆饼干等硬的食物。这是由于幼儿的后槽牙长得较晚，即使有些幼儿后槽牙长出来，也要过一段时间才能咀嚼花生米等硬的食物，否则会引起食物误入气管的现象发生。

幼儿 2 岁以后，通常可以与家人吃一样的正餐了，因此要注意对盐的摄入量，一般理想情况下，每人每天盐的摄入量应在 8～10 克，但我国只有南方部分地区符合这一标准，而北方的绝大多数地区都远远超过这一标准，摄入太多的盐对幼儿很不利，会使幼儿长大后在年轻时就患上高血压。所以为了全家人的健康，把正餐做成淡淡的味道，让幼儿从婴儿时期就习惯淡味食物。

由于 2 岁以后，幼儿的牙齿咀嚼能力、胃肠道消化日趋完善，因此幼儿的饮食也不必像以前一样要做得很碎，食物的范围也扩大了很多。

2 岁左右，幼儿开始表现出对不同食物的喜好，常会表现对某种食物偏好，只喜欢吃某些食物，而不喜欢吃另外一些食物。他可能对肉没有丝毫兴趣，喜欢酸奶和水果的味道。一周后幼儿可能又不再想吃酸奶，只想吃奶酪和水果。你不需要大惊小怪，没有什么食物具有魔力，幼儿不吃是因为幼儿找到了另一种食物，它里面同样含有所需的营养。不要花时间给幼儿做那些不喜欢吃的食物，如果幼儿不吃并伴有不高兴，你只需要做上些幼儿特别爱吃的东西就可以了。

(二) 28～30 个月幼儿饮食营养

在 2～3 岁时，幼儿不大爱吃饭。由于幼儿在这个时期里每年的体重最多能增加 2 千克，因而没有必要吃那么多。一般的幼儿每天总共吃 1 碗半米饭左右。有的幼儿早、中、晚每顿各吃半碗，有的幼儿中午吃 1 碗，晚上吃半碗。

让幼儿同家人一道在餐桌上吃饭还是单独吃，这要看孩子的食欲，食欲旺盛的幼儿把吃饭当做一种快乐，还没等食物端上来，就坐在餐桌前等着了，这样的幼儿就可以和家人一起进餐。至于那些不爱吃饭、总是中途就溜走的食量小的幼儿，如果不让他们坐在专座上吃饭他是不会安心的。

到了3岁时，一定要教会幼儿自己用勺子或筷子吃饭(图4-9)。应该养成幼儿饭前洗手的习惯。为此，家长就必须在饭前洗手。为便于幼儿自己洗手，水龙头要安装到幼儿能够到的地方。

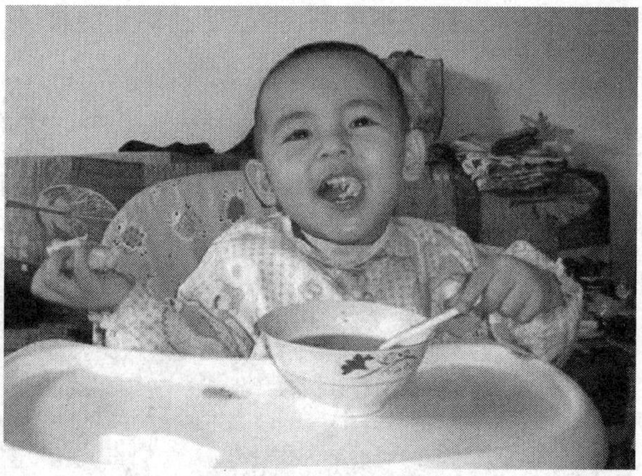

图4-9 自己用勺吃汤

吃点心对于幼儿来说是一件愉快的事情。他们好动，一运动就需要消耗能量，为了补充能量最好是加糖分。不过糖分给得过多，会变成脂肪而储存在体内。所以，点心只应补充幼儿吃饭时没有摄足的热量。由于这个年龄的幼儿，吃不了多少饭(碳水化合物)，点心可给些饼干、蛋糕、面包或者糖块等。但是，对能吃2碗饭又外加3块薄面包片的幼儿，如果点心中还有糖分的话，就会长得过胖。一个爱吃饭的幼儿，如果不能得到机会充分在室外玩耍，其点心尽量以水果为宜。

不要给幼儿过多吃甜食，吃点心的时间可在两顿饭中间，用一个固定的容器事先装好送给幼儿。如果让幼儿看到装满点心的盒子，就会吃个没完。

(三) 31～33个月幼儿饮食营养

2岁半到3岁间的幼儿，生长速度仍然处于快速增长阶段，各种营养素的需要量较高。肌肉明显发育，尤其下腹、臂、背部较突出。骨骼中钙磷沉积增加，乳牙已出齐，咀嚼和消化能力有很大的进步。

幼儿每天的饮食要平衡搭配，这样才便于身体吸收和利用。每顿应以主要供热量的粮食作为主食，也应当有足够提供蛋白质的食物，作为幼儿生长发育所需要的物质。奶、蛋、肉类、鱼和豆制品等都富含蛋白质，人体所需的20种氨基酸主要从这些食物中获取。蔬菜和水果是提供维生素和微量元素的来源，每顿饭都应有一定数量的蔬菜才能符合身体需要。早饭应有一片馒头或饼干之类的淀粉供热源用，使牛奶、鸡蛋的氨基酸能被生长所吸收。

现阶段的幼儿有可能患上便秘，这有可能是因为幼儿吃了过多奶制品，水果、蔬菜和水的摄入相对不足。如果幼儿排便的时候会感觉疼痛，大便干结或有一天到两天的时间没有排便，立即改变他的饮食结构。

逐步地让幼儿不再使用奶瓶，到了这个年龄还使用奶瓶有可能会损坏他的牙齿或导致他饮用过多的牛奶和果汁，这让他更难养成良好的饮食习惯。

幼儿做好事之后，不要用食物进行奖励，也不要用食物贿赂幼儿去做好事。研究表明，这种行为将会导致短期内饭量下降。你可以用一些有趣的贴纸进行奖励，这个年纪的幼儿喜欢贴纸。

注意：这个时期还是应该尽量避免一些小的硬食物，如硬糖块、口香糖、花生及爆米花，这些食物有可能会卡在幼儿的气管里发生窒息。

(四) 34～36个月幼儿饮食营养

3岁后的幼儿已经跨出幼儿期进入学龄前期了，这意味着他们各个方面的能力又有了提高。在饮食上，虽然可以和成人吃一样的食物，但不要忘了幼儿的消化能力比起成人来说仍然是很弱的，应该以易于消化的食物为主。

3岁后幼儿平均每年体重增长2千克，而身高约每年增长5厘米，因而不大容易发现幼儿在长胖，在家长眼里更是这样，看到幼儿一点也不长胖总会担心幼儿吃少了，但是要按照家长所希望的那样去吃就过量了，因此家长不必为幼儿的食量担心，这么大的幼儿已经懂得饥饱，不可作硬性规定。家长倒是应该在饮食的内容上安排得丰盛些，注意膳食平衡，像米面搭配、干稀搭配、甜咸搭配、荤素搭配，这样不仅营养齐全，而且不单一，更能促进幼儿的食欲。

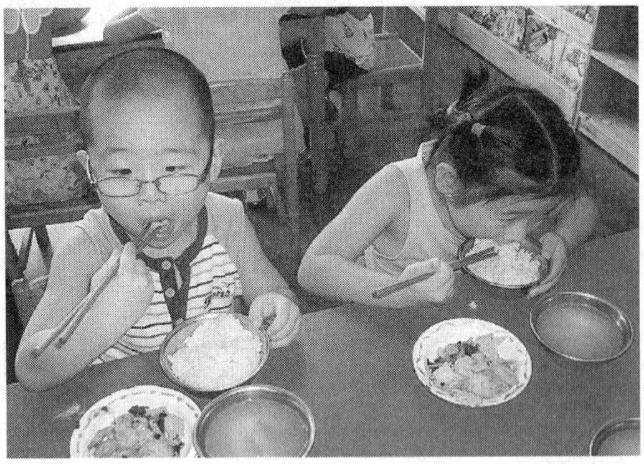

图 4－10　用筷子吃饭

过了 3 岁的幼儿一般就没有小时候那么自由轻松了，大多被家长送到幼儿园接受早期教育，幼儿要动脑筋去学习游戏和知识，另外，过上集体生活就会受到一些约束，再也不能像在家时肚子饿了就拿东西吃，或想吃什么就吃什么。因此，家长在安排饮食时要注意，要保证幼儿在进餐时能吃足够营养以应付学习与活动，尤其要注意早餐的进食。幼儿的主要活动都在上午，没有足够的能量供给幼儿，幼儿就会显得无精打采，思维迟钝，过于马虎，还会造成幼儿体力不支，头晕眼花，长久下去会影响幼儿的生长发育与学习进步。

第四节　1～3 岁幼儿日常护理

一、1～2 岁幼儿日常护理

（一）13～14 个月幼儿日常护理

由于幼儿活动能力增强，为防止他在迈向独立的过程中乱闯乱撞，家长可以在家中楼梯的顶部和底部装上门栏，因为现在幼儿很喜欢爬楼梯。

幼儿刚学走路时，如果气候条件允许，最好让刚会爬的幼儿赤脚，因为穿鞋子会限制他足部肌肉的发育。如果怕幼儿脚冷，可以给他穿一双松软的棉布袜。当孩子蹒跚学步时，仍然不需要给他穿鞋子，如果怕地板冷，或者地板滑，可以为幼儿准备一双防滑袜子，以防跌倒。

如去室外学步，可为幼儿准备一双学步鞋，主要作用是保护脚底，保证脚部肌肉的发育不会受到任何影响。最好选择一双鞋底、鞋面和鞋帮都比较软的鞋子，比如传统的帆布鞋。鞋子的长度与孩子实际的脚长应有一指宽的距离，这样有利于脚的生长。

家长要经常检查幼儿的鞋子是否合脚，一般 2～3 个月应换一双新鞋。

假如幼儿到了 14 个月还不能独立迈步，家长也不必过于担心，有许多 1 岁半还不会走步的幼儿，后来都走得很正常。需要注意的是，天冷时，幼儿穿许多衣服，还裹着尿布，这样他肯定没法练习行走。要把房间弄暖和点，撤掉尿布，给幼儿练习走步的机会。

这个时期的幼儿，半夜常要起来玩会儿。满周岁之前，把幼儿放到床上，关上电灯，一般都能入睡。但是，到了这个时期，深夜醒来，会爬起来乱跑，找出玩的东西，独自玩耍起来。这些多因为白天在室外的运动量太小，幼儿还不太疲劳的缘故，白天应让他尽量消耗过剩的精力。

现在幼儿对周围发生的事情十分敏感。晚上一听到爸爸回来时的叫门声，就转向门口。睡觉醒来后，一听到妈妈在隔壁房间同客人讲话的声音，就大声哭泣，希望妈妈到身边来。育儿的关键，不在于增加体重，而是要培养出一个能够独立的人。幼儿在和平的气氛中成长，并具备活动能力，就会促使幼儿对自己的力量有信心，这样即使见到恶意的对手也不会逃避。

（二）15～16 个月幼儿日常护理

良好的生活习惯是其他良好习惯和行为的开端，也是引导幼儿适应社会生活的重要手段。

1. 睡眠习惯

睡眠对神经系统起到的保护作用，要培养幼儿独睡，按时睡，安静入睡，按时起床。

2. 饮食习惯

饮食可以供给各种营养素保证生长发育及活动的需要，良好的饮食习惯能保证孩子摄入足够的营养。应培养幼儿爱吃各种食物，定时定量进食，不吃零食，多喝水。

3. 大小便习惯

有利于身体健康。培养幼儿每日大便，在固定时间和地点坐便盆。经提醒会以动作或语言表示大小便。

4. 清洁卫生习惯

从小培养爱清洁、讲卫生的习惯，可以使孩子减少得病的机会。可以教孩子配合家长为他洗手、洗脸、洗脚、洗臀部、洗头、洗澡；按时理发、剪指甲不吵闹。

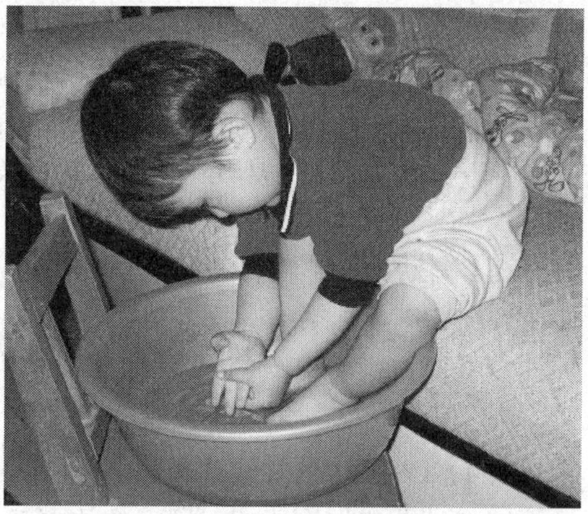

图 4-11 洗脚

5. 有规律的生活习惯

根据幼儿的生理和心理特点，安排合理的生活制度，保证充足的睡眠时间（每昼夜 13～14 小时，夜间 10 小时，白天两次，每次 1.5～2 小时），定时进餐，要有充分的室外活动和游戏时间，使他们的生活有规律，情绪愉快，精神饱满。

1 岁前后是婴儿成长为幼儿的转型期。他们的身心将发生巨大的变化。了解幼儿的变化和发育特征，及时调整自己的教养重点和方法，是这个时期的家长必须时时提醒自己注意的一桩大事。

（三）17～18 个月幼儿日常护理

1. 吃饭训练

如果 17～18 个月的幼儿不能独立吃饭的话，一定要开始训练他了。要调教好幼儿能自己吃饭是很花时间的，家长必须要有耐心。不要嫌他捣乱，即使幼儿可能嫌用勺子吃得慢而急不可待地用手抓着吃，那也是走向独立吃饭的一个过程，没有必要予以制止，谁都是这样开始的，慢慢会好的。这样到他上幼儿园时，就不会担心他吃不饱饭了。

2. 活动与穿着

幼儿长大了，要经常出去晒太阳，跑跑跳跳，所以鞋子的选择就显得格外重要了，最好选购稍大些平底的布鞋，因为幼儿正处于发育旺盛的时期，脚长得快，稍大的鞋可使幼儿的脚趾在鞋里自由的使劲，那种过于肥大的鞋穿上走路时不稳又不方便。最好不要因为漂亮为幼儿买那种不透气的皮革制鞋。

由于幼儿活动量越来越大，在不热的季节里，幼儿也可能出汗，所以尽量穿得少一些，以便让皮肤多晒晒太阳。除此之外，最好为他选纯棉质地的、透气性强的衣服，而且要便于活动、稍大一些的。从护理的角度出发，换尿布，把尿或大便，穿开裆裤比较方便，但是随着幼儿年龄的增长，一般在 1 岁～1 岁半可以改穿满裆裤了。

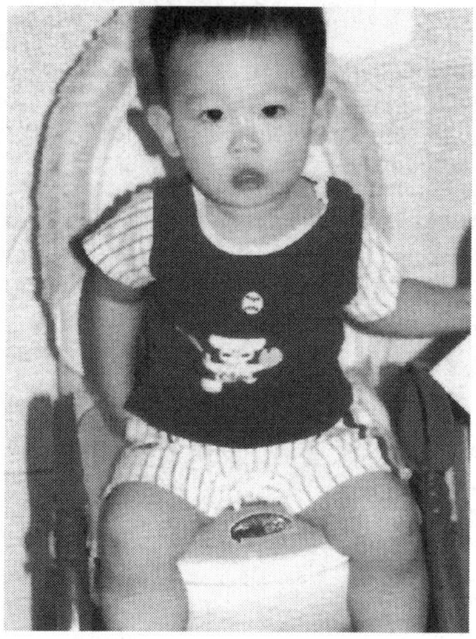

图 4-12 练习坐便盆

幼儿从 1 岁到 1 岁半时期，在入睡上一般都不会出现问题，对不容易入睡的幼儿，必须在白天让他多活动。

3. 排尿训练

1 岁～1 岁半的时期，排尿的训练有两个条件，一是气候要温暖；二是幼儿排尿的时间比较长。

在温暖的季节，排尿间隔时间较长的幼儿满 1 岁后，可果断地取下尿布。同时，可估摸着时间让他坐便盆。这时，如果他拼命抵抗，一坐到便盆上就挺胸后仰，大哭大叫，可再垫上尿布，推迟排便训练的时间。等到渐渐能听话以后，才叫他坐便盆。过不多久，幼儿就会坐便盆了。如果屁股触到便盆感到太凉，幼儿就不愿意坐，因此寒冷季节不宜训练幼儿坐便盆。

幼儿排便间隔在 1 个半小时以上的，可以规定时间让他练习坐便盆（图 4-12）。训练方法如下。

(1) 在坐便盆之前，先对幼儿说："宝宝，嘘嘘吧！" 幼儿排尿时，也要从旁喊"嘘……"来进行"伴奏"。

(2) 尿完后要对他说："尿完啦"，表示鼓励。

(3) 可教幼儿用语言来表示排尿。家长应努力让幼儿知道排尿就是"嘘……"，也可让幼儿自己说一遍"嘘……"，这样反复几遍，幼儿就懂得排尿就是"嘘……"了。不过，幼儿要经过多次训练，才能学会。

(4) 当幼儿在感觉有尿时说"嘘……" 来表示时，因妈妈听到后没有来得及让他坐便盆，幼儿就忍不住排尿时，不要责备他。

只有经过这些训练过程，幼儿才能真正学会在有尿意后忍住一段时间，再发生排尿的动作。

(四) 19～20个月幼儿日常护理

现在幼儿应该有了相对固定的饮食起居的生活习惯，什么时候吃饭，什么时候睡觉，幼儿自己心里有数了，到时候不必大人提醒，幼儿也知道该做什么了。这对幼儿和家长来说都是一件好事，对幼儿来说良好的生活习惯一方面能够保证身心健康，另一方面也能培养幼儿的自我控制能力。对家长来说，幼儿有规律的生活无疑减轻了照料的负担，也减少了因每天的生活内容而与幼儿发生矛盾的机会。

幼儿通过模仿而学习，并想做大人正在做的事情。你可让他帮你做些安全的劳动，让他帮你整理洗净的衣服，帮着洗菜(图4-13)，让他拿来袜子，并告诉他将衣服分类的原因和方法，这样他就知道整理衣服是一门技术了。当你修理房间的时候，给他塑料锤子和螺丝刀，也让他学着做。

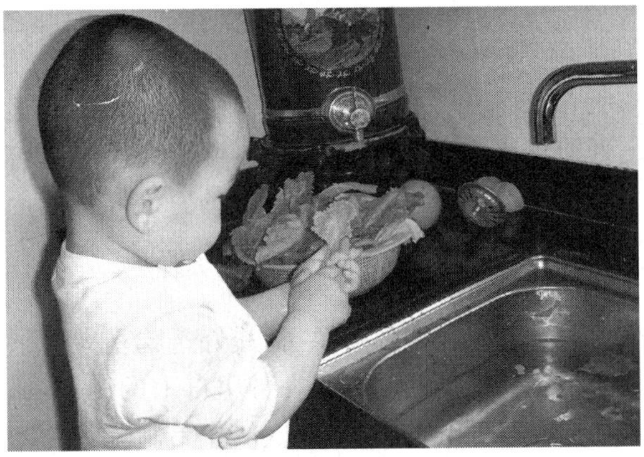

图4-13　帮妈妈洗菜

有的幼儿开始对自己的外生殖器发生兴趣，就像对其他事物发生兴趣一样，自己总是自觉不自觉地用手去玩弄，对此家长不必大惊小怪，更不要在公共场合严厉斥责幼儿，只要用其他事情把幼儿的注意力吸引开即可。

不同的季节，给幼儿盖被子的方法也是不同的。

⊙ 在春、秋两季

(1) 春、秋两季，室内温度在10～15℃时，让幼儿把手脚盖好，不伸出被窝，只露出头部，平仰或侧睡。

(2) 室温上升到18～25℃时，盖好被子后，允许幼儿把双手放在被子外。

(3) 春夏、秋冬之交，室温在25～30℃，特别是遇上闷热的天气，可让幼儿把手、脚露在被子外面，但要盖好胸口、腹部。

(4) 春秋季被子的重量应在1～1.5千克。

⊙ 在夏季

初夏季节，当气温至32℃～34℃左右，天已较热，但幼儿熟睡时，处于静的状态，如不盖好腹部，容易感冒，或肠胃受凉引起消化不良、腹泻等症状。因此要用薄毛巾被盖好腹部，还应及时将幼儿踢掉的毛巾被盖好。

⊙ 在冬季

冬季，气温降到零度左右，特别是遇上寒流时，更加寒冷。若室内没有暖气设备，要使孩子睡得好，就应做到：

(1) 被子要在2.5千克左右。

(2) 幼儿钻进被窝后，应尽快地为幼儿盖严塞紧，脚部的被子往下里折，这样，幼儿像包在一个小睡袋中，冷风进不去，幼儿会睡得很香，也不容易感冒。

(五) 21～22月幼儿日常护理

这个阶段的大多数幼儿，白天只在中午睡一次，时间为2～2.5小时，夜间再睡10小时，这样每天可基本保证12～13小时的睡眠。做父母的应继续培养和巩固幼儿自动入睡和单独睡觉的习惯,这样既利于幼儿的身体健康,又可培养幼儿的独立生活能力。

应继续训练幼儿定时排便的习惯,逐渐让幼儿自己主动去坐便盆,父母在开始时要多注意及时提醒,并给幼儿穿着一些方便的衣裤,放便盆的位置要固定;为了让宝宝能尽快学会自己穿衣服,要多给幼儿机会,从简单的衣服开始。

这个年龄段的幼儿活泼好动,好胜心强,愿意去户外活动。只要不是刮大风、下雨、下雪,家长应每天给幼儿安排一定的户外活动时间,并在旁照料,以防发生意外。活动地点以在居民小区的绿化地带、庭院内或公园为宜。有些家长喜欢带幼儿逛马路,却不知道,马路上人多车多,幼儿缺乏安定意识,又喜欢奔跑,这样很容易发生危险,而且,幼儿的身高与汽车尾气排放的高度相近,容易招致铅及一氧化碳的吸入,对幼儿的健康十分不利。

(六) 23～24个月幼儿日常护理

两岁的幼儿应常到口腔科检查牙齿,生活条件越好,口腔疾病越多,幼儿最常见龋齿,经常在出16颗牙时就有3～4颗龋齿需要立即修补了,但是许多家长认为幼儿有龋齿不要紧,反正乳牙是要掉的,以后换成恒牙就重新是好的了。家长们不知道龋齿的黑洞会越来越深,如果腐蚀到牙的神经,幼儿会牙痛难受,到那时再治疗不但开的洞很大,修补困难,有的还要杀伤神经。从两岁后每半年就应当检查一次,修补新出现的洞,才能保证牙齿功能的良好。

要尊重幼儿的选择权,许多家长都埋怨"幼儿太有主意了",通常是因为家长替幼儿选择后幼儿提出抗议。其实幼儿选择的要求也很有限,例如换一个与家长同样的勺子,用香蕉代替苹果,爱穿红色裙子等等之类的小事,这些事应当让幼儿自己决定,除非天气太冷,不能再穿裙子,这时可以让幼儿自己挑一条爱穿的裤子,这样就可以满足幼儿的选择权。

二、2～3岁幼儿日常护理

(一) 25～27个月幼儿日常护理

接近两岁半是培养自理能力的最佳时期,幼儿手的技巧已经达到精细的程度,可以做许多以前做不到的事,如自己洗脸、洗手、洗脚、刷牙、穿衣服、解扣子,如厕用手纸等,应当在3岁以前,把自我服务的本领学到手,以便入幼儿园后能自理。一般幼儿园一个班有20～30个幼儿,只有2～3名工作人员,如果幼儿们都不会自己吃饭需要逐个喂饭,会等到饭菜都凉了还未吃到;如果午睡起床都等老师帮助穿衣,许多幼儿会因未及时穿上衣服而受凉。因此在这半年内,要有计划地安排练习,让幼儿逐样会做。

要培养幼儿饮水的好习惯,幼儿现在会自己根据需要来喝水,如天气热、出汗多、活动量大、饮食较干、饭菜过咸时喝水增多,当天气冷、活动量少、饮食中水分多时喝水少。家长应每天安排固定的饮水时间,注意,饭前一小时内不喝水,睡觉前不喝水,吃饭时不喝水,更不能吃水泡饭,因为会冲淡消化液妨碍消化,不用冷饮代替喝水,不喝糖水以免使血糖升高降低食欲,而且易引发龋齿。

要锻炼身体,可利用幼儿的好奇心让他试着爬坡,上楼梯,爬木桩,走平衡木(图4-14),通过重复运动提高幼儿的能力;尽量让幼儿接触室外空气,散步是最好的方式,家长要做的是记住幼儿的步行能力,逐月延长散步距离以加强锻炼;锻炼时,不要以为幼儿累了就去抱他,因为这样很快会养成"抱癖"从而也就锻炼不成了。

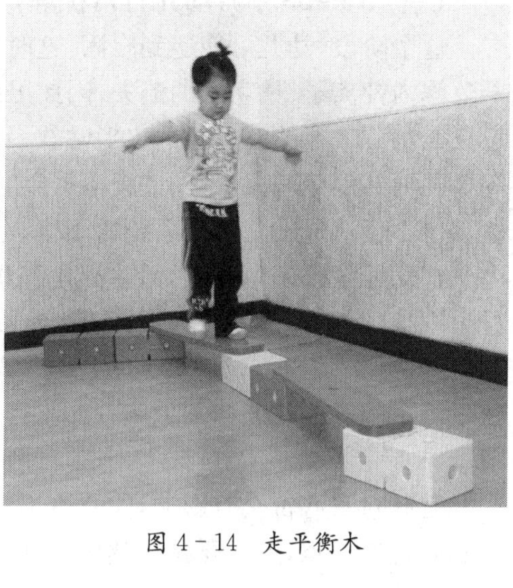
图4-14 走平衡木

特别提示：锻炼身体以提高体质为目的，家长不要在锻炼时有把幼儿培养成未来奥林匹克选手的思想。

要预防幼儿走失。2～3岁期间，幼儿容易走失，因为幼儿开始对新鲜事物感兴趣，会停留在半路上仔细看一件有趣的东西，而家长并未觉察。等到家长发现幼儿不在身边开始回头寻找时，幼儿也会觉察到看不见家长，开始往某一个方向寻找。如果人很多，路况复杂，就会真的走失了，预防幼儿走失最好的办法就是预防。

(1) 用故事的方式讲有关小孩走失的故事，让幼儿最好在原地等候，因为家长一定会回原路寻找，幼儿四处乱走，家长就不容易找到。

(2) 只可以找在岗位上的警察和保安，找大商店的经理或负责人也比较可靠。

(3) 家长让幼儿认识马路上的警察站，商店的柜台经理、街道办事处、派出所、医院等公共机关，让幼儿有事时可以得到帮助。

(4) 家长本人应当经常留意幼儿的所在，让幼儿牵着自己的手，或拉着幼儿走。此外让幼儿知道走失的严重性，让他主动地跟着妈妈，有什么要看的让妈妈一同看，两个人始终在一起彼此照看着，这样才能避免走失。

(二) 28～30个月幼儿日常护理

有的幼儿临睡前排尿后，一直到第二天早晨一夜不尿，有的幼儿半夜再尿一次。对待在睡前排了尿、半夜里还会再尿床的幼儿，最好给他裹尿布，或是在夜里叫醒他让他小便1～2次。

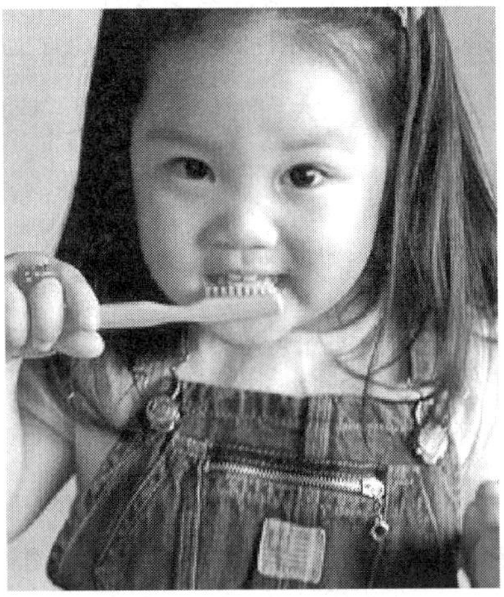

图4－15　自己刷牙

大多数幼儿现在已经出了20颗牙齿，一些幼儿已经学会漱口，在坚持睡觉前漱口时，也可以训练幼儿开始刷牙了，幼儿刷牙时可能搞得一塌糊涂，这时家长不要刻意地管教他，那会使幼儿产生逆反心理，让幼儿自己动手，只要他对刷牙产生兴趣，以后再慢慢帮助他掌握就容易多了(图4－15)。

在孩子的穿着上，不要给幼儿穿连衣裤，连衣裤不方便孩子自己如厕，图案别太花，图案太花会使孩子整天花心思在衣服上，从而分散注意力，一般衣服的图案选择最好不要超过2种，要选择温和可爱的图案。此外忌不穿内裤，因为给幼儿穿内裤既能防止外来物损伤幼儿的生殖器官，又能减少细菌侵入，并从小培养幼儿自我保护意识；慎选化纤衣服，因为化纤衣服容易引起皮肤过敏，应为幼儿选择棉布质地的衣服，既吸汗，又无刺激。

(三) 31～33个月幼儿日常护理

这个阶段，幼儿可能遇到腹泻，这时要注意给幼儿补充适当的营养。腹泻通常会引起脱水，而且会导致体内钾离子、钠离子的流失，因此可以为幼儿准备一些蔬菜汤，如胡萝卜汤等，腹泻较轻时可不用刻意补充水分。在饮食上可吃比平常软一些的食物，含糖较多的水果要少吃。由于腹泻时分解牛奶、奶粉等含乳糖的消化酶减少，因此腹泻严重时可适当补充乳糖分解酶。如果幼儿的食欲正常，与平时一样的食欲也不会造成幼儿消化系统的困扰，但是如果腹泻加重，则需及时就医。

在幼儿的眼里，每日的活动都是游戏，吃饭也不例外。一些幼儿习惯边吃边玩，还有的喜欢边吃边看电视，这些不良的进餐习惯，都会造成幼儿吃饭时分心，影响食欲。建议家长在吃饭的时间收起所有的玩具，并关掉电视，让幼儿的注意力集中在吃饭上。在幼儿吃饭很好的时候，家长需要及时鼓励他。在吃饭中间有的幼儿会下地跑一圈再回到餐桌，只要他马上回来，是允许的，但千万不要追在幼儿后面喂饭。

肥胖对身心都会有影响，幼儿也不例外，肥胖会成为动脉硬化、糖尿病、高血压等的诱因，如果幼儿的肥胖程度较重，就需要减少热能的摄入。肥胖最主要的原因就是热量摄入过高，在控制热能摄入期间，要保持每天每公斤体重摄入的热量在100千卡以内，食欲旺盛的幼儿，就需要摄入低热量的食物，如蔬菜等。此外还要增加热量的消耗，陪着幼儿多玩游戏多做运动，养成多运动的好习惯。

婴幼儿时期是视觉发育的关键时期的可塑阶段，也是预防和治疗视觉异常的最佳年龄。因此，应积极保护好幼儿的眼睛。

首先是照明的要求，幼儿居住、玩耍的房间，最好选择在窗户较大、光线较强的房间里，如朝南或朝东南的方向。不要让花盆、窗帘及其他物品妨碍阳光直射室内。幼儿房间的家具和墙壁最好是鲜艳明亮的淡色，如淡粉、奶油色等，使房间获得最佳采光。如果自然光不足可加用人工照明。人工照明最好选用日光灯，一般电灯照明最好再加上乳白色的圆球形灯罩，以免光线刺激眼睛易于疲倦。

其次是少看电视。幼儿大多非常喜爱观看电视节目，但3岁的幼儿最好每次不超过15分钟，3～4岁的幼儿看电视每次最好不超过30分钟，5～7岁不超过60分钟。电视机荧光屏的中心位置，应略低于幼儿的视线(图4-16)。眼睛距离屏幕一般以4～6倍于屏幕对角线的距离为宜。最好在座位的后面安装一个8瓦的小灯泡，可以减轻看电视时的视觉疲劳。

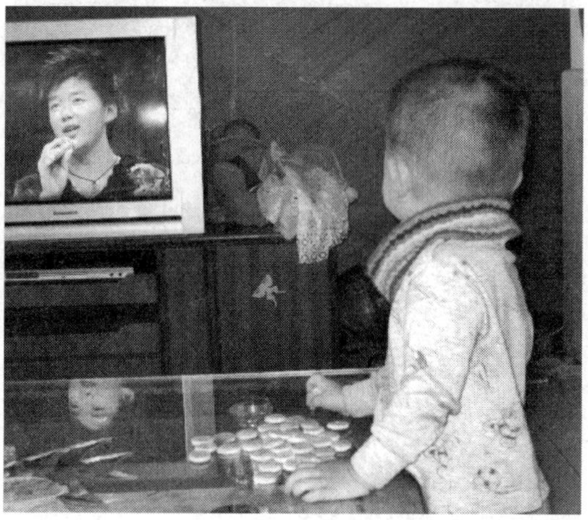

图4-16 喜爱看电视

另外还有看图书、画画的用眼卫生。幼儿看图书、画画等坐姿要端正，书与眼的距离以33厘米为标准，不能太近或太远，不能让幼儿躺着或坐车时看书，以免视觉疲劳。

最后，要供给幼儿富含维生素A的食物，如动物肝、蛋黄、深色蔬菜和水果等，经常让幼儿进行户外游戏和体格锻炼，有利于恢复视觉疲劳，促进视觉发育。

(四) 34～36个月幼儿日常护理

入托的幼儿，由于白天离开了家长，幼儿夜里就想与家长愉快地团聚，但如果到晚上11点、12点也不睡的话，就会影响家长的精力。这时，家长一定要果断采取措施，一到晚上10点就关灯，即使幼儿哭闹也要坚决实行到底，过了4～5天后，幼儿就习惯了。

幼儿现在已经能自己开关水龙头洗手洗脸，吃饭时乐于为别人夹菜，这都是幼儿自立行为的体现。在教育幼儿自己做自己的事的同时，也会使幼儿产生一种单独冒险的念头。在农村或郊外，常有幼儿掉入水坑而溺水的情况发生，如果家门口有不设栏杆的水池，应让水池主人档上栏杆。特别是住在河边的家庭更要注意，必须严格禁止幼儿独自走近河边。

3岁的幼儿多喜欢冒险，通常只要迷过1次路，就总想着再去冒险。胆小的幼儿离开妈妈是一步也不敢走的。有冒险精神的幼儿却毫不在乎，哪儿都敢去。对这样的幼儿，就有必要给他身上佩带一个迷路标记。

由于幼儿的小手灵活，能划火柴和拧开煤气的开关等，可引起火灾或导致煤气中毒，平时要严禁幼儿碰这些东西。

第五节　1～3岁幼儿常见疾病及护理

一、13～14个月幼儿常见疾病护理

(一) 急性咽炎

咽喉发炎是一个很常见的问题，常常是感冒的一部分，秋冬及冬春交界时容易发生。急性咽炎是指

咽部的黏膜、黏膜下组织以及咽部的淋巴组织出现急性发炎。

病毒感染是引起急性咽炎最常见的原因，如鼻病毒、流感病毒感染等，它可以通过飞沫和密切接触而传染。除了病毒以外，链球菌、葡萄球菌、肺炎双球菌直接感染咽部也是急性咽炎较常见的原因。

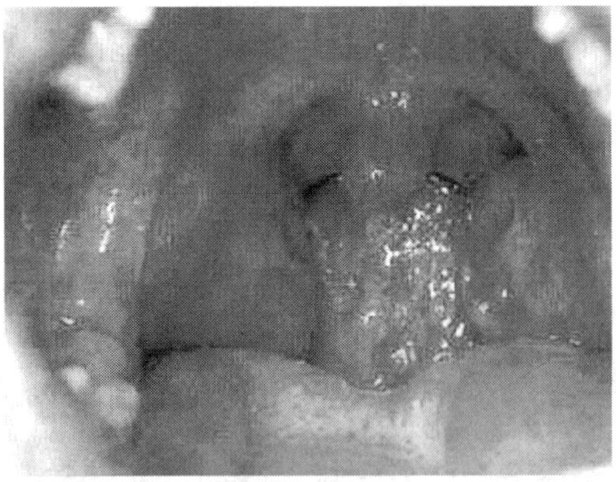

图 4－17　急性咽炎

急性咽炎发病很急，开始时只是觉得喉咙热热的，很干，即使不停地喝水也无济于事，之后喉咙疼痛，而且疼痛渐渐变得厉害，吞咽口水时咽痛往往比吃饭时更为明显（图4－17）。疼痛可放射到耳部。大多数患儿没有其他不舒服的感觉，偶尔可有发热、头痛、不想吃饭、四肢酸痛等症状。

幼儿由于机体免疫系统尚不健全，抵抗力弱，所以患急性咽炎时病情要比成人重，临床表现也比较明显。因此，要及时带患儿就医，按时合理用药，并特别注意护理。要给患儿多喝白开水，饮食要清淡，勤用淡盐水漱口，保证充足睡眠减少活动，室内空气要清新、湿润，并密切观察病儿的病情变化，防止由急性咽炎引起鼻、喉、气管、支气管、肺、耳等并发感染。

某些急性传染病，如麻疹、水痘、猩红热等的前驱期常有类似急性咽炎的表现，家长应注意在发热1～2天后，患儿口腔黏膜和皮肤有无特征性的斑疹出现以及舌头有无"杨梅舌"样改变等，以免误诊。

（二）急性喉炎

小儿急性喉炎为耳鼻喉科急症，是喉黏膜的急性弥漫性卡他性炎症，因其起病急且病情变化快，故较危险。对于婴幼儿来说好发年龄为6个月～3岁的幼儿，以冬春季节为好发季节。

一般来讲，急性喉炎常继发于急性鼻炎、咽炎，也可继发于流行性感冒、麻疹、水痘、猩红热等急性传染性疾病。最初表现多为夜间突然发生声嘶和喉鸣，小儿多哭闹、喘憋，并有像小狗叫样的咳嗽，继而病情加重出现吸气性呼吸困难，这是因为喉部炎性肿胀，吸气费力，进气量不足，而导致缺氧，呼吸困难。病情严重时，可出现所谓的"三凹征"，也就是吸气时锁骨上窝、胸骨上窝、上腹部出现明显的凹陷，同时可有口唇发紫、烦躁不安等表现。再进一步发展可危及生命，出现呼吸循环衰竭、昏迷，甚至死亡。

由于小儿急性喉炎是可引起呼吸困难的急症，属小儿科疾病中的危急重症，作为家长更要多关心幼儿，如果发现喉炎的特殊表现应及时就诊，以免延误病情。

（三）滑倒

房屋装修时，有些家长喜欢用抛光的大理石铺地，它们光光的、亮亮的，透着华贵与新潮。然而，人走在上面，总有种滑滑的感觉，如果上面再滴上一点水，简直和走在冰上没什么两样。就是普通的光面通体砖，幼儿走在上面也很容易摔跤。

对策：即便是家里铺着木地板，厨房也不可避免地要使用地砖。当它们沾上水渍或油渍时，地面就很湿滑。所以，家长应事先规划好一个安全路线，防止幼儿溜进厨房。

卫生间的地面虽使用防滑瓷砖，也难免幼儿不会滑倒。所以，在台盆、浴缸附近，铺上橡胶地垫，能有效保护幼儿（图4－18）。卫生间的台子边缘如果是直角的，要加装圆弧角型防护棉垫，以免幼儿滑倒时受伤。另外，为幼儿选防滑的鞋，能起到保护作用。也可在地上贴止滑条。

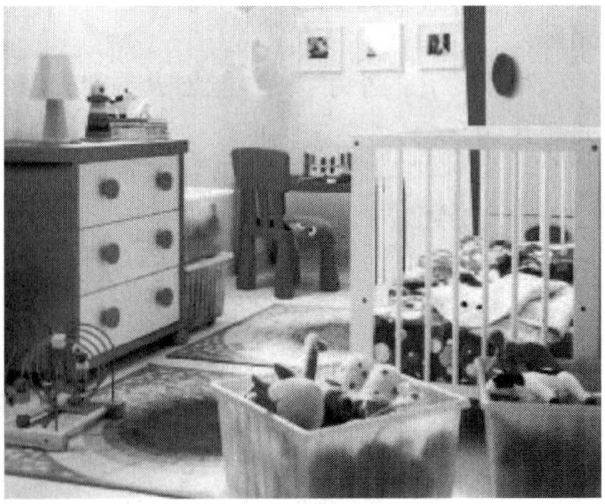

图 4－18　铺设防滑垫

(四) 利器伤害

剪刀、刀子、筷子、牙签属家庭常用品,藏起来也不方便,就更要对孩子强调危险性。玻璃的伤害也不可小视。如果幼儿不留神用东西弄碎了书柜、大衣柜、镜子的玻璃,或把小玻璃瓶等掉到地上摔碎,玻璃瞬间就变成利器,容易划破皮肤,造成伤害。

对策:对于这些有可能伤着幼儿的日用品,家长不妨虚张声势,比如假装自己的手被刀、剪刺一下、割一下,然后大呼小叫:“哎哟痛啊,出血啦——”,并做出愁眉苦脸很痛苦的样子,幼儿就会觉得这个东西很可怕。一岁以上的幼儿可以尝试用筷子,但家长不能离开他的左右,别忘了提醒孩子不能拿着跑动。两岁半以下的幼儿最好不拿类似筷子的长东西走动,以防摔倒时戳伤。两岁以上的幼儿可以学着使用剪刀,但一定是儿童专用的安全剪刀(图 4－19),使用时也要有家长在他身边。尽量不让 4 岁以下的幼儿与玻璃杯、玻璃瓶,瓷的碗、勺一类的东西单独亲密接触。幼儿喜欢听敲击这些物品时发出的声音,可以把它们换成塑料的或木制的,这样就比较安全了。

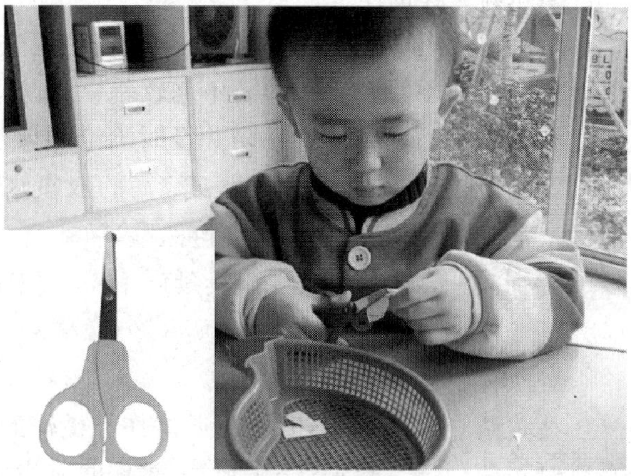
图 4－19 使用安全剪刀

二、15～16 个月幼儿常见疾病护理

(一) 耳痛

耳痛是幼儿的一种常见病。耳朵由鼓膜分成两部分。第一部分是由耳的入口处通向鼓膜的通道,这是“耳道”。在鼓膜后面的第二部分是“中耳”。外耳发炎叫做“外耳炎”,中耳发炎则叫做“中耳炎”。幼儿的耳咽管是相当短和宽的,是使中耳和咽喉部连接的管。其作用是使耳内的压力均衡,但它们常常是幼儿耳朵发生问题的根源。

中耳炎是最常见的耳病,其原因与其耳咽管的结构以及幼儿大部分时间是躺着有关。这两个因素使细菌较容易从鼻和咽喉进入中耳。耳咽管的黏膜发炎使之阻塞,这就把细菌限制在中耳,并在那里繁殖。

很小的幼儿常常不会对你诉说耳痛,但如果他有原因不明的发烧、呕吐、腹泻及食欲不振,同时,发现他确实在拉扯他的耳朵,就要怀疑他的耳朵有毛病。

如果你怀疑幼儿耳朵痛,要立即找医生诊治。如果是中耳炎,开出的处方中会有抗生素,还可能有滴鼻剂。抗生素能杀菌,滴鼻剂可阻止耳咽管闭塞,防止感染的进一步蔓延。

绝不能往幼儿的耳朵放进任何东西,不能在耳朵外面进行热敷。同样,如果耳痛的原因是一个疔疮,或其他东西在外耳,亦不要自己处理,立即找医生诊治。

(二) 口臭

口臭不是一种独立的疾病,而是一种身体发出的警示信号。幼儿口臭原因很多,有暂时性口臭,比如吃了大葱、蒜、韭菜等气味强烈的食物后发生;有因经常吃零食影响消化功能或胃肠道疾病(如幽门螺杆菌)而引起;有因食物残渣长时间存留在口腔内而造成,鼻窦炎、支气管扩张、糖尿病等疾病也会引起口臭。消除口臭必须先找原因。

可以根据以下症状做一下简单判断:

臭鸡蛋味:常提示消化不良,或肝病。

腐败性臭味:多为口腔内炎症,口腔卫生习惯不良。

烂苹果味:提示酮症酸中毒。

脓性口臭：多为幼儿鼻腔异物、萎缩性鼻炎、鼻窦炎、化脓性扁桃体炎、肺脓疡、支气管扩张等疾病的病灶处形成溃疡、糜烂、化脓引起。

酸味：多见于幼儿胃肠功能紊乱。

血腥味：鼻出血、消化道出血等出血性疾病。

氨水味：肝昏迷。

防治口臭，就要培养幼儿从小重视口腔卫生，做到饭后漱口，早晚刷牙。饮食要有规律，多吃蔬菜水果，粗细搭配，不挑食，不偏食，不暴饮暴食。防止孩子消化不良，当出现消化不良时，可适当服用一些助消化和胃肠动力药。注意预防并及时治疗龋齿及牙齿排列不齐，少吃甜食，特别是睡前不吃甜食。也可以用中药芦根、薄荷、藿香煎液，或1%的双氧水、2%的苏打水、2%的硼酸水等，选择其中一种含漱，可减轻或消除口臭(特别提醒：应遵医嘱)。

特别提醒：幼儿持续性口臭延误不得，要及时就医，找出病因，对症下药，方可消除口臭。

(三) 烫伤

相关调查显示，在家庭中遭遇烧伤和烫伤的，有50%以上是儿童，尤其是3岁以下儿童。幼儿不小心碰倒暖瓶、水壶、热粥、洗澡水等，烫伤时有发生。

图4－20　烫伤警示标识

对策：尽量让幼儿与热的东西“划清界限”。热水瓶应放在孩子够不到的地方，如厨房里的桌子或高台上，煮熟的热粥、热汤也要放在高处。将厨房里的物品摆放整齐，不要随手乱扔，孩子一旦进入或不慎滑倒，就会造成身体摔伤或烫伤。当然，最好避免孩子进厨房(图4－20)。

饭菜摆上桌前，妈妈提醒孩子离开餐厅，以防莽撞的幼儿撞翻妈妈端着的刚出锅的热菜、热汤。吃饭时，把热汤放在孩子够不到的地方，等温度适中，再放到孩子跟前。

家长可以让幼儿适度感受“烫”的危险，如抓住他的小手，摸摸烫的杯子的外表，摸摸升起来的蒸汽，几次下来，他就知道这个东西是烫手的，就不会再乱抓了。

(四) 缠绕

幼儿对绳子一类的东西很好奇，在自己身上缠来缠去，可一旦勒住幼儿手脚自己又无法解脱，就容易造成局部缺血坏死。如果将绳子套在脖子上就更危险。

对策：将家里所有窗帘绳缠起来或干脆取消，不给幼儿玩绳子提供可能。有的幼儿喜欢用线、绳子捆绑一些东西，这时你要告诉幼儿：只能捆物不能缠自己，也可用胶布代替绳子。

三、17～18个月幼儿常见疾病护理

(一) 气痉挛

家长有急事要撇下幼儿，后者不愿意，放声哭闹，突然气绝，口唇发紫，刹那间，两手紧握，翻白眼而抽起风来。还有的幼儿，手里拿着火柴，家长要拿下来，就死不撒手，而大声哭泣，突然一下子就没有声了，也好像抽起风来。医生称此做“气痉挛”(图4－21)。发育快的幼儿，1岁前就会出现这种情况，一般多从学会走步以后开始。也有不少会持续到4～5岁的，感情脆弱的幼儿常是这样。

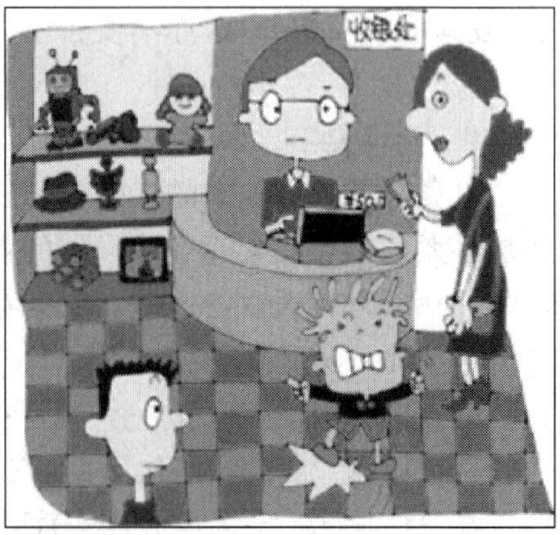

图4－21　气痉挛

家长担心是否是癫痫，经过脑电图诊断后，多半不是。到5

岁以后就不复发了。同祖父母、伯母等同住在一起，家长对幼儿过分娇惯，也是一个原因。

如果再三发作，可请教医生。有时医生会给少量的药物。由于抽风太可怕了，全家人都提心吊胆，幼儿说什么，就依他什么，这样幼儿就会非常任性。因此，全家人应当商量一下，当妈妈和幼儿相争时，奶奶不要袒护幼儿。一定要让幼儿去室外活动，尽量消耗他的精力。若做脑电图诊断，出现癫痫变化时，应长期服药。

在幼儿期多次出现过“气痉挛”的幼儿，长大以后也会像正常人一样，只要脑电图没有异常，就不用担心。

(二) 牵拉肘

“牵拉肘”，顾名思义，就是牵拉肘部引起的损伤。婴幼儿的肘关节较松，当肘部处于伸直位置时，若被猛力牵拉手臂，就可能造成“牵拉肘”。

发生“牵拉肘”常常是家长在领着幼儿上楼梯、过马路或幼儿穿脱衣服时，用力提拎、牵拉了他们的手臂所造成的。发生了“牵拉肘”，会让孩子疼痛难忍。

对于这种病症，医生根据牵拉病史，结合症状和X线检查，就能正确诊断(图4－22)。这种损伤治疗上一般不困难，复位后立刻不痛，受伤的手臂马上可以屈曲、活动。用三角巾将肘关节屈曲90°，前臂悬吊在脖子上，保持3～5天。家长不适当牵拉，还易造成脱位，引起相同症状。

不过，等年龄增大以后，骨头发育完全，就不易再发生了，也不会留下后遗症。日常生活中，当搀扶他们走路、上楼梯、台阶时，家长不妨弯下腰来。给他们穿脱衣服时，也要注意，动作不宜过大。曾经发生过牵拉肘的幼儿，容易再次发生，更要小心。

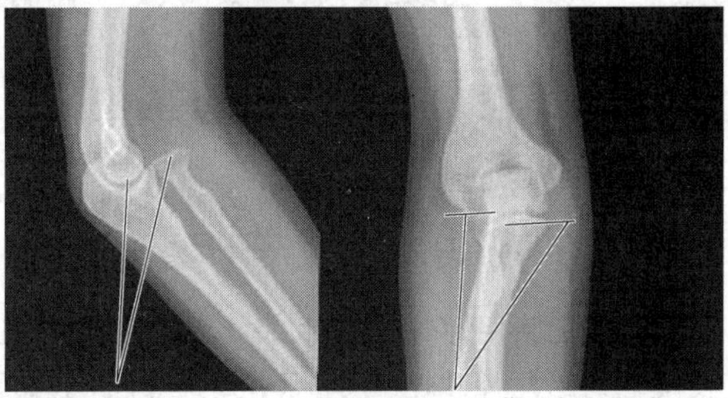

图4－22 牵拉肘

(三) 触电

对幼儿来说，电源和插座真是太神奇了，一插上，灯亮了，电视屏幕上有声有图像了，在电脑上也能玩游戏了……它里面到底有什么，幼儿当然要探个究竟。

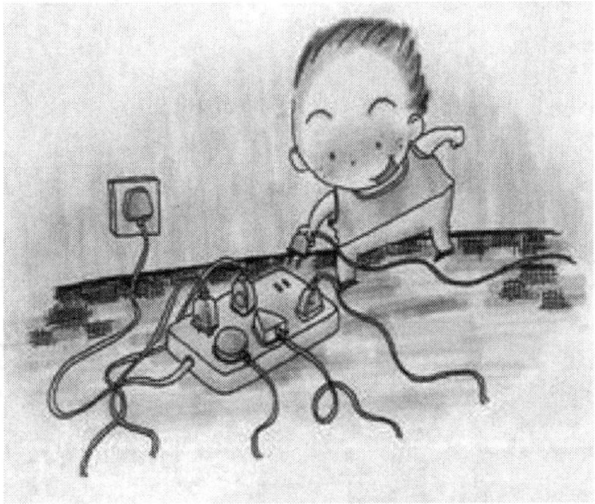

图4－23 小心触电

对策：家里有小幼儿，最好使用安全插座，有安全盖板的那种，插座、插销要防护好，不用时可以用椅子挡一下，尽量不使用能随处移动的接线板(图4－23)。装修时，应将插座安装在比较高的位置，至少在1米以上，让幼儿摸不到。不让幼儿玩电灯开关和拧灯泡，也不要让幼儿拆弄家用电器。不要将电线随意散落在房间里，电线如有破损的地方，应马上换掉。

用知识武装幼儿的头脑，以故事的形式让幼儿明白电的危害一点不亚于“大灰狼”，形象的东西更能给幼儿留下深刻的印象。

(四) 窒息

幼儿把珠子、扣子、干燥剂、花生米、枣核等放入嘴中“品尝”，结果误入气管；有个别幼儿吃东西时说话、笑、哭、跑等，均易造成气管异物，引起窒息。

对策：3岁以下的幼儿最好不玩这些细小的东西，如果发生意外，应尽早将气管中异物吐出，稍稍延迟，有生命危险。幼儿要防止被枕头、被子等闷住。家长睡眠时要防止压了幼儿。不要让幼儿把整个脑袋伸进塑料袋里，或把被子、床单等蒙在头上，一旦引起窒息，就很危险。告诉幼儿，家中的柜子、箱子不是藏身之地，躲进去出不来，也会造成窒息，就再也见不到爸爸妈妈了。

四、19～20个月幼儿常见疾病护理

（一）小儿隐睾

小儿睾丸的一侧或双侧未降入阴囊内称为隐睾。它包括睾丸下降不全和睾丸异位两类。睾丸下降不全指睾丸位于其正常下降通路的半途而未能进入阴囊，如位于腹股沟、腹腔内等。睾丸异位则指睾丸位于其不应达到的异常位置，如会阴、大腿内侧等（图4－24）。

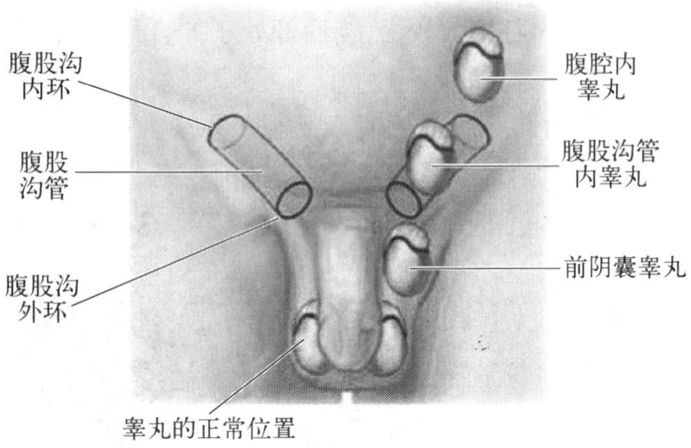

图4－24　小儿隐睾

隐睾比较容易诊断，在家即可进行自诊，它表现为一侧或双侧阴囊内摸不到睾丸，且此侧阴囊发育不良而显得较小。同时，在患侧的腹股沟处或阴囊的入口处往往可以摸到睾丸样大小的肿块，挤压肿块时有酸胀感。年龄较大的幼儿可因睾丸发育不良而使肿块较正常睾丸小，有时甚至因睾丸太小或位于腹腔内而在体表摸不到。

应对幼儿进行一次全面的检查，当发现幼儿一侧或双侧隐睾时，可以采取如下的治疗方法。

（1）1岁以内的隐睾患儿，睾丸尚有自然下降的可能性，可以不用治疗。

（2）1岁以上的患儿，若睾丸仍未下降，可以先试用绒毛膜促性腺激治疗，此方法可促使睾丸发育，部分患儿睾丸可以下降，尤其是双侧隐睾或于体表摸不到睾丸者，即使睾丸降不到阴囊内，至少可使睾丸发育后手术治疗更加容易。

（3）对于用绒毛膜促性腺激素治疗后不能降入阴囊内的患儿以及发现时年龄较大的单侧隐睾患儿，合并腹股沟斜疝的患儿应尽早到医院施行睾丸固定术。

睾丸固定手术比较简单，大多数患儿尤其是可以摸到睾丸的隐睾患儿，一次手术就可以将睾丸固定于阴囊内，但少数睾丸发育差、位置高的患儿，一次手术很难成功，必须采取分期手术的方法。

（二）手指夹伤

在日常生活中，家里的门、窗框、抽屉或者车门等，最容易夹伤手指，尤其是活泼好动的幼儿。夹伤后轻者出血肿胀，重者可引起手指骨折、指甲脱落等。因此，幼儿在玩耍或出入门户时一定要多加小心。

如果出现意外夹伤，可以按下列方法救治：家长不必惊慌，先安慰幼儿，看见有出血处及时进行止血和消毒；用厚纸板等物件支撑起手臂部，然后用绷带扎好，再将手臂用三角巾固定；如果出现紫色的出血现象或肿胀时，有可能是手指发生了骨折，应及时去医院进行诊治。如出血不止，可采用绷带扎紧近心端手指并将受伤的手指抬高超过心脏，以减轻疼痛和止血并去医院。治疗夹伤期间避免洗澡。

防止夹伤，平时要训练幼儿对紧急事件的应变能力，注意门、铁闸等可开合的物品（图4－25）。可以运用模仿情境的方法让幼儿知道这些东西可能夹到自己的手。

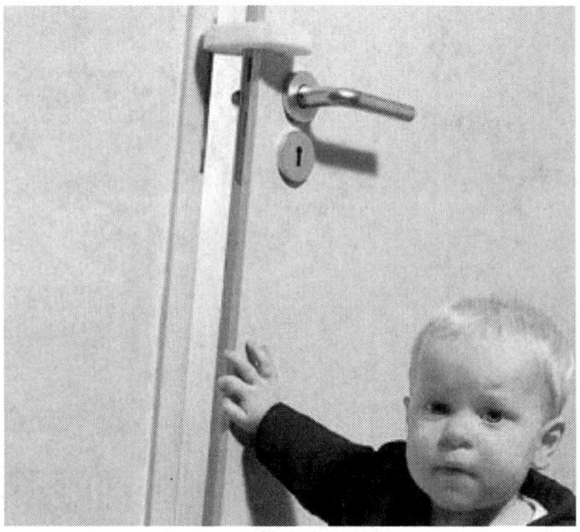

图4－25　防夹手门垫

（三）细菌性食物中毒

食物中毒的共同特点是吃同一种食物的人在短时间内同时或相继发病，症状相似，主要表现是胃肠

炎，以恶心、呕吐、腹痛为主，往往同时伴有发烧。吐泻严重的幼儿可发生脱水、酸中毒，甚至休克、昏迷等。感染的细菌不同，引起食物中毒的表现也各不相同。

小儿食物中毒比成人来势凶猛，一般情况下都需要去医院诊治。这类中毒的治疗原则是清除毒物、控制感染、尽快补液，对症治疗。

细菌性食物中毒多发生在夏秋炎热季节，主要因食物在制作、储存、出售过程中处理不当被细菌污染所引起的。

病从口入，预防食物中毒主要是加强食品管理，注意饮食卫生，尤其是在夏秋季节，对肉、鱼、蛋、菜、牛奶等的加工制作要特别精心，防止食物污染变质；剩菜剩饭应放在凉爽通风的地方，时间不能过久，吃前必须加热；生食的蔬菜水果要彻底清洗；腐败发酸的食物决不能再吃；还要注意切生熟食品的菜板要分开，以防熟食被不洁的生食污染。

五、21～22个月幼儿常见疾病护理(铅中毒)

随着生活环境的改变，铅作为一种隐形的杀手已经悄悄地潜入每一个家庭。铅作用于人体后能产生神经毒性。对中枢和周围神经系统均有明显的损害作用。即使是轻度的铅中毒早期也可引起患儿注意力涣散、记忆力减退，理解力降低与学习困难，或者导致儿童多动症或儿童抽动症，前者表现为注意力不集中、好走神，自制力差，多动过度。冲动任性，难管教，缺乏时间和任务观念，学习困难等，常因心理缺陷导致智力发育不平衡；后者表现为交替出现的眨眼、咧嘴、耸鼻、摇头、扭脖子、耸肩、甩胳膊、踢腿，喉部异常发音等，常因继发性精神异常、强迫症、恐惧症等妨碍智力发育。严重的铅中毒会使孩子成为低能儿或死亡。

防止幼儿铅中毒，首先要养成良好的生活习惯，远离铅危害。勤洗手，特别是进食前一定要洗手；常给孩子剪指甲，不让孩子咬指甲，因为指甲缝里是特别容易藏匿铅尘的部位；经常清洗儿童玩具；不要用报纸等印刷品直接包装食品。

其次，要养成良好的饮食习惯。少吃含铅多的食品，如：膨化食品，爆米花，皮蛋等；少吃烧烤类产品；多食大蒜、韭菜、动物肝脏、蛋白质、含铁、含锌丰富的食物；儿童应该定时进食，空腹时铅在肠道的吸收率可成倍增加；可多食富含维生素C、蛋白质和铁的食物；多食降铅食品，如水果、海带、大蒜等。

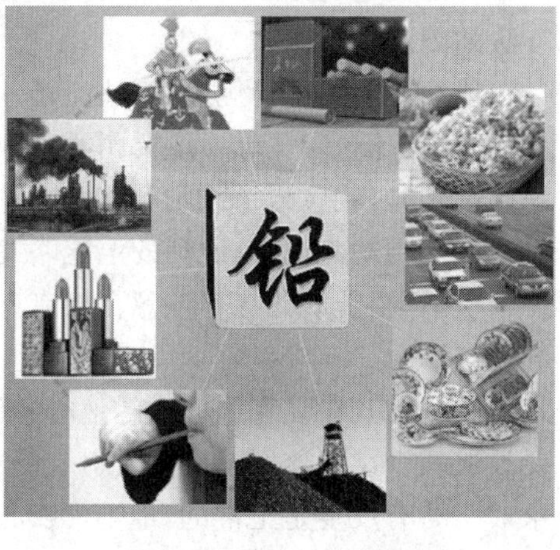

图4-26 铅中毒的因素

缔造良好的居住环境，隔绝铅危害。不要让儿童在交通繁忙的马路或铅作业工业区玩；不要使用彩色陶器或水晶盘盛放食物，特别是果汁饮料。专家建议采用釉中彩和釉下彩的瓷器、白瓷器；在房屋装修时选择环保材料，尤其是选择含铅量低的油漆；对于家庭有职业铅接触者成员，在回到家后尽快换去外衣，以避免给幼儿和家人二次污染；不要在幼儿面前吸烟；定时清扫卫生，将铅尘赶除家门(图4-26)。

定期非药物驱铅防治。药物驱铅适用于临床重度铅中毒患者，且对人体有一定毒副作用。非药物驱铅食品正日益成为儿童的驱铅首选。由于铅毒在体内是一个不断积累的过程，因此需定期进行排铅，就像人要定期洗澡一样。

六、23～24个月幼儿常见疾病护理

(一) 语言障碍

儿童时期经常会出现语言障碍，男孩尤其如此。最常见的情况就是语言发育迟缓，这可能是因为幼儿难以明白别人的话语和难以表达所致，其他常见的情况还包括口吃和口齿不清。

假如幼儿已近2岁，仍然未曾说出只言片语，或难以听懂简单的要求，那么应就医确诊。许多2～4岁的幼儿可能会出现口吃的情况，这种情况经常在幼儿入学前就会完全消失。假如这种情况持续下去，或非常严重，那么就医咨询。幼儿也可能需要进行语言治疗，而且大多数患儿一般能够成功治愈，只有少数口吃和存在其他语言障碍的幼儿可能会终身伴有症状。

某些语言障碍可能与学习障碍或孤独症有关，最常见病因就是听力受损，听力受损大多因为复发性耳部感染或“湿耳”所致。语言发育迟缓或许是因身体异常，例如，脑瘫，也可能是遗传所致。假如幼儿很少与父母讲话或交往，那么他会讲话的时间也会较其他幼儿晚。来自双语家庭、左撇子或双手并用的儿童，也可能说话较晚。

及早治疗“湿耳”等耳部疾病，避免听力受损而导致语言发育迟缓。为幼儿创造自由、丰富的交流环境。

（二）口吃

口吃是指说话时言语中断、重复、不流畅的状态，是儿童期常见的语言障碍，患病儿童约占儿童总数的5%，大约一半的口吃儿童，是在5岁以前发病的。口吃多在幼儿期形成，同样，也最易在幼儿期纠正。如果在幼儿期不纠正，有时口吃可伴随终身。

口吃现象与口吃病有着本质的区别。口吃现象是人在感情激动或精神紧张时，因对神经中枢的干扰所出现的短暂语言不流畅现象，而口吃病则是由于心理病症所导致的一种口吃疾病。

大部分口吃的幼儿都是在幼年时模仿他人的口吃而学习得来的，口吃的感染性很强，孩子们之间互相模仿，和口吃的人经常接触，因觉得口吃的人说话特别好玩而模仿，都容易学会口吃。有时父母对幼儿言语能力的形成要求过急，当幼儿学话时，做过多的矫正，或采取恐吓手段逼迫幼儿学话，进行斥责、嘲笑，使幼儿紧张，害怕说错话，说话时压力很大，失去信心而发生口吃。父母强迫左撇子改用右手时，往往也会发生口吃。

纠正口吃的方法，首先是消除口吃幼儿的紧张、恐惧情绪，同时给予示范，并进行反复练习。一般的方法如下。

让幼儿多听声音优美、表达流畅、内容合适的语言。如儿童故事、幼儿诗歌等，听熟后，让幼儿跟着一起讲，一起念。父母一定要耐心、细心地多与幼儿交谈，彻底消除幼儿怕口吃的心理状态。当幼儿有一点进步时，就应给予鼓励和奖励。总之，要使幼儿说话时不感到有一点点心理压力为佳。

要多与幼儿说话，说话的语速略慢，边说边问，引导幼儿答话，如幼儿一时不愿回答，不必勉强，可以继续说话，要让幼儿在不注意自己有口吃缺点时，自然而然地回答问题，切忌在幼儿说话时，不断指责他的缺点。

鼓励幼儿树立克服口吃的信心。创造条件，让口吃幼儿能经常同说话流畅的同伴们一起玩。同时，要设法教育小同伴们不要嘲笑口吃的幼儿。家长应告诉幼儿，矫正口吃需要较长的时间过程，不可急于求成。略有反复是正常的，绝不可灰心。矫正口吃，关键在于要有信心和恒心。

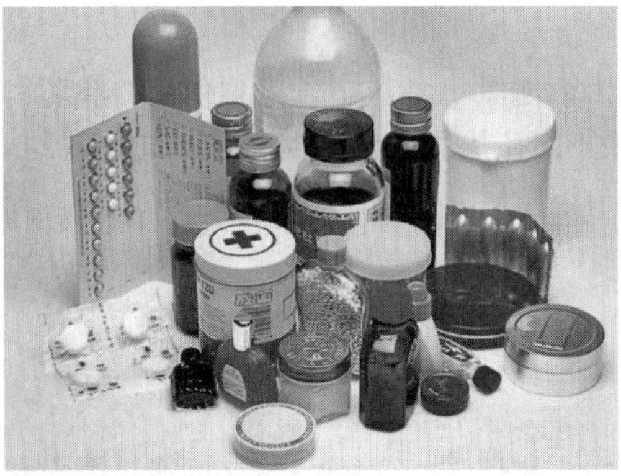

图4-27　小心误吞药物

（三）误吞药物

如今不少厂家把药物做得很精致，给幼儿吃的药口感也很好，形状也好看，比如有一种退烧药外形是彩色的袖珍迷你小球球，甜甜的很好吃。正是这个原因，使一些幼儿很喜欢吃药，于是，吃过量的药或吃错药的事情时有发生(图4-27)。

对策：药物一定要放在柜子里收好，或放到比较高的地方，尽量远离幼儿的视线。另外，对洗洁精、消毒水、卫生间清洁剂等物品，也要收好。还要对幼儿说清楚，药不是糖，即便好吃，也只能在生病的时候吃，否则会中毒晕倒。家长可以通过游戏让幼儿明白药物中毒的危害，加深幼儿的印象。

如果幼儿开始认字了，家长可和幼儿一起认药瓶上的药名、有效时间、使用量及禁忌证，这些对能认识简单字的幼儿很有效。

（四）卡到鱼刺

鱼肉营养丰富，幼儿也很喜欢吃，但是，好动的幼儿在吃鱼时一不小心，就会把鱼刺伴着鱼肉吃下去了。鱼刺卡到咽部会让幼儿疼痛难忍，这时应立即就医。

不要试图用手将鱼刺取出，这样做不仅无效，反而有可能使鱼刺在幼儿的喉咙中扎得更深。不要用连吃几口米饭、大口吞咽面食或喝醋的土办法来应对，这些方法都是不科学的，这样做有可能使鱼刺扎得更深，若强行吞咽还可能使鱼刺划伤幼儿娇嫩的喉咙或食管，从而引起局部发炎或引起并发症。

幼儿还小不能自己剔鱼刺时，家长一定要保证把鱼刺剔除干净再给幼儿；幼儿能自己吃饭了，家长要勤示范，耐心教幼儿如何吃鱼，并注意监督，确保幼儿不把鱼刺吞进去；让幼儿在吃鱼时不要分心，注意鱼刺，不要看电视或动来动去；尽量做一些鱼刺较少、较大、容易剔刺的鱼给幼儿吃，这样，既饱了口福，又降低了卡到鱼刺的风险。另外，较小的幼儿则最好吃剁烂的鱼肉泥。

七、25～27 个月幼儿常见疾病护理

（一）高热型中暑

如果幼儿在户外高温下受阳光直射时间过长，会使体温调节机能失常，产生排汗困难、体温上升等情况，如果长时间暴露于高温日光下，会引起脑膜高度充血，从而使中枢神经系统失去体温调节作用（图 4－28）。

患儿感觉闷热难受，体温升高，往往超过 40℃，皮肤潮红但干燥无汗，继而意识模糊，头晕虚弱，畏光，恶心呕吐，血压降低，脉搏快而弱，终至昏迷，可于数小时致死。

立即拨打 120 急救电话，在急救人员到来之前，应迅速将患儿移往荫凉通风处，放低头部。解除其负荷，松开衣服，淋以冷水，或用冰块擦澡，同时按摩四肢，直至苏醒。如发现患儿呼吸困难，应立即施行人工呼吸。

在高温的夏季，不要让幼儿在阳光直接照射的地方长时间玩耍或做剧烈活动，多通风，多饮水。

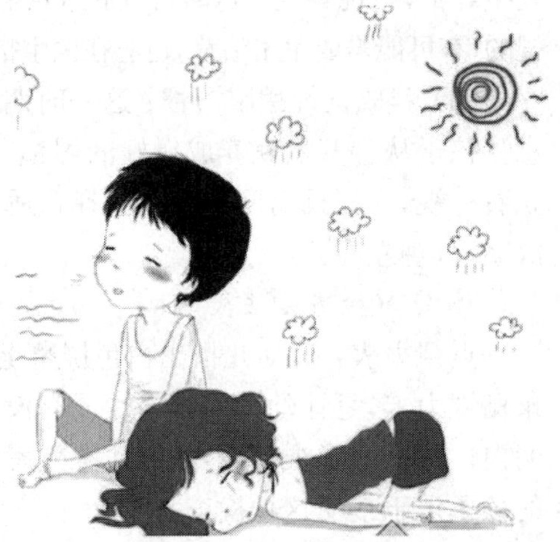

图 4－28 中暑

（二）晕车和晕船

晕车晕船医学上称为“晕动病”。主要是因为在乘车、乘船时，身体受到振动，管理身体平衡感觉的内耳前庭神经功能暂时失常所致。所看到剧烈动荡的物体或闻到汽油气味时，容易诱发。

晕车晕船的症状为：恶心、厌食、口涎增多、眩晕、头痛、呕吐甚至虚脱。有的呕吐十分严重，甚至出现脱水。患者面色苍白、出冷汗、四肢发冷、心动过速或过缓、血压下降。

当晕车晕船时，应让幼儿坐或躺在船振动摇晃轻微的位置上休息，叮嘱幼儿眼睛望远处或凝视车、船内某固定物体，不要探视窗外移动的景物。可口服乘晕宁、胃复安，或者颠茄酊与苯巴比妥同服。也可服中成药无极丹、避瘟散。或者，用伤湿止痛膏贴在肚脐（神阙穴）上。针刺人中、内关、合谷、足三里穴位。对因呕吐严重而脱水者，应及时就医补液。

在早期教育时，家长可以训练幼儿的前庭平衡觉，如走平衡木等。

(三) 保护眼睛

1. 幼儿期(1～3 岁)发育特点

孩子一岁大时，眼部整体的各个功能、感觉就都比较敏感了。这个时候他就能够看到如线头、头发等比较细小的东西了。两三岁时，孩子不但可以看近的东西，而且对远的东西也开始有兴趣，看看天上的飞机，看看小鸟。看东西也会有立体的效果了。

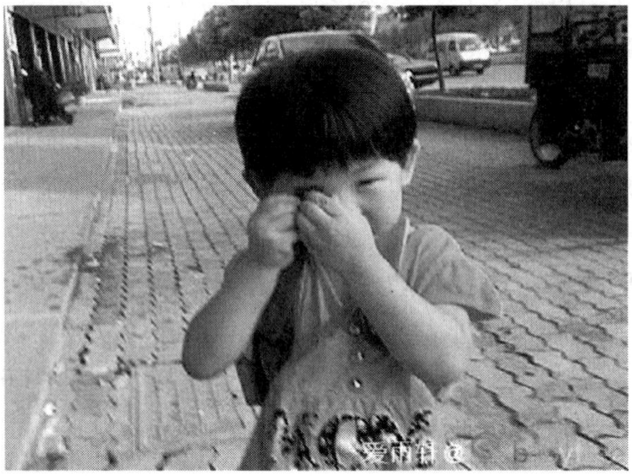

图 4－29　擦眼睛

2. 此时保健重点

活动增多，谨防眼外伤。

(1) 防止扎伤、烧伤和异物损伤：随着孩子逐渐长大，活动范围越来越大，并在此期间学会了奔跑。所以眼外伤的预防就显得尤为重要。应加强对孩子的安全教育，如不要拿着铅笔、筷子等尖物猛跑，以免摔倒时尖物扎伤眼睛。家里人在使用强酸、强碱等洗涤剂时，要让孩子避开，以免液体溅到孩子眼中，造成化学灼伤。如果发生灼伤应立即用清水彻底清洗，然后去医院做进一步处理。如果眼内进了灰尘等异物，可让孩子轻轻闭眼，靠眼泪将其冲出，如异物是在白眼球表面，可用消毒棉签将其沾出，切忌用不干净的手帕去擦，因为这会造成眼结膜的划伤和继发感染。如果异物是在黑眼球表面，则应到医院请眼科医生帮助取出。

(2) 若确诊为斜视应积极治疗：应在日常生活中注意观察孩子的眼位是否正常，如发现孩子确实有斜视，应及时就诊。因为有的斜视是由于孩子眼睛有屈光不正，比如较大度数的远视眼，使孩子的调节状态发生异常，出现斜视。这时可以通过及早配戴矫正眼镜进行治疗。而如果经过医生的诊断，确定为麻痹性斜视的，有可能需要手术治疗，也应在医生指导下，确定手术的最佳时机，而不要延误治疗，使视功能受到影响。

(3) 养成良好用眼习惯：这一时期，孩子会比以前有更长时间的看书、画画等近距离作业时间，要注意让孩子从一开始就养成良好的习惯，坐姿端正，眼睛距书本 33 厘米(1 尺)左右，每次 20 分钟为宜。如看电视，应根据房间的大小选择合适尺寸的电视，人与电视的距离，应在电视 5～7 倍对角线以外，每次 20 分钟左右。

3. 家庭检查方法

点视力表：让幼儿指出白色屏幕上大小不等的黑色圆点在哪里，多数 1～2 岁的幼儿能做到。又如条栅视力卡，是让幼儿回答卡片上有没有黑白相间的条纹，并说出条纹的走行方向，3 岁的幼儿就能说明白。儿童图形视力表，是以儿童熟悉的图形作为视标，比如手、苹果、汽车、房子等，让幼儿辨认，3 岁的孩子乐于接受这种检查。

八、28～30 个月幼儿常见疾病护理

(一) 鼻出血

幼儿鼻出血是个常见的现象。在夏天气候炎热和冬天室内干燥的季节，幼儿鼻出血的现象更多，特别是有的幼儿经常在夜间流鼻血，不少家长为此而担忧。

幼儿鼻出血的原因很多，一般来讲 2 岁以前的幼儿很少有鼻出血，因为这一年龄段的幼儿鼻腔的毛细血管网发育还不健全。幼儿鼻出血的部位多是在双侧鼻中隔前部的毛细血管网区。这种血管网很表浅，分布在鼻中隔的黏膜层。

鼻出血的主要原因有以下几种。

(1) 当鼻腔黏膜干燥、毛细血管扩张、有鼻腔炎症或受到刺激时就容易出现鼻出血，如各种鼻炎、鼻窦炎、鼻结核、鼻梅毒、鼻外伤、鼻中隔偏曲、鼻异物或鼻肿瘤等。

(2) 气候条件差,如空气干燥、炎热、气压低、寒冷、室温过高等都可以引起鼻出血。

(3) 有的幼儿有用手抠鼻孔的不良习惯,鼻黏膜干燥时很容易将鼻子抠出血。

(4) 在饮食上有挑食、偏食、不吃青菜等不良习惯,也可以造成因维生素的缺乏而致鼻出血。

同时,某些全身性疾病如发热、高血压、动脉硬化、白血病、血小板减少性紫癜、再生障碍性贫血等,也可以引起鼻出血。

鼻出血属于急症,一旦发生要及时止血。简单的方法是将出血的鼻孔塞上经消毒的棉花球或用拇指和食指捏住双侧鼻翼;也可以用食指压迫患侧鼻翼 5~10 分钟,进行压迫止血(图 4-30)。

此时应尽量使幼儿安静,避免哭闹。最好让幼儿取坐位,头稍向前倾,尽量将从鼻咽腔到口腔的血吐出,这样既可以知道出血量的多少也可以避免将鼻血咽进胃里,引起腹痛及呕吐。如果出血量较大,有面色苍白、出虚汗、心率快、精神差等出血性休克前兆症状时应采用半卧位,同时尽快送到医院进行治疗。

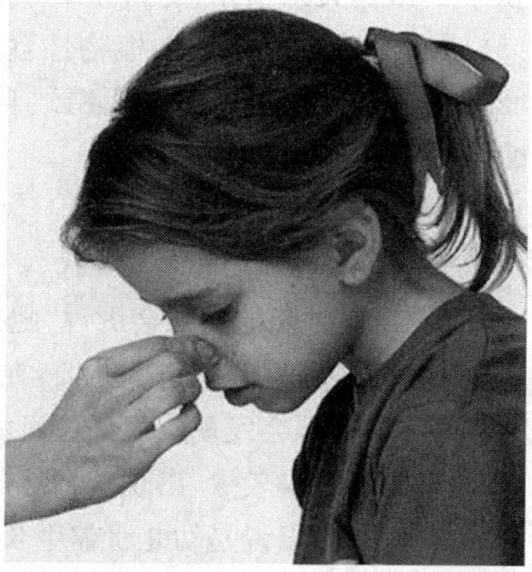

图 4-30 止鼻血

(二) 蜂类蜇伤

幼儿在公园和花园游玩时,可能会惹了蜜蜂被蜇。蜂类蜇伤是蜂尾的针刺刺入皮肤将毒液注入人体内引起的一种中毒或过敏性损害。单个蜂蜇一般只有局部症状,如果被群蜂蜇伤多处可引起全身症状。

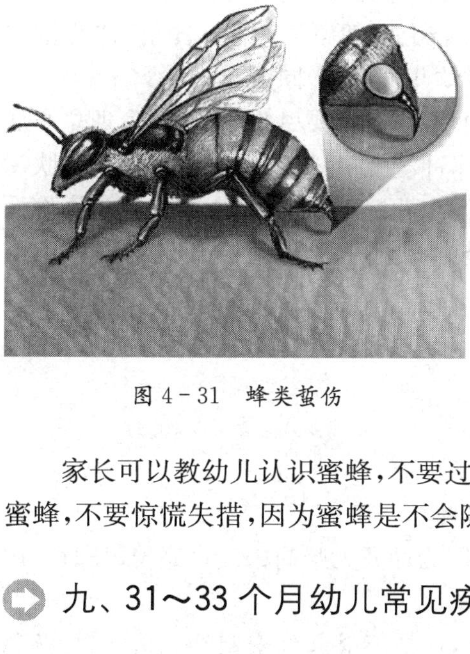

图 4-31 蜂类蜇伤

一般被单蜂蜇伤处有淤点,周围起红斑样血疹或水疱,局部剧痛,奇痒。若被群蜂蜇伤多处,可出现头晕、恶心、呕吐、发烧、烦躁不安,甚至昏迷、痉挛、中毒性休克或过敏性休克等全身症状。因此幼儿被蜂类蜇伤后,家长不仅要安抚他让他不哭,还要进行一定的救护。

若蜂刺断在伤口内,应立即拔出。可用肥皂水、小苏打或3%氨水、5%碳酸氢钠溶液冲洗伤口。如被黄蜂蜇伤,可用食醋擦洗伤处,因为黄蜂毒液为碱性。还可以用鲜蒲公英茎内白浆擦伤处,或用鲜夏枯草、马齿苋、紫花地丁、半边莲等捣烂外敷蜇伤处。对出现全身症状者,应及时送医院救治。

家长可以教幼儿认识蜜蜂,不要过于靠近蜂窝,在到花丛草丛玩耍的时候也要小心蜜蜂。如果看到蜜蜂,不要惊慌失措,因为蜜蜂是不会随便蜇人的。

九、31~33 个月幼儿常见疾病护理

(一) 小儿厌食症

小儿厌食症是指在比较长的时间里(一般超过 2 个月),幼儿出现食欲减退或消失的症状,属于消化功能紊乱症的一种。

1. 幼儿发生厌食的原因

(1) 全身性疾病。一些急、慢性感染、贫血、结核病、结缔组织病。小儿急性呼吸道感染,如上呼吸道感染、支气管炎或肺炎,因高热所致食欲减退为常见。

(2) 胃肠道疾病。如各种类型的急慢性肝炎、溃疡病、胃炎、腹泻及便秘等。

(3) 服用某些药物。红霉素、磺胺类药物及氨茶碱等。

2. 最应引起父母重视的原因

(1) 不良饮食习惯。一日三餐不定时、对幼儿吃零食不加限制;高蛋白、高糖的食品相对较多;夏季

吃冰淇淋、冰棍及各类冷饮过多都会使消化液分泌减少，影响消化功能。

(2) 精神因素的影响。家长希望幼儿长胖，经常强迫进食，反而会使幼儿出现逆反心理，导致食欲低下。家庭关系紧张、受到惊吓等都会使幼儿情绪压抑从而引起食欲低下。

(3) 锌缺乏。一般，植物性食物含锌量比动物性食物少，如孩子的食物中，蛋、肉、奶等动物性食物过少，挑食及长期食用精致食品等，可引起锌缺乏，造成舌乳头萎缩，味觉敏感度减低而影响食欲。

(二) "生长痛"

2～3岁时期的幼儿会诉说"腿痛"，疼痛呈间隙性，有时痛有时不痛；疼痛部位多在膝部，且不固定，有时说这儿痛，有时又说那儿痛，在幼儿躺着睡觉或安静的时候疼痛感会明显些，当幼儿腿痛时如果检查其疼痛部位，会发现疼痛部位可能会有轻的压痛，但不发红，一般也无肿胀，且关节活动正常。如果近期幼儿蔬菜吃得较少，出现这种疼痛的机会也会多些。这种疼痛称为"生长痛"。

生长痛可以说是幼儿骨骼生长期间出现的一种生理性疼痛，除了有上述不适外，对幼儿生长发育一般无明显影响。生长疼一般不需要用药等特殊处理，只需稍作休息疼痛即可缓解；疼痛明显者也可口服维生素 C，这有利于缓解疼痛。幼儿同时应适当多吃一些蔬菜、水果以补充维生素 C。

(三) 干燥剂伤眼睛

有的幼儿吃完米饼等零食后，会把包装袋里的小包干燥剂拿在手中玩耍，不小心就会撕破纸袋，粉状的干燥剂喷入眼中便会造成视力损伤(图 4－32)。虽然干燥剂包装袋上一般都有"请勿食用"、"儿童勿碰"等字样，但对幼儿来说，形同虚设。

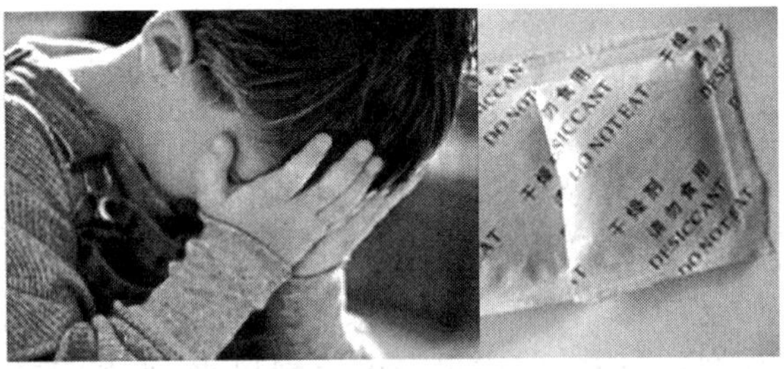

图 4－32　干燥剂伤眼睛

若有干燥剂溅入眼睛，要尽快用清水、生理盐水从鼻侧往耳侧冲洗，冲洗至15分钟，然后送医院；皮肤污染者，要用大量清水冲洗干净，严重者可按化学烧伤处理。如果食品袋中有干燥剂，要在分给幼儿时取出干燥剂。

十、34～36个月幼儿常见疾病护理

(一) 睡眠障碍

幼儿的睡眠障碍包括夜间磨牙、梦呓、打鼾、夜惊、夜游、噩梦、难以入睡等。

应用安眠药或镇静剂治疗婴幼儿睡眠障碍是不妥当的，这是因为幼儿大脑尚未发育完善，长时间用安眠药会影响智力发育。幼儿的睡眠障碍宜防治结合。

(1) 与幼儿形成和谐的亲情关系，幼儿入睡前轻轻抚摸、拥抱，这样能够起到安定幼儿情绪、缓解恐惧和焦虑的作用，给幼儿带来安全感及依赖感，从而使睡眠障碍得到根本改善。

(2) 临睡前半小时不要有激烈活动，宜安静地讲故事，听舒缓的音乐，营造宁静的氛围。

(3) 卧室要通风好，温度适当，尽量减少噪声和光线干扰。不要在床上看书、玩玩具、看电视，床只用于睡眠。

(4) 睡前用热水洗脸、洗脚、洗澡有助于入睡。

(5) 在医生指导下用暗示法及松弛法。中医中药不良反应少，对幼儿也较适合。

(6) 食疗较能为幼儿接受。

瘦猪肉150克加百合50克，共煮至熟烂加盐服用；核桃仁30克，五味子15克，蜂蜜适量，共捣成糊状，分次服用。

桂圆肉20克，莲子肉30克，加水适量煮熟，睡前服用。

睡眠障碍有两种不同的原因：一种是生理性的，婴幼儿常见的原因有饥饿、口渴、过饱、生活环境改变、与母亲分离等；白天活动过度，晚上亢奋；看电视过多；沿袭家长的生活习惯，如家长有失眠、晚睡的生活习惯；睡前喝兴奋性饮料，如含咖啡因的可乐等都可能导致睡眠障碍。另一种是病理性睡眠障碍，如佝偻病、肠痉挛、蛲虫病、感冒发热、鼻炎、哮喘、蛔虫病等，易引起幼儿睡眠障碍。

(二) 口角炎

1. 症状

口角处发生湿白、糜烂、皲裂现象称为口角炎。

2. 治疗

可用些油脂或防裂油涂在上面，可服用维生素 B_2(图 4-33)，局部可涂用冰硼散或云南白药。如已糜烂发炎，可用 1%的龙胆紫药水在口角上每日涂两次。

3. 预防

应让孩子吃米粉、绿色新鲜蔬菜、豆类、小米、肉、牛奶等。做到进食品种多、粗细搭配，教育孩子不偏食。

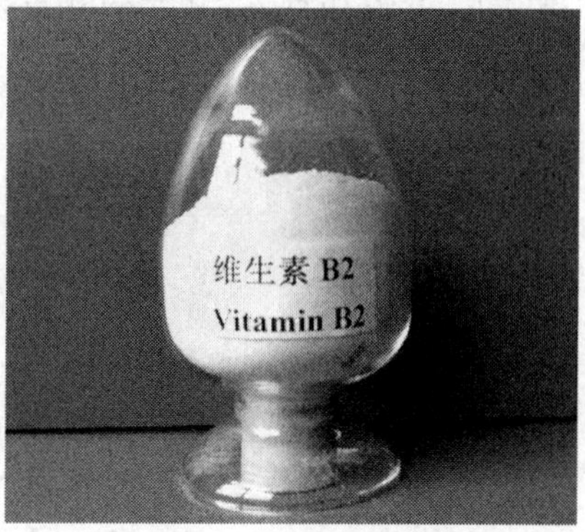

图 4-33 维生素 B_2

(三) 分泌性中耳炎

1. 症状

以耳内闷胀感或堵塞感、听力减退及耳鸣，患儿耳周围皮肤有发“木”感。

2. 治疗

清除中耳积液，改善中耳通气引流；积极治疗鼻咽或鼻腔疾病。

3. 预防

加强身体锻炼，防止感冒。对儿童定期行筛选性声导抗检测。积极治疗鼻、咽部疾病。

(四) 小儿锌缺乏症

1. 症状

患有此病的孩子消化功能减退，生长发育落后，免疫功能降低，智能发育迟缓。

2. 治疗

针对此病主要补充锌剂，常用葡萄酸锌，每日剂量为锌元素 0.5～1.0 毫克/千克，相当于葡萄酸锌 3.5～7 毫克/千克，疗程一般为 2～3 个月。

3. 预防

平时应提倡平衡膳食，改掉挑食、偏食、吃零食的习惯。多进食富含锌的动物性食物如肝、鱼、瘦肉、禽蛋、牡蛎等。

(五) 小儿遗尿症

1. 症状

3 岁以上的儿童，睡眠中小便自遗，醒后发现尿床。

2. 治疗

可用药物治疗，也可在日间进行膀胱训练或者条件反射训练。不要责难和打骂儿童，应给予鼓励，使患儿有治好遗尿的决心。

3. 预防

在晚饭后禁止饮水，睡前排尿，夜间唤醒患儿起床排尿 1～2 次。

思考题

1. 请说出1～2岁幼儿的生长特点。
2. 简述2～3岁幼儿的生长特点。
3. 1～2岁幼儿如何进行排尿训练?
4. 1～2岁幼儿的常见疾病有哪些,如何护理?
5. 举出几种2～3岁幼儿常见疾病,如何预防?

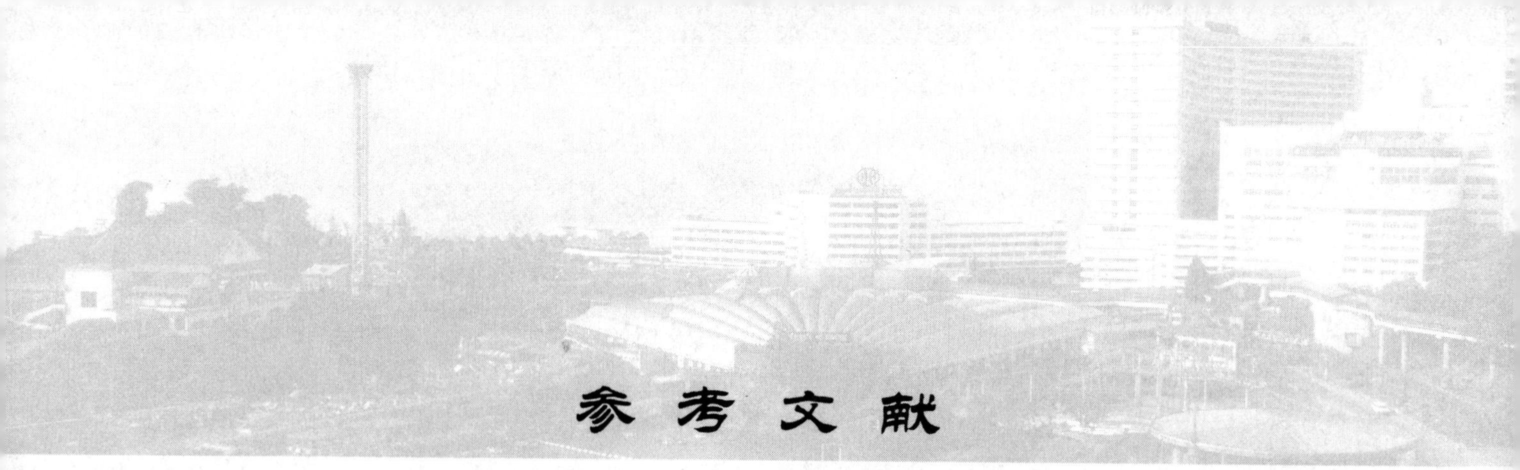

参考文献

1. 本社编. 幼儿心理学. 上海：上海教育出版社. 1985
2. 潘庆戎，李凤杰. 幼儿教育学. 天津：河海大学出版社. 2005
3. 李桂娟. 孕产育养. 北京：中国致公出版社. 2006
4. 文义. 婴儿家庭护理. 北京：中国人口出版社. 2005
5. 徐景蓁. 0～1 岁宝宝养护实用宝典. 南昌：江西科学技术出版社. 2008
6. 张桂香. 婴幼儿养护全程指导. 吉林：吉林科学技术出版社. 2010
7. 王琪. 育儿百科. 北京：中国妇女出版社. 2008
8. 芦长萍. 0～3 岁孩子哺育护理完全手册. 上海：上海科学普及出版社. 2010
9. 李雪明. 十月怀胎百科宝典. 天津：天津科学技术出版社. 2008
10. 曲莉莉. 0～3 岁饮食营养百科全书. 长春：北方妇女儿童出版社. 2009
11. 柴一兵. 婴幼儿食品安全通用手册. 西安：第四军医大学出版社. 2009
12. 沈晓明、王卫平. 儿科学. 北京：人民卫生出版社. 2009
13. 曲莉莉. 0～3 岁育儿方案. 长春：北方妇女儿童出版社. 2008
14. 马飞. 孩子培育宝典. 青岛：青岛出版社. 2009
15. 张峰. 聪明孩子科学养育全书. 重庆：重庆出版集团重庆出版社. 2009
16. 马飞. 科学育儿宝典. 青岛：青岛出版社. 2009
17. 宝宝树 http://www. babytree. com
18. 中国育婴网 http://www. babyschool. com. cn
19. 育儿护理网 http://yuerhuli. com
20. 太平洋亲子网 http://www. pcbaby. com. cn

图书在版编目(CIP)数据

0～3岁婴幼儿保健护理/曲艳杰主编. —上海：复旦大学出版社，2011.2(2021.8重印)
全国学前教育专业(新课程标准)“十二五”规划教材
ISBN 978-7-309-07847-3

Ⅰ.0… Ⅱ.曲… Ⅲ.①婴幼儿-妇幼保健-幼儿师范学校-教材
②婴幼儿-护理-幼儿师范学校-教材 Ⅳ.R174

中国版本图书馆CIP数据核字(2011)第006600号

0～3岁婴幼儿保健护理
曲艳杰 主编
责任编辑/黄 乐 傅淑娟

复旦大学出版社有限公司出版发行
上海市国权路579号 邮编：200433
网址：fupnet@fudanpress.com http://www.fudanpress.com
门市零售：86-21-65102580 团体订购：86-21-65104505
出版部电话：86-21-65642845
浙江临安曙光印务有限公司

开本890×1240 1/16 印张8.25 字数243千
2021年8月第1版第10次印刷
印数30 901—34 000

ISBN 978-7-309-07847-3/R・1186
定价：35.00元
